**환자는 내 몸이며 내 가족**

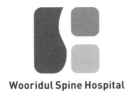

**Wooridul Spine Hospital**

# 미국 Top MHA가 세계 최첨단병원 25위로 선정한
# 우리들병원 철학

# 환자는
# 내 몸이며
# 내 가족

• 이상호 지음 •

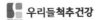 우리들척추건강

1975년부터 45년간 나는 나의 모든 환자들과 이 세상에 존재하는 수많은 척추 통증 환자들의 고통을 덜어주기 위해, 모든 환자들에게 새로운 생명과, 새로운 미래와, 새로운 희망을 전해주기 위해 새로운 수술법과 시술의 노하우를 개발하는 데 힘써왔다.

'어떻게 하면 내 환자를 덜 아프게, 덜 째고, 덜 피나게 수술하여 정상일 때와 똑같이 서고, 걷고, 뛰게 할 수 있을까?'를 늘 최우선의 목표로 하여 환자에게 덜 상처 주고, 덜 아프게 하며, 덜 고생하게 하는 수술 방법을 개발해왔다.

이 치료법은 나이가 듦에 따라 어쩔 수 없이 변화를 겪게 되는 척추 건강과 누구에게나 찾아올 수 있는 척추 질환들로 일상생활을 힘들어하는 모든 사람들에게 희망을 주고 다시 일어서서 일상의 행복을 되찾도록 도와주는 해결책이 되고 있다. 이 '작은 상처 치료법'은 청년부터 노년까지 모든 환자들이 수술에 대한 두려움과 부담이 없이 척추 통증의 원인을 제거하여 빠른 시간 내에 일상생활로 돌아가도록 하기 때문이다.

나는 이 책을 통하여 내 환자들과 내 제자들과 목과 허리가 아픈 모든 이들에게 어떻게 건강한 척추를 지킬 수 있는지, 어떻게 하면 아픈 목과 허리를 손상하지 않고 보존하며 낫게 할 수 있는지 알리고자 한다. 내가 얻은 지식을 국내외 많은 의사들과 나누고, 척추 통증으로 고생하는 세계의 수많은 환자들이 올바른 방법으로 척추 건강을 되찾고 행복한 삶을 영위할 수 있기를 염원한다.

모든 척추 환자들이 허리를 곧게 펴고 사는 행복한 미래를 위해, 노년까지 서고, 걷고, 뛰는 삶의 기쁨을 위해, 나는 끊임없이 더 좋은 방법을 찾아낼 것이다.

왜냐하면, 환자는 내 몸이며 내 가족이기 때문이다.

2019년 8월

이상호

차례

서문 04

**1장 사랑과 희망의 철학**
**환자는 내 몸이며 내 가족**

61세 어머니 허리, 내 손으로 수술하다 13
시인의 길과 의사의 길 17
최소침습 척추수술은 사랑이다 29
환자를 사랑하는 방법 44
안심낙관의 희망을 주다 58
적극 치료가 환자를 구한다 70
한 분야에만 집중 투자해야 세계적이 된다 73
미니멀리즘의 철학 82
안전하고 효과적인 치료를 찾아서 87
막히면 뚫어주는 통기의 철학 90
최소침습 척추 치료의 원칙 106

**2장 후유증 없는 목 디스크 치료**

후유증 없는 목 디스크 치료법을 세계 첨단 기술로 개발하다 113
정상인이 될 수 있는 내시경 레이저 목 디스크 치료 120
내가 개발한 경피적 내시경 목 디스크 치료를 내가 받다 126
발걸음이 마음대로 안 되는 목 디스크 병
목 디스크 병, 하반신 마비·반신불수·사지마비 일으킬 수 있다 133
경추 후종인대 골화증을 직접 원인치료하다 143
노이로제인가, 목 디스크 병인가? 149

경추 디스크 병에 현기증도 있다?     152

목 디스크를 고친 어느 외국인 환자     154

목 디스크 살리는 경추체 경유 신경 구멍 확장술     158

목 디스크 수술을 받은 사실조차 잊다     166

목 디스크의 새로운 발견: 경추 디스크 섬유륜 찢어짐증     168

목 디스크 수술에 레이저를 쓰면 치유 효과가 높다     172

## 3장   후유증 없는 등 디스크 치료

까다로운 흉추 질환, 등 뒤에서 미니 내시경으로 치료한다     179

앞가슴 사이 흉강경으로 등 디스크를 완치하다     181

흉추 디스크를 안전하게 치료하는 법을 개발하다     184

내시경, 현미경 앞쪽 흉부 경유 흉추 질환 수술법을 개발하다     187

디스크 '수술 혁명'을 일으키다     192

## 4장   후유증 없는 허리 디스크 치료

만성 요통을 내시경으로 완치시키다     203

록스타 조니 할리데이와 윤도현의 허리 디스크     209

신경 압박이 3개월을 지나면 원인치료를 해야 한다     213

무조건 '비수술 치료'만 고집하다 허리 망친다     226

신경 구멍 요추 디스크 수핵 탈출을 내시경으로 고치다     231

재발성 요추 디스크 수핵 탈출증을 내시경으로 치료하다     234

허리 디스크 환자는 어려운 내시경 치료가 훨씬 좋다 236

젊은 디스크 환자는 절개수술보다 내시경 치료가 훨씬 좋다 239

왜 내시경으로 디스크를 고쳐야 하는가 244

내시경 수술의 힘 249

최소상처 척추 치료는 정상인으로 만든다 252

디스크 손상 없이 허리 고치는 시대를 열다 258

작은 내시경으로 디스크를 손상 없이 고치는 시대를 열다 271

세계가 인정한 내시경 레이저 디스크 치료 283

작은 내시경 척추수술을 미국 신경외과 본회의에서 강연하다 294

## 5장 후유증 없는 척추관 협착증 치료

고령화에 따라 증가하는 척추관 협착증 299

고난도 척추 질환, 포기하지 않으면 방법은 있다 303

노년에 자꾸 굽어지는 허리, 뼈 안 깎고도 쭉 펼 수 있다 306

척추관 협착증 치료법, 뼈 재건 vs 인대 재건 어떤 게 좋을까? 309

척추관 협착증 수술 실패로 꼬부라진 허리를 펴다 313

90세도 할 수 있는 척추관 협착증 원인치료를 개발하다 317

인공인대 및 잠금 장치를 이용한 허리 연성 고정술 342

## 6장 작은 절개 원인치료
### 최소상처 척추수술

최소상처 척추수술의 5대 테크놀로지 347

무수혈 최소상처 척추 치료 시대를 열다 356

최소상처 척추수술은 삶의 질을 높인다 359

새로운 대안은 미니멀 척추수술이다 363

디스크를 잘라내지 않아야 재발이 없다 368

지긋지긋한 요통을 무수혈 앞쪽 척추체 뼈 융합술로 없애다 374

디스크 치료에 레이저를 도입하다 381

레이저로 통증 원인을 제거한다 405

현미경 척추수술에 레이저를 쓰다 409

## 7장 혁신적 척추 치료법

척추 질환에 식이요법을 도입하다 415

1980년부터 시작한 척추 운동치료 424

하루 10분 운동, 강한 허리를 만들다 432

척추 유연 운동과 강화 운동요법 436

사랑으로 요통을 고친다 438

제대로 인사하는 법 454

디스크 치료를 상체 견인술로 바꾸다 456

디스크 섬유륜에 구멍을 내면 안 된다 자동차 바퀴 타이어에 펑크를 내는 것과 같다 459

복부 내시경 앞쪽 유추체 사이 골 융합술 465

# 1장

# 사랑과 희망의 철학

## 환자는 내 몸이며 내 가족

# 61세 어머니 허리,
# 내 손으로 수술하다

신경외과 영역 중에서도 척추외과에 특히 관심을 가지게 된 것에는 여러 가지 연유가 있다. 그중 하나는 허리가 아픈 나의 가족들 때문이다.

내가 어릴 때 부엌에서 일하시던 어머니께서는 "아이쿠, 허리야!" 하고 자주 신음을 지르셨다. 어머니께서 허리가 아프신 것은 우리 형제들을 낳고 기르느라 고생을 하셔서 그렇구나 하고 어린 마음에도 나는 생각했다. 어머니의 생신날 나는 어머니께 시를 한 편 써서 드렸다. 내가 고등학교 2학년 때였던 것으로 기억된다.

어머니의 허리에 아픔 새긴 죄인은

…

저희가 웃던 모든 방그레를 모아다 모아다

엄마의 아프신 허리에 나타내 드리지

어머니의 허리를 안 아프게 해드리겠다는 그 약속을 이행하려고 의사가 되고자 했다. 그리고 그렇게 한 약속을 지키려고 척추신경외과 전문의가 되었다.

내 손으로 61세 어머니의 허리를 수술했다. 척추관 협착증으로 일찌감치 굽어진 어머니의 허리는 펴졌다. 수술 후 상당히 먼 길도 바로 걸어 다니셨다. 척추관 협착증을 고치지 않았더라면 잘 걸어 다니지도 못하시고, 앉거나 누워 계시는 시간이 많아졌을 터이다. 한 75세밖에 못 사셨을 것이다.

수술 후 잘 움직이고 자주 아버지의 손을 잡고 시장통을 돌아다니시니까 '손 잡고 다니는 잉꼬 노인 부부'로 소문이 났었다. 비로소 나는 어머니께 드린 고등학생 시절의 약속을 지킨 셈이다.

어머니 허리를 더 이상 아프지 않게 하는 데 관심을 쏟아 허리를 유연하게, 그리고 강화시키는 운동법, 올바른 자세법, 올바른 식이요법을 더 깊이 연구하지 않을 수 없었다. 나는 자문해보았다.

'요통은 완치가 가능한 병인가?'

'요통이 재발하지 않도록 예방하는 방법은 무엇인가?'

'부엌일을 할 때, 앉아서 일을 하거나 책을 읽을 때 이 자세는 올바른 것인가?'

그래서 "아, 내 허리!" 하면서 적어도 한 번은, 혹은 수천 번을 고생했을지도 모르는 사람들을 위해 '더 이상 허리가 아프지 않으려면 어떻게 할 것인가?', '어떻게 진단할 것이며 어떻게 치료할 것인가?'에 대한 해답을 나는 내 어머니를 위해 연구하고 개발했다.

다른 여러 병들로 인해 어머니께서는 자주 "아이고, 아야. 아이고, 아야" 하셨다. 그래도 잘 걸어 다니시니깐 그 여러 병들을 잘 견뎌내시고 수술 후 25년을 더 오래 사셨다.

밀양 수산이란 시골에서, 부산에서 형제들과 자취 생활을 하는 나에게 쌀, 야채 먹거리들을 버스에 싣고 내리고 하시다가 허리도 자주 다치셨지만 교통사고를 당하셔서 나이 40대에 벌써 척추 압박골절로 병원에 입원하셨다.

산부인과에서 자궁적출 수술을 하실 때 난소도 제거되어 일찍 골다공증이 오는 바람에 압박골절들이 더 생겼다. 더구나 체내에 수분을 생성하는 샘에 영향을 미치는 만성 자가면역 질환인 '쇼그렌 증후군'으로 구강 건조증 건성각막 결막염 근육통과 관절통 이차적 쇼그렌 증후군이 와 결합조직 병인 폐 질환도 왔다.

숨이 차 하셨지만 척수 신경이 잘 통해 잘 걸어 다니시니깐 86세까지는 사실 수 있었다. 어머니께서는 어느 추운 겨울에 감기가 드시어 면역 질환으로 면역 기능이 떨어지니깐 그 감기가 폐렴이 되어 돌아가셨다.

지금도 매일 어머니 생각이 난다. "아이고, 허리야" 하시는 어머니 목소리가 들리고 어머니의 고운 얼굴이 떠오른다. 그리움은 끝이 없다. 하늘나라에서 하나님 곁에서 어머니께서는 "상호야, 상호야" 그렇게 내 이름을 부르시며 나를 기다리고 계신다.

나는 2019년 7월 영국 BBC 방송의 세계 4대 혁신 의술 개발자 후보로서 사전 인터뷰를 했다. 스카이프를 이용해 영국 런던과 서울 우리들병원은 영상통화를 했다.

다큐멘터리 제작국의 사만타는 물었다. "어머니의 허리를 수술한 후 어머니는 무어라 하셨죠?"

"제가 수술을 해드린 이후 어머니께서는 저에게 꼭 경어를 쓰셨지요. 조선시대처럼. 그 마음을 알 것 같아요. 당신께서 낳으신 아들을 존중하는 게 아니라 고마운 척추 의사를 존중하는 게 아니었을까요."

# 시인의 길과
# 의사의 길

1962년 부산중학교에 합격했다. 한 초등학교 전체에서 한두 명만 갈 수 있는 일류 중학교였다. 부산 대신동 동신초등학교를 5학년까지 다니다 아버지가 운영하는 작은 의원이 이전하는 바람에 마지막 6학년은 초량 중앙초등학교로 전학하여 보냈다. 나는 안티프라민을 눈에 바르고 잠 안 오는 약을 먹으며 밤샘 공부를 해가며 합격했다.

중학교에 합격한 나는 시를 쓰는 데 몰두했고 당시 《학원》이란 월간지에 〈그립다 로젠 가르덴〉이란 시가 선정되어 게재되기도 했다. 중학교 3학년이 되자 담임 선생님이 나를 불러 이대로는 부산고등학교에 합격이 불가능하니 특별 과외 수업을 받든지 매일 엉덩이에 땀띠 나도록 책상에 앉아 공부만 하라고 했다.

당시 나에게는 두 가지 꿈이 있었다. 하나는 시인의 길이었고, 다른 하나는 의사의 길이었다. 이 두 가지 길을 다 이루려면 일류 고등학교인 부산고등학교에 합격해야 했다. 시 쓰기, 책 읽기, 영화 보기를 멈추고 시립도서관 독서실로 가 입시 서적만 독파했다. 3개월 집중 벼락 공부였지만 당시 고등학교 입시가 영어, 수학, 국어, 국사, 생물, 물리, 화학전 교과로 넓어지는 덕분에 합격했다.

1965년 부산고등학교에 합격한 나는 도서반에 들어갔다. 괴테처럼, 쉴러처럼, 릴케처럼 아름답고 훌륭한 시를 쓰고자 했기 때문이었다. 시인이 되는 길, 참 어려운 길을 가겠다고, 도서반으로 도서관에 무시로 출입하는 반원이 되면 그럴 수 있겠다고 생각했다.

도서관에서 소설가 이광수가 쓴 도산 안창호의 철학을 읽게 되었다. 1966년 3월 나는 고등학교 2학년 때 도서반원 1학년 후배들과 친구들을 불러 모아 도산 안창호의 아카데미를 부산고등학교에 창설했다. 부산에서 안병욱 교수를 초청해 '힘을 기르소서'란 도산 철학을 부산 여러 고등학교에서 강연을 했다. 함석헌 선생을 초청해 '죽을 때까지 이 걸음으로'란 뜻으로 본 한국 역사를 여러 학교에서 강연했다. 그해 여름 방학에 나는 도산 아카데미 동지인 친구 둘과 부산항에서 여수항으로 배를 타고 가서 다시 전라도 광주로 올라가 광주 도산 아카데미를 방문하고 동서 단합을 실천했다.

나는 부산고등학교 학생 때 흥사단 단우 서약을 했다. 평양 의전을 나와 부산 중심가에서 안과를 개원한 김광업 박사가 당시 흥사단 부산 지부장이셨다. 그분은 열여섯 살인 나를 이상호 군이라 부르며 손자뻘인 나에게 경어를 사용하여 말씀하셨다. 이 김광업 선생님의 인간 평등, 인간 존중 사상에 영향을 받아 나는 지금도 나의 후배 의사들에게 늘 경어를 쓴다. 환자들에게도 일어서서 인사하고 경어를 쓴다.

흥사단 단우로서, 부산고등학교 도산 아카데미 회장으로서 사회적 봉사 활동도 하고 있었는데 당시 서울에서 열렸던 전국 흥사단 대회에 고등학생 대표로 참석하게 되었다. 경부선을 타고 밤새 서울로 향했다. 대전역에서 잠시 내려 우동 한 그릇을 해치운 후 급히 뛰어서 열차에 올라타던 기억이 새롭다.

이 전국 대회에서 당시 서울 도산 아카데미를 이끄는 대학생 김재실 회장과 인연을 맺었다. 이때 맺어준 인연 하나가 전 세계에서 환자와 의료인들을 찾아오게 만드는 이유, '우리들병원의 철학'을 세우는 중요한 계기가 되었다.

내게 김재실 회장은 도산 안창호 선생의 4대 정신 중 무실(務實)과 역행(力行) 사상을 깨닫게 해준 분이다. 그분의 성함도 재실이다. 무실역행 사상은 '거짓을 버리고 진실을 추구하고 그런 원칙을 힘써 실천하라'는 의미다. 김 회장은 노력 없이 저절로 진실과 성실을 가질 수 없으니 수련 대회에 참석하고 강연 참석을 통해 공부해서 힘을 기를 것을 강조했다.

이는 오늘날 우리들병원의 문화이자 철학인 3D 원칙과 연계된다. 이 3D 철학이말로 우리들병원을 성공하게 만든 정신 구조이다. 이 3D는 일반적으로 알고 있는 것과는 좀 다른 의미를 갖고 있다. 실력이 뛰어나도록 피나게 훈련하는 또 다른 3D인 것이다. 무실역행에 뿌리를 둔 사상으로 거짓이 아닌 진실을 원칙과 규율 아래 매일 매 시간 연구하고 수련하고, 적어도 6년 이상 10년에 걸친 오랜 훈련에 힘쓸 것을 주문하는 Discipline의 D이다.

뇌처럼 연약하고 섬세한 척수, 경수와 흉수 질환, 목 디스크 병과 등 디스크 병을 고치려면 참으로 어려운 기술을 필요로 한다. 1mm의 정밀도를 요구하기 때문이다. 요추 질환, 허리 디스크는 쉽게 치료될 것처럼 보이지만 정작 정상인으로 활동하고 일하고 운동하는 수준으로 요추 질환을 고치려면 참으로 어렵다. 원인을 몸속에, 척추 속에 그대로 남겨둔 채 치료하는 건 정말 누워서 떡 먹기다. 원인을 제거하려고 크게 절개하고 확 까버리고 피를 철철 흘리고 수술하면 그것도 참 쉽다. 쉬운 보존요법은 원인치료가 안 되므로, 크게 여는 쉬운 수술은 정상 조직을 희생시키기에 목표만 정확하게 조준하는 최소침습이라는 어려운 기술을 가져야 한다. 척추 환자를 제대로 완치시키려고 추구해야 하는 건 어려운 고난이도 의료 기술, Difficulty의 D이다.

미국 의사들이 자주 선택하는 의료 산업화된 척추 및 나사못 고정 수술과는 달라야 한다. 에펠탑을 척추 속에 세우는 유럽 의사들의 수술법과도 달라야 한다. 일본 의사들이 주로 선택하는 검증된 의학 교과서 수술법과도 달라야 한다. 한국 환자들이 미국, 일본, 독일로 가서 치료받고 싶지 않으려면 차별화된 수술을 하도록 추구하는 Different의 D이다.

자타가 공인하는 차별화된 Different한 고난이도의 Difficult한 의술을 원칙과 시스템에 따르는 수련과 Discipline으로 무실역행하면 환자를 안심시키고 낙관시킬 수 있다. 이 좁고 어려운 길을 선택하는 의료인은 바로 환자를 사랑하고 희망을 주는 사람이다. 우리들병원이 국내외 척추 전문병원들의 벤치마킹 대상이 될 수 있었던 데에는 이 같은 3D를 실천해왔던 데 연유하는 바가 크다. 올바른 어려운 길을 선택하여 힘들지만 수련을 통해 힘을 기르면, 강한 의지력으로 그 길을 가면 일본으로부터 독립을 이룰 수 있다는 도산 안창호의 신념은 우리들병원의 철학이 되었다.

도산 아카데미 선배인 김 회장은 도산 안창호의 '정의(情誼)'란 정과 사랑을 통해 대상의 고락(苦樂)을 자기 일같이 여기는 것이고, '돈수(敦修)'란 정의를 한층 두텁게 하는 것이라고 했다. 정의 돈수의 정신, 이를 의료에 대입시키면 바로 환자 중심의 의술에 이르게 되는 것이다 우리들병원의 환자 중심 의술은 '최소침습 치료'라 하여 미국, 유럽, 일본식

의술에 비해 의사 입장에서는 어렵고 힘들지만 환자 입장에서는 아픔이 적고 회복이 쉬우며 보다 안전하게 발전된 방법이다. 환자가 빙그레 웃는 얼굴이 되도록 피부 절개 및 정상 뼈의 훼손을 최소화하는 방향으로 발전되었다. 정의는 사랑인데 의사들이 이 정의로 환자를 대하려는 자세는 작은 상처로 수술하는 법을 선택하게 되었다. 더 높은 치료율을 기대할 수 있고 치료 기간도 많이 줄어들어야 환자들이 빙그레 웃을 수 있기 때문이다.

의술이 발달할수록 치료하는 사람보다는 환자나 보호자와 정의 돈수하여 의사가 환자를 섬기는 입장에서 새로운 기법이 개발돼가는 것을 보면 도산 선생께서 90여 년 전에 남기신 말씀의 가치를 새삼 깨닫게 된다.

1967년 6월 박정희 부정선거 규탄 데모로 부산고등학교가 휴교를 하게 되어 나는 도산 안창호 운동에서 다시 공부로 돌아왔다. 고등학교 3학년 첫 시험에 반에서 60명 중 58등이었는데 3개월 휴교 동안 매일 책상에 앉아 엉덩이에 땀띠가 날 정도로 열심히 공부하여 그해 여름에 반에서 2등, 전교 20등을 했다. 노은식 교장은 전교생이 모인 자리에서 이상호, 내 이름을 거명하며 늦게라도 노력하면 불가능이 없다고, 기적은 이룰 수 있다고 강연하시면서 나에게 기적을 이룬 모범학생 상을 주었다. 학교에서는 서울의 의과대학으로 가라고 했지만 부모님과 형제들의 형편상 1968년에 부산 의과대학에 합격했다.

부산대학교 문리과대학 의예과를 3년을 다니게 되었다. 훌륭한 시를 쓰겠다는 내 꿈은 부산대학교 문학상 시와 소설 두 부문에서 수상을 하게 했고, 이에 가능성을 본 나는 신춘문예에 도전하려고 1970년 휴학을 했다. 의과대학 본과로 진학하면 공부 몰두로 시인의 꿈을 접어야 한다고 생각했다. 본과에 들어가기 전 정식으로 문단에 데뷔하려는 시도였고 의학을 공부하기 전에 보다 풍부한 영혼을 가져야 한다고 생각하고 미술, 음악, 문학을 공부하는 시간으로 삼았다. 김용기 장로가 세운 가나안 농군학교에 1개월간 입교해 인격 훈련을 받고 해인사 원당암에서 1개월간 선 수련도 했다. 등단은 하지 못했지만 허만하, 김규태, 정영태, 이병구, 강경주, 정영천, 임종찬, 김수경, 이윤택, 서림환, 노혜경 시인들을 만나고 부산대학교 신문 학생 기자로 활동하고 바이올린을 배워 부산 의대 관현악단 멤버가 되었다.

1971년 의과대학 본과로 진학했다. 의예과에서 1년 휴학하여 여러 가지 교양을 수양한 후 본과에 온 건 정말 잘했던 결정이었다. 부산고등학교 21회 동기이면서 의예과 시절 부산 미국공보원에서 매주 토요일 열리는 교양 서클 청하회의 같은 멤버였던 친구 변원탄은 나보다 한 학년 높은 본과 2학년이라 나에게 자신이 공부했던 족보를 다 물려주었다. 나는 한 번도 재시험 없이 본과 4년을 우수하게 마쳤다.

1974년에 본과 4학년 임상실습으로 당시 유럽 스칸디나비아의 첨단 의술로 유명했던 서울 을지로6가 국립의료원 신경외과를 택했다. 내셔널 메디컬센터 NMC로 불리는 이 병원에 삼촌이 척추 치료로 입원해 부산에서는 속수무책이었던 척추병을 이곳 스웨덴 의사의 치료로 완치했었다. 당시 부산·경남 지방에서는 이 NMC 병원에 가서 수술이라도 받아보고 죽는다면 여한이 없겠다는 유명 병원이었다. 나도헌 병원장을 위시해 그곳 스태프들은 세계적 석학이었기 때문이었다. 부산 의과대학 신경외과 송봉환 주임교수는 내가 가입한 부산 의대 오케스트라의 지도교수였는데 나를 아껴서 부산 고신대학교 복음병원의 장기려 박사에게 임상실습을 보내주었다. 김일성 주치의로 간 수술과 위암 수술의 대가로 널리 알려진 장기려 박사는 나를 귀엽고 똑똑하고 올바르다고 생각하셨다. 서울 국립의료원으로 가겠다는 나를 몸소 데리고 가

서울 국립의료원 원장 나도헌 박사에게 인사시켰다.

나는 그 덕분에 여름 방학 동안 국립의료원 신경외과에서 이규웅 과장, 변박장 교수, 김형동 교수, 신재학 원장의 지도를 받으며 환자들을 만나기 시작했다. 1974년 8월 15일 광복절 그날은 국립의료원 응급실에서 내가 임상실습 근무를 하던 날이었다. 장충체육관에서 박정희 대통령의 연설 때 육영수 여사를 저격한 문세광과 경호실장이 잘못 쏜 총을 맞은 장봉화가 총을 꺼내던 요원들에 둘러싸여 때마침 들어와 나는 김형동 교수와 함께 그분들을 돌보았다.

1975년 미국 및 한국 의사 면허시험을 한 번 만에 통과해 보건복지부 발행 면허증을 받은 나는 의무와 책임으로, 사명감으로 국립의료원 인턴으로 직접 환자들을 돌보기 시작했다.

1976년 충청북도 소태면 무의촌에 파견되어 보건지소장을 맡았을 때 오지 시골 산속에서 시를 지어 《현대문학》에 미당 서정주 시인의 시 추천을 완료했었다.

〈무의촌과 수련의〉 기록은 1977년 《신동아》 논픽션, 1978년 《월간중앙》 의료 평론가 상에 당선되었는데 그 상금이 비싼 사립 의과대학원 등록금을 감당해내었다. 국립의료원 신경외과장 이규웅 박사님은 나를 무의촌으로 보내면서 특별 당부를 했다. 영어와 독일어를 공부해서 연세 의대 대학원 해부학 교실에 응시하라는 당부였다. 신경외과를 잘하려면 인체 해부학을 공부해야 한다는 뜻이었다. 나는 1년 동안 공부한 덕분에 영어·독일어 시험을 단번에 통과하고, 또 당시 연세 의대 마취과에 근무 중이던 김인세 총장의 의학 족보 지도를 받아 높은 경쟁률을 뚫고 연세 의대 대학원 해부학 교실에 석사·박사 과정에 합격했다. 연세 의대 학부 출신들도 몇 번이나 재수하는 대학원 과정에 타교 출신을 단번에 합격시킨 건 연세 의대 행정이 공평하고 합리적이라고 판단

된다. 매주 신촌 해부학 교실로 가서 박수연 교수와 신태선 교수 그리고 정인혁 교수를 만났다. 인체의 내부가 눈에 보이는 그로스 해부는 물론 눈에 보이지 않는 조직학, 분자의학, 재생의학을 배웠다.

이렇게 새 의학 기술과 지식을 연구해가며 환자를 보는 일과 좋은 시를 쓰는 일은 서로 병행하기가 어려웠다. 때로는 시 쓸 시간을 위해 의사의 길을 부정하려고도 해보았다. 그러나 1979년 일단 시를 절필하고 나는 국립의료원 간호대학교 독서실을 얻어 인천 기독병원 이용성 과장, 포항 사랑병원 문충배 원장과 셋이서 신경외과학, 신경내과학, 신경생리학, 신경병리학, 신경호르몬학, 신경해부학 총 6과목을 독파하고 외우고 숙달했다. 신경외과 전문의 시험은 어렵고 또 혹독했다. 앞의 선배 응시자들, 그중 우수 수련 대학이라고 불리는 연세대학교, 서울대학교, 부산대학교 신경외과 전문의 응시자가 떨어졌다니! 우리 셋은 1979년 가을부터 환자들을 후배 레지던트에게 이양하고 10·26 사태, 12·12 사태의 탕, 탕, 탕 총격 사태에도 불구하고 일주일에 한 번만 집으로 가며 매일 공부만 했다. 어려운 영어로 쓰인 6과목을 다 되풀이해 독파하면서 가족과 친구들을 멀리하여 가슴이 써늘하게 아프기도 했다. 너무 머리가 아픈 날엔 문충배와 나는 전자 게임을 하기도 했지만 술 자리나 회식 자리는 삼갔다.

1980년 신경외과 전문의에 합격한 뒤 나는 육군 대위로 대구 군의학교와 영천 제3사관학교 훈련을 받았다. 당시 전두환 대통령의 지시라면서 군의관도 사격 훈련, 유격 훈련, 구보 훈련을 엄격하게 시켰다. 경기도 포천 일동면 103 야전병원 신경외과 과장으로 발령 받은 나는 마치 전쟁터의 의병처럼 약 30명의 척추 환자를 입원시키고 수십 명을 진료하며 나의 군의관 시절 대부분을 수술로 보냈다. 육군 소령으로 승진시켜 나를 부산 통합병원 신경외과장으로 의무 사령부는 발령해주었다.

그러나 오른쪽 다리에 있던 화상 흉터가 구보와 군사 훈련으로 갈라져 암변화를 일으켰다는 피부과의 진단으로 나는 서울 수도통합병원으로 후송되어 피부이식수술을 받고 1981년 9월에 전역했다.

그 후 녹십자 병원에서 봉직의사로 신경외과장을 하던 시절에도 나는 허리 디스크, 목 디스크를 수술로 완치시키는 의사였다. 서울 국립의료원에서 배운 유럽 스칸디나비아식 척추수술은 환자의 마비를 풀어주고 고통에서 구원했다. 부산·경남이 400만 명 인구인데 적극적으로 경추·흉추의 척수 수술을 포함해 허리병을 환자에 따라 적절히 앞으로 목, 가슴과 배를 통해 접근하거나 옆구리를 통해 비뇨기과 콩팥 수술식으로 접근하는 수술은 내가 거의 독차지하여 참으로 바쁘게 살았다. 운동을 할 시간이 없어 배가 나오기 시작했다.

나는 1982년 우리들병원의 효시로 이상호 신경외과를 창설한 이래 '사랑과 인간 존중'의 치료 철학을 바탕으로 척추 디스크 한 분야만을 집중적으로 치료, 연구하기로 했다. 한 분야만 선택과 집중으로 파고들면 전 세계인의 기대와 주목을 받는 치료법을 개발할 수 있다고 믿었다.

1984년 우리들병원으로 이름을 전환했다. 이상호 신경외과란 이름하나, 혼자서는 많은 환자를 고칠 수 없다는 걸 알게 되었다. 다른 의사와 힘을 합해야 정확하게 진단하고 치료해서 환자를 살릴 수 있다는 걸 알았다. 나는 여러 신경외과, 정형외과, 일반외과, 마취통증과 의사들과 협진을 시작했다. 전남 의대 신경외과 천재 김영식, 한양 의대 신경외과 귀재 이상용, 전남 의대 마취통증과 달인 이춘봉과 함께 협진할 수 있어 많은 환자를 고통에서 구하고 생명을 구할 수 있었다. 간호사, 간호조무사, 방사선사, 물리치료사, 임상병리사, 행정직원, 청소부, 영양사, 약사, 요리사, 기사 모두 우리들 가족이란 마음으로, 우리들이란 철학으로 환자를 돌보니 전 병원 옥상 복도까지 꽉 차 터져나가는 병원이 되었다. 여러 명의 의사들과 팀으로 수술함으로써 흉부 경유 척추수술, 복부 경유 척추수술, 전방·측방·후방으로 환자의 병변에 따른 적절한 접근법을 개발할 수 있었다. 그리고 여러 의사들이 함께함으로써 나는 이웃 의원들의 응급 상황도 도와주러 왕진을 갈 수 있었다. 그렇게 살린 어린이들, 산모들, 교통사고 환자들이 눈에 선하다. 함께 진료하는 의사들이 있어 나는 프랑스, 미국, 독일의 여러 병원을 돌아다닐 수 있는 시간을 찾아 그 시간을 척추 디스크 병에 투자할 수 있었다. 혼자 독차지한다는 욕심을 버리고 이상호를 우리들로 바꾸어 가능해진 것이다.

1984년 10일간 성지순례를 떠날 수 있었다. 이집트, 이스라엘 시나이 반도를 가로지른 길, 예수 그리스도의 탄생부터 십자가에 매달리시고 부활한 그 길을 따라 돌고 난 후 한국으로 귀국하자 세상을 보는 눈, 나의 세계 안은 바뀌었다. 안개 저편에 보이지 않는 세계가 있다는 걸 알게 되었다. 물질의 세계는 보다 더 가치와 의미를 추구하게 되었다. 영혼의 삶, 뜻을 가진 의사의 삶을 추구하게 되었다.

1985년 2월 연세대학교 의과대학원에서 의학박사 학위를 수여하자마자 그해 3월 나는 프랑스행 비행기를 탔다. 당시 환자들이 밀려드는 우리들병원을 뒤로하고 새로 가야 할 길을 찾아 프랑스로 떠났다. 환자들을 친구인 신경외과 전문의와 마취통증과 전문의에게 맡기고 떠났다. 부산에서 최고의 명예로 부와 명성을 쌓던 나는 파리행을 선택했다. 이대로 눈코 뜰 새 없이 환자를 진료하고 수술하고 열심히 일하면 대형 종합병원, 그리고 좋은 의과대학 하나 정도는 설립을 하겠지만 나 자신의 삶의 질이 더 중요하다는 걸 알게 되었다. 인간으로서뿐만 아니라 의사로서 훈련과 교육을 더 받아야 했다. 나 자신을 먼저 개혁해야 한다는 생각을 했다.

의학 연수라면 한국 의사들이 으레 택하는 미국이나 일본 쪽으로 가지 않고, 나는 프랑스의 파리 제5대학 르네 데카르트 의과대학을 택했다. 파리를 먼저 택한 것은 연세 의대 해부학 교실의 박수연 교수와 정인혁 교수의 권유도 있었지만, 문학과 종교 그리고 예술에의 열망이 상당 부분 작용한 것이다. 발전 없이 소모돼가던 나 자신을 추스르기 위해 파리 제5대학 대학원 해부학 교실로 갔다. 다시 처음부터 새로운 삶을 모색하기 시작했다.

그전에는 미국 수술이면 최고인 줄 알고, 일본 수술이 우리를 가르치는 위대한 수술인 줄 알았는데 파리에 가보니 프랑스의 척추수술 기술의 독창성과 창조성을 봤고, 오히려 미국과 일본을 능가할 수 있겠다는 자신감을 느꼈다.

의학 서적 읽기, 사체(死體) 해부하기, 강의실 들어가기, 수술방 찾기보다는 조르주 퐁피두 센터를 찾아가 시 읽기, 그림 보기, 영화 보기를 더 자주 하곤 했다.

1986년 9월까지 1년 6개월 동안 파리에 체류하면서 시인의 길과 의사의 길은 여전히 상충되어 나를 끊임없이 괴롭혔다. 파리 상 제르망 프레의 데카르트 의과대학 해부학 교실 아브뉴 오피탈의 살 페트리에 병원 신경외과 수술 그리고 오피탈 드 라 피티에의 척추외과 수술방도 기웃거리면서 나는 조르주 퐁피두 센터의 도서관으로 가서 시를 썼다. 1987년에 출판된 시집 《안개 저편에 길이 있을 것이다》는 그 결과이다.

비로소 나는 의사의 길이 시인의 길과 다르지 않다는 것을 알게 되었다. 그것은 〈로렌조 오일(Rorenzo's Oil)〉이란 영화를 보고 나서였다. 이 영화는 선천적으로 지방의 농도가 높아져 대뇌에 지방이 침착되는 로렌조란 아이의 투병기였다. 부모는 의사들이 고칠 수 없다는 선언에도 불구하고 끝까지 포기하지 않고 연구하여 올리브유에서 추출한 특수한 기름을 먹게 된다. 기름을 먹으면 더 나빠진다는 의사의 판단과 달리 효과가 있었다. 이 의료 경험으로 그 병으로 고생하는 많은 아이들을 구하게 된다. 로렌조의 어머니가 절망에 빠져 있을 때 로렌조의 아버지는 말했었다.

"여보, 우리가 하는 이 모든 노력이 이미 고통을 받아버린 우리 아이가 아니라 다른 많은 아이들을 위한 것이라는 걸 생각해봤소?"

이 말을 들은 그의 아내는 한없이 울었다. 그들이 혼신의 고통과 노력으로 개척해낸 처방은 그들의 아이를 반신마비와 식물인간 상태에서 돌아오게 할 수는 없었지만, 그들이 추구한 새로운 치료법은 바로 같은 질환으로 고통스러워하는 다른 아이들에게 구원의 치료이자 무한한 사랑이었던 것이다.

내가 추구하는 척추 디스크 분야의 새로운 최소침습 척추수술 및 치료법들은 단순히 의학이 아니라 바로 사랑이라는 것을 나는 깨달았다. 그리고 그 사랑은 바로 내가 그토록 열망하는 시와 다른 것이 아니었다.

# 최소침습 척추수술은
# 사랑이다

1986년 프랑스 파리에서 귀국하자마자 나는 최소침습 척추수술과 치료를 도입했다. 나는 의료인으로서 한 가지 분야에서는 세계에서 최고의 치료 방법을 갖추고 싶었다. 그 분야를 나는 척추로 정했고, 그중에서도 요추 디스크 병, 경추 디스크 병, 등 디스크 병, 척추 분리증, 척추관 협착증 같은 변성 척추 질환으로 정했다. 척추 디스크에 관한 한 우리나라 사람들이 굳이 외화를 쓰면서 미국이나 유럽, 일본 등지에 치료를 받으러 갈 필요가 없도록 노력했다. 가능하면 원래의 자연 생체 조직을 적게 파괴하는 최소침습 척추수술법으로 고통과 마비로 고생하는 사람들을 구원하기 위해 나는 의료인으로서 이 한 분야에서는 세계 최고의 치료법을 갖추고 싶었다.

척추 디스크 병의 새로운 진단법과 새로운 치료법들을 사용해갈수록 나는 이 길이 옳다는 것을 확신하게 되었다. 환자들의 믿음과 사심 없는 의사의 격려, 가족과 직원의 끊임없는 신뢰와 애정을 통해 그 많은 어려움에도 내 신념을 굳건히 지킬 수 있었다. 나는 '안개 저편에 길이 있을 것'임을 믿게 되었다. 그 길은 고통받는 허리병 환자에 대한 무한한 사랑과 희망이다. 내가 추구하는 척추 디스크 분야의 새로운 치료법들은 단순히 의학이 아니라 바로 사랑이다.

나는 가능하면 주사와 약을 쓰지 않고 몸에 손을 대지 않는 이학적 방법으로 환자들을 치료했다. 그 보존적 방법은 다변화·다양성으로 환자에게 도움이 되는 모든 방법을 선택할 수 있게 해주었으나 원칙은 있었다. 가령 물리치료는 1주간 해보고 안 되면 그만두라, 그중에서 찜질은 3일간 해보고 효과가 없으면 그만두라는 식의 원칙이다. 침술을 포함한 한방치료는 허용했으나 흉터를 남기는 뜸은 뜨지 못하게 만류했다. 화상을 일으키는 뜸은 너무나 큰 흉터와 징그러움을 영원히 남길 뿐 아니라 감염으로 수술에 지장을 초래하기 때문이었다.

나는 환자들에게 희망과 사랑을 주려고 노력했다. "불치의 병입니다. 이제는 정리하시고 맛있는 것이나 많이 드세요"라거나 "늙어서 그런 것이니 어쩔 수 없습니다. 근본적 치료는 불가능하니 집에 가서서 조리나 잘하시고 그럭저럭 참는 수밖에 다른 방법이 없습니다"라고 말한 적이 없다. 자신을 포기하지 않는 마음의 힘이 병을 치유할 수 있다고 믿었기 때문이다. 무엇보다 희망을 줄 수 있는 경험과 지식 그리고 의료 기술 노하우를 개발했기 때문이다. 끝까지 노력한다면 나을 수 있다는 희망을 갖게 하고 무력한 환자들을 버리지 않아야 한다는 사랑을 지키기 위해 나름대로 무던히 애를 써왔다. 내가 주치의로 전문의가 된 이후 나는 단 한 번도 내 환자의 희망을 꺾어버린 적이 없다.

되도록이면 최소의 상처로 수술을 하려는 시도는 이제 거부할 수 없는 세계적인 경향이다. 수술법에 있어서 미니멀리즘, 즉 최소침습주의는 이제 부정할 수 없는 시대의 요청이다.

프랑스에서 개발한 인공인대를 이용한 그라프의 나사못 요추 연성 고정술을 한국에서 1986년 시행했다. 요통의 중요 원인 중 하나가 극돌기 사이 인대가 찢어진 후 변성되어 일어난 것을 발견했다. 극돌기간 인대가 후궁판 사이의 황색 인대와 연결되어 염증성 섬유 증식으로 비후되어 요통을 야기한다는 것도 발견했다. 신경 조영술에서 신경 통로가 완전히 막혔을 경우에는 그 극돌기 사이의 인대를 제거해야 마비가 풀리고 다리, 허벅지 신경통이 좋아진다는 것을 발견했다. 척추관 협착증을 완전 감압하는 수술을 성공적으로 시행했다. 그러나 완전 감압 시에 척추 관절이 일부 손상된 사람은 척추 불안정이 와 다시 허리 통증이 생기므로 스위스에서 개발한 단단한 요추골 고정술 인테르나 픽세이터도 1986년 시행했다.

1987년 디스크 내 주사요법, 허리 디스크 경피적 자동 흡입술을 시행해 절개하지 않는 최소침습 디스크 수술이 부산 우리들병원에 상륙했지만 적용 범위가 좁고 재발이 잦고 성공률이 낮아 나중에 전신마취는 하지 않는 내시경 디스크 수술을 새 의료 기술로 개발했다.

흉부를 작게 절개하고 폐를 한쪽으로 당기고 흉추 결핵을 앞쪽으로 접근 감압하여 하반신 마비를 풀고 다시 걷게 했다. 또 복부를 조금 절개하고 복막 외쪽으로 접근, 요추를 앞쪽에서 감압하여 하지마비를 풀고 다시 걷게 했다.

이러한 성적과 경험을 바탕으로 1989년에 출판한 《당신의 허리는 튼튼합니까》란 책은 25만 부가 팔리는 베스트셀러가 되었다. 책을 통해 프랑스식의 새로운 개념의 척추 치료를 접하고 전국 각지에서뿐만 아니라 영국, 프랑스, 독일, 미국의 동포들에게서도 편지가 왔다.

이에 격려되어 1990년부터 매년 척추 분야에 관한 한 모든 치료법을 갖추려고 나는 직접 전 세계를 비행기로 돌아다녔다. 정보 수집과 연구 노력을 위해 우리들병원 젊은 의사들을 해외로 연수와 출장을 보내기도 했다. 적어도 이 척추 디스크 병 한 분야에서는 세계 어디에 내놓아도 앞섰다 할 정도로 가장 좋은 수준을 이루고 싶었다. 척추 디스크에 관한 한 A에서 Z까지 다양한 모든 효과적이고 안전한 치료법을 찾아내어 고통받는 우리들 환자들에게 제공해주고 싶었다. 척추 디스크에 관한 한 환자들에게 사랑과 희망을 줄 수 있는 병원 시스템을 만들기 위해서였다.

1991년부터 현미경 레이저 척추수술을 목 디스크, 허리 디스크 분야에서 시행하여 나는 가능하면 우리 몸의 정상 조직을 최대한 보존하면서 병소만을 안전하게 근본 원인치료하는 '미니 수술, 맥스 효과'를 만들어나갔다.

4주 내지 6주까지 물리치료, 재활 운동치료 혹은 자연요법, 대체의학적 치료법을 해도 낫지 않는 경우에는 근본 원인치료가 필요하다. 되도록이면 절개하지 않고, 전신마취를 하지 않는 경피적 방법으로 디스크의 압력이나 크기를 감압하는 내시경 치료 방법을 썼다. 1992년경 경피적 내시경 허리 디스크 시술(Percutaneous Endoscopic lumbar Discectomy)을, 1994년 경피적 내시경 목 디스크 시술(Percutaneous Endoscopic Cervical Discectomy)을 정립했다.

우리들의 사명은 인류애를 바탕으로 한 사랑의 진료를 통해 전 세계인들을 척추의 고통과 마비로부터 구하고 정상적인 일상생활을 영위할 수 있도록 하는 것이다. 그것은 세계 최고의 척추건강센터를 만들어야 가능한 것이다. 우리들은 늘 모토를 세우고 그 모토를 추구해나갔다. 1982년부터 1991년까지 훈훈한 마음, 따뜻한 미소, 밝게 웃는 얼굴로 의료 서비스를 만들어 나아갔다.

1992년부터 1995년까지는 치유의 희망을 주기 위해 내시경과 현미경을 이용한 최소침습적 방법으로 미세수술을 하여 흉터를 최소화했다. 정상 척추를 그대로 잘 보존하면서 조금만 아주 작게 상처를 내어 빨리 정상인으로 회복시켰다. 당시 내 어머니, 내 가족을 내가 직접 수술할 수 있었던 건 나와 우리들만이 최소절개 원인치료 수술을 할 수 있었기 때문이었다.

1995년부터는 대부분의 허리 디스크 병과 목 디스크 병을 절개하지 않고 작고 가느다란 내시경으로 고쳤다. 내시경은 바늘처럼 피부를 뚫고 들어가 디스크 내부를 확대하고 밝게 비추어주었다. 명백히 들여다보면서 식염수로 세척하면서 홀뮴야그(Holmium:YAG) 레이저를 쏘면 안전하고 효과적이었다. 스테인리스로 된 철제 기구보다 훨씬 가는 레이저 칼. 그 머리카락보다 더 가는 빛의 메스는 정확하고 섬세했다. 맑은 물, 식염수 속에서 레이저는 0.3mm의 굵기로 지문과 지문 사이를 조준할 수 있었고 에너지가 전달되는 깊이는 0.5mm로 안전했다.

허리 디스크가 파열되어 많이 탈출돼 절개수술을 했어야 할 정도로 심한 요추 간판 탈출증도 전신마취 없이 국소마취만으로 고쳤다. 휴학을 해서는 안 되는 고등학생, 시험을 준비하는 수험생, 직장을 오래 비울 수 없는 경찰, 군인, 공무원, 언론·방송 종사자, 정부 고위 공직자, 국회의원, 판검사와 변호사 등 법조인들이 모두 구원을 받았다. 하루 만에 바로 좋아지는 성공률이 90%였다.

노래를 하거나 성악을 하는 음악가, 방송인, 교육자들은 목소리가 정상이어야 하는데 목소리를 쉬게 하지 않는 내시경 목 디스크 치료법을 개발했다. 독일, 영국, 프랑스에서 나의 목 디스크 내시경 레이저 병용 치료법을 의학 텍스트북에 번역하여 게재했다.

1996년부터 1998년까지 우리들의 모토는 '사랑과 희망 그리고 봉사'

였고, 1999년 모토는 '최고의 의술, 최대의 희망, 척추 디스크 전문병원'이었다. 이를 위해서는 한 가지 질환에 집중과 선택을 해야 했다. 작은 투자라도 한곳에만 몰두하면 세계 최고가 될 수 있었다. 오로지 척추 디스크 병만 전문으로 하는 특별한 병원으로 만들었다. 나는 보건복지부 장관, 차관, 기획실장, 국장, 과장, 사무관, 청와대 비서실장, 비서관들, 국회 보건복지위원회 의원들을 찾아가 우리나라가 외국으로 환자를 송출하여 1년에 3조 원씩 의료비를 외국 병원에 지불하고 있는데 외국 환자들이 오히려 우리나라를 찾아오는 의료 수출국이 되려면 오로지 전문병원을 육성하는 정책을 펴야 한다고 설득을 했다.

미국, 일본, 독일, 영국, 프랑스의 의료를 추월해 우리가 앞서는 길은 대학병원식 종합병원이 아니라 한 가지 질환을 집중 연구 투자하는 전문병원이라고 수없이 간곡히 주장했다. 제너럴 호스피탈 대학 부속병원은 미국, 일본을 따라갈 수 없어 늘 한국은 의술의 식민지라고 말이다. 전문병원으로 집중하면 미국보다, 일본보다 앞서서 우리나라 의사들이 유학 가는 게 아니라 미국, 일본 의사들이 한국으로 유학 올 것이라고 설득했다.

1999년 보건복지부 전문병원 지원 자금, 그리고 한국 산업은행의 중소기업 규모의 병원 발전 장기 저리 대출 정책 자금을 받아 세계에서 가장 크고 가장 앞선 척추 전문 우리들병원을 신축했다.

2000년 우리들의 모토는 '지식 축적, 지식 전파, 지식 공유'였다. 나는 서울 강남·서울 김포공항·서울 강북·부산 온천·부산 동래·대구·포항·광주·광주 북구·전주의 각 우리들병원 팀들과, 그리고 인도네시아 자카르타, UAE 두바이와 아부다비, 터키의 이스탄불 우리들 척추센터 팀들과 해외 네트워크를 연결해 내가 가진 지식과 경험, 그리고 우리들병원의 철학을 서로 공유했다. 매주 금요일 아침마다 전 의료진들이 모여 우리들병원 네트워크 그랜드 금요 컨퍼런스를 진행했다. 비가 오나 눈이 오나 천재지변이 없으면 매주 영어로 컨퍼런스를 열었다. 화요일 아침에는 병원 행정직들이 보건행정 병원 경영 서비스 컨퍼런스를 진행했다. 지식을 전파하기 위해 척추건강학회도 주관해나갔다. 미국, 캐나다, 일본, 독일, 프랑스, 영국, 스웨덴, 스위스 척추 전문가들을 초빙하여 함께 심포지움과 워크숍을 열었다. 의료팀별로는 매일 아침 또는 매일 저녁 수술 전 미팅을 가졌다. 한 명의 의사가 수술 여부와 수술 방법을 결정하지 않고 여러 의사들이 공동 분석, 진단하여 최선의 치료법을 선택했다.

지식 전파와 공유는 우리들병원에만 국한하지 않았다. 나는 2004년부터 '미스코스(MISS Course: Minimally Invasive Spinal Surgery Course)'라는 교육 프로그램을 개설하여 전 세계 의사들에게 최소침습 내시경 치료법을 전수해왔다. 지난 2019년 5월 100회를 맞은 미스코스는 인기가 높아지면서 참가자의 국적도 다양해지고 있다. 미국, 독일, 프랑스, 이탈리아, 일본 등 의료 선진국은 물론 장거리 비행을 감수하고 나이지리아, 브라질, 멕시코, 칠레, 아르헨티나, 이스라엘의 의사 등 지구 곳곳에서 교육에 참여하고 있다. 매번 모집 인원을 소수로 제한하고 참가자의 요구나 수준에 맞춘 커리큘럼을 제공하고 있어 더욱 만족도가 높다. 우리들병원 교육과정을 거쳐 간 전 세계 의사는 41개국 411명, 국제 펠로우십 수료자까지 포함하면 46개국 900여 명에 달한다. 미스코스 교육을 받은 의사들은 모두 '우리들병원 동문'으로, 일명 '이상호 학파(學派)'로 불린다.

의술을 독점하지 않고 이렇게 공유하는 이유는 한 명이라도 더 이 좋은 방법으로 치료받아 정상인이 되어 고통에서, 마비에서 해방되기를 바라기 때문이었다. 만약 나 혼자만 이 수술을 할 수 있다면 나는 평생

3,000명, 많아도 5,000명밖에는 고쳐주지 못할 것이다. 내가 개발한 모든 수술법, 의료 기구들에 대해 특허권을 포기하고 1년에 100명 이상의 의사에게 전수하고자 하는 것은 보다 더 많은 환자를 고쳐주고 싶은 간절한 마음 때문이다. 좋은 기술을 나 혼자만 갖고 있다면 우리들병원은 좋은 방향으로 갈 수 있겠지만 대신에 많은 환자들이 고통을 받아야 하기 때문이다. 지식은 독점하는 게 아니라 전달하는 것이다.

일본에서 한국 우리들병원에 유학 온 나카니시 토시로 박사는 일본 카메다 병원 척추센터장이다. 척추센터 개원을 앞두고 1년간 우리들에서 수련을 받았다. 일본 4대 병원 중 하나인 카메다 병원이 유학한 곳은 미국도 아니고 독일도 아니고 한국 서울 우리들병원이었다. 그는 이곳을 택한 이유를 다음과 같이 말했다.

"우리들병원은 세계적으로 인정받는 최첨단의 시술을 행하고 있으며, 특히 일본에서 행해지지 않는 여러 가지 신의료 기술의 수술법이 적극적으로 행해지고 있다. 이러한 탁월한 수술법을 일본에 도입하고 싶다는 신념으로 최적의 연수 장소인 우리들병원을 선택하게 됐습니다. 우리들병원은 시술법뿐 아니라 노하우 하나까지 모두 공개하니깐요."

인도 정형외과 전문의로서 한국 우리들병원에서 1년간 수련을 받은 바이카스 마노하 굽테 박사는 귀국길에 인터뷰했다.

"한국 우리들병원 의사들의 기술은 매우 훌륭하다. 나는 한국의 문화와 우리들병원의 희망을 인도로 가지고 간다."

마틴 사비츠 박사는 신경외과 미국 전문의로서 미국최소침습척추수술학회 사무총장이다. 그는 말했다.

"한국의 우리들병원 의술은 분명 정상에 와 있다. 더 이상 후발 주자가 아니다. 처음에 그들은 미국에 배우러 왔지만 지금 그들은 우리를 가르치고 있다."

2019년 8월 이탈리아 시에나 대학병원에서 온 여의사 알레시아 디그나지오 박사가 나를 찾아왔다. 1997년 우리들병원에 와서 목 디스크 최소침습 수술을 배워 이탈리아에 도입한 시에나 대학병원 신경외과 프란체스코 파사렐로 교수가 보낸 분이었다.

"22년 전에 이탈리아 피사에서 비행기를 몇 번 바꾸어 타고 서울 우리들병원을 방문했던 프란체스코 파사렐로는 란디 박사와 함께 이상호 박사의 목 디스크 수술법을 배워 갔죠. 이탈리아 전국에서, 그리고 아프리카에서 이분께 목 디스크 내시경 수술을 받은 분들이 많았습니다. 저는 파사렐로 교수의 아주 가까운 친구의 딸로서 이번에 서울대 병원 위암센터에 유학 왔습니다. 한국에 가면 꼭 이상호 박사를 찾아서 만나 안부 전해달라고 하여 왔습니다. 그때 우리들병원에서 도입한 목 디스크 내시경 치료법으로 교수님은 대학을 나와 개업하여 대성공을 거두었습니다. 또다시 감사 인사를 전해드립니다. 피사에 초청합니다."

중국 광저우 손문 의과대학에서 우리들병원에 1년 유학 온 양보 교수가 광저우에서 가장 유명한 최소침습 척추수술 의사가 되었고 딸과 아내와 함께 와 감사 인사를 했을 때 가슴이 뿌듯했다.

2001년과 2002년의 모토는 '세계 속에 우리들병원, 국민 가슴속에 우리들병원'이었다. 국제환자진료센터를 만들었다. 일본, 미국, 싱가포르, 대만, 프랑스, 영국, 캐나다, 이스라엘 같은 선진국에서 환자들이 찾아왔다. 의료비가 싸기 때문이 아니라 우리들의 최소상처 원인치료를 받기 위해 온 것이었다.

주로 목 디스크 병을 안전하고 후유증 없이 고치자고 온 일본 환자, 영국 환자들이 많았다. 우리들병원 최소절개 목 디스크 치료는 하반신 마비를 일으키는 합병증이 없으나 일본이나 미국, 영국식 방법은 간혹 발생했다는 두려움 때문이었다. 당시 일본은 의학 교과서에 게재된 검증된 수술법만 공인해주었고 최소침습 수술 기법은 허용해주지 않아 내시경 레이저 디스크 수술이나 인공 디스크 수술은 한국의 우리들병원으로 와야 했다. 일본인은 인터넷을 통해 우리들병원 수술을 양질의 진료, 고급 의료라 하여 찾아왔다. 치료비가 싸서 온 것도 아니고 의료 서비스가 좋아서 온 것은 더더구나 아니다. 일본에서 디스크 수술을 받으면 한화로 약 50만 원이면 되나 우리들병원에 오면 의료보험이 안 되므로 약 3만 달러, 한화로 약 3,000만 원 정도 부담해야 하니 훨씬 고가인데도 자신의 병을 완치하려고 우리들로 찾아온 것이다.

2003년 우리들의 모토는 '환자는 내 몸이며 내 가족이다'였다. 이는 프랑스 파리에서 열린 국제척추학회에서의 공개 질문 투표 때문이었다. 한국에서는 정형외과 척추학의 유명 교수 한 분, 신경외과 척추학의 유명 교수 한 분 그리고 나 이렇게 세 명의 한국인이 참석한 국제 학회였다. 대부분 참석 의사는 프랑스 의사들로 150명 정도였다. 그리고 독일, 이탈리아, 스페인, 영국, 스위스, 헝가리, 일본, 싱가포르, 대만 척추외과 의사들, 모두 약 200명 정도의 척추 전문가가 모여 발표, 토론을 하는 척추 전문 학회였다.

당시 심포지움 주제는 척추 전방 전위증으로 인한 척추관 협착증일 때 무슨 수술법이 가장 좋은가였다. 척추 후궁뼈를 절제하고 척추 신경근을 견인한 후 요추 디스크를 절제해내고 그 빈 속에 케이지나 뼈를 삽입, 추체간 골 융합술을 하는 방법이 좋다는 주장이었다. 다시 말하면 후방 요추체간 골 융합술이 가장 효과가 좋은 수술이라는 주장이었다. 일부 신경외과 의사들은 단순히 후궁뼈 감압술만 해도 효과적인데 무엇하러 골 융합술까지 하는지 모르겠다고 반대를 했다. 드디어 좌장은 이렇게 질문했다.

"만약 의사인 당신 자신이 이 척추 전방 전위증을 앓고 있다면 후방

추체간 골 융합술을 받겠느냐?"

그러고는 좌중을 둘러보았다. 아무도 손을 들지 않았다. 내 몸이라면 그 수술을 받지 않겠다는 것이었다. 과연 환자가 자기 자신의 몸이라면 어떤 방법을 택할 것인가?

2004년의 모토는 '신속한 치료'였다. 마비가 생기면 신속하게 원인치료를 해야 한다. 레지던트 시절의 일화다. 응급실에 급한 중증 환자가 왔는데 신경외과 의사들은 과장이 주최한 점심 회식에 가고 없었다. 나는 치프 레지던트를 막 끝내고 전문의 시험을 준비하느라 하루 종일 독서실에서 신경외과 교과서를 읽으며 암기하고 있던 때였다. 식사를 막 끝내고 들어오는 레지던트들에게 나는 쩌렁쩌렁 고함을 질렀다.

"우리들 어머니가 지금 응급실에 신속한 치료를 위해 왔다면 한가하게 점심 회식 하러 갔겠냐? 점심 굶고 환자부터 신속히 치료해야지."

과장은 민망한 표정으로 옆에 서 있었다.

나는 신경외과 치프 때 경추 손상 환자를 신속히 수술해 마비를 풀었다. 한방 병원에서 경추 추나요법을 받던 도중에 사지가 마비되어 온 환자였다. 나는 바로 호흡 지장을 앰프백으로 지원하면서 환자를 직접 방사선과를 거쳐 수술방으로 옮겨 사지마비를 풀었다. 간호사와 오더리가 이송하기를 기다리지 않고 신속하게 움직였다.

흉추나 경추에서는 마비가 발견되었을 때 경과를 관찰한다고 약을 쓰면서 기다리면 마비가 풀리지 않는 일이 잦다. 척수이기 때문이다. 그러나 신속하게 원인을 찾아내어 빨리 수술하면 대개 마비가 풀린다.

2005년 우리들의 모토는 '세계 1위, 세계 최고의 척추 디스크 병원'이었고 2007년은 '환자의 미래를 생각하는 사랑의 진료'였다. 나사못 고정 골 융합술 후 보통 5년이 지나면 그 위쪽에 척추관 협착증이나 디스크 변성증이 오는 수가 있기에 연성 안정술을 환자의 미래를 생각하고 선택한다. 요추 간판 탈출증 절개수술을 하면 섬유륜에 구멍이 나는데 이건 좀처럼 다시 막히지 않는다. 아무래도 재발률이 높다. 이를 미연에 방지하려고 섬유륜에 구멍을 내지 않는 방법의 내시경 치료를 선택한다.

그것이 불가능할 때 되도록이면 작게 절개하고 상처를 작게 내는 최소상처 미세 현미경 수술을 하고 척추 불안정이 있을 때 인공인대를 이용한 연성 안정술을 시행하고, 그런 것조차 가능하지 않는 최악의 경우에만 절개하는 뼈 융합술을 시행한다는 이 원칙이 환자들의 미래를 생각하는 것이다.

1996년부터 복강경을 사용해 요추 제5번과 천추 제1번 사이 상한 디스크를 절제해내고 새 인공 디스크 통을 넣어주었다. 1998년부터 흉강경 척추수술을 개발했다. 갈비뼈 사이로 내시경을 가슴으로 넣어 병변을 밝게 확대하여 보면서 흉추 디스크를 부분 절제해 마비를 풀었다. 1999년 후복막강경을 이용해 옆구리에서 요통을 일으키는 주범인 상한 디스크를 제거하고 새 디스크 통을 넣을 수 있었다. 2000년에는 중앙에서 약 5cm 떨어진 후방 외측에서 작은 내시경을 비스듬하게 피부를 통해 넣는, 절개하지 않는 흉추 간판 탈출증 치료 수술도 개발했다.

미국, 프랑스, 독일, 일본의 의술과 비교해도 훨씬 앞선 최신의 그리고 최고의 수준을 이룩했다. 척추 시술 및 수술 분야에서 세계적으로 독자적인 업적을 쌓았다는 평가를 받고 있다.

미국, 일본, 유럽 그리고 남미의 의사들에게 나의 수술 방법과 수술 성적을 구두 강연 또는 포스터로 발표하면 한국의 디스크 치료법이 자신들의 수술보다 오히려 더 앞섰다며 내 수술을 직접 견학할 수 있겠느냐고 물었다. 그렇게 우리들병원은 세계의 의사들이 앞다투어 찾아오는 최고의 척추 전문병원이 되었다.

나는 척추수술을 전공하는 의사로서 보람과 긍지를 느끼고 행복했으며 더욱 노력했다. 1년에도 수차례 이상 세계의 척추치료센터들을 다시 방문하고 각종 저널과 최신 정보들을 수집하고 동물이나 사체를 이용한 실험을 통해 그 사실들을 스스로 재확인했다. 파리, 루앙, 보르도, 프랑크푸르트, 함부르크, 뮌헨, 베를린, 취리히, 샌프란시스코, 로스앤젤레스, 마이애미, 필라델피아, 뉴욕, 워싱턴, 세인트루이스, 데이토나, 도쿄, 나고야, 타이완, 베이징, 자카르타, 싱가포르, 광저우, 홍콩 등을 돌아다니느라 바다와 하늘을 건너 날아다닌 사랑은 상상을 초월한다.

2002년에는 국제최소침습학회 조사 결과 전 세계 내시경 디스크 시술 시행 병원 19곳 중 시술 성적에서 공동 1위, 시술 건수에선 8,000여 건으로 최다 횟수를 기록하며 전 세계의 주목을 받았다. 나는 척추신경외과, 척추정형외과, 척추내과, 척추재활의학과, 척추흉부외과, 척추복부외과 협진팀을 구성해 진단하고 치료했다. 매주 컨퍼런스를 통해 1,000~3,000례의 고난도 내시경 시술 경험을 보유한 숙련된 척추 전문의들이 지식과 경험을 공유하고 서로 지원하게 되었다.

2003년에는 노무현 대통령이 우리들병원에서 허리 디스크 병을 내시경으로 고쳤다. 노 전 대통령이 사실을 비밀로 하지 않고 공개한 덕분에 더욱 환자들이 몰려 대한민국 척추수술의 거의 50%를 우리들병원에서 시행했다. 환자들이 대학병원식 절개수술을 거부하고 우리들병원식 내시경 레이저로 고쳐달라고 요구하자 몇몇 대학교수 분들이 나를 비판하기 시작했다.

그러나 나는 그들의 비판을 채찍으로 삼아 더욱더 연구하고 노력했다. 1859년 다윈이 《종의 기원》을 출판하자 악의에 찬 비판이 있었다. 비엔나의 한 개업의사였던 프로이트가 새로운 정신분석을 하자 시기에 찬 비판을 받았다. 그런 비판들이 나를 강하게 단련시켰다. 이런 생각은 기적처럼 신념과도 같은 강한 힘으로 나의 내부를 채워주었다.

의사들은 모두 의견이 다를 수도 있다. 그러나 의견이 다르다고 시기하고 질투할 수는 없다. 척추 분야에서 서로 질투를 하지 말자. 다른 병원들을 시기하지 말자. 자기 나름대로 대가인 분들인데 "그 방법은 엉터리입니다"라고 비판할 수는 없다. 자신은 모르는 방법인데, 자신은 하지 않는 방법인데, 해보지도 않고 다른 의사의 치료법을 사기라고 불러서는 안 된다. 수술을 어떻게 하는지 조사해본 적도 없는데 막무가내로 비방하는 건 학문적 자세가 아니다. 성공하는 의사에 대한 시기와 질투이자 대학만이 옳다는 선입견이다. 포도원을 경영해보지 않고 포도를 비난하는 것과 같다. 포도주용 포도와 식용 포도는 다르다. 포도 재배지에서 감자가 왜 자라지 않느냐는 시기와 질투는 적절하지 않다.

권위에 찬 의사는 자신이 모르는 새로운 의료 기술일 때 비난한다. 검증이 안 되고 학문적으로 연구된 바도 없다고 무조건 질시한다. 특히 환자들이 거기로 몰리고 그 병원이 유명해지는 것을 못 견딘다. 미국 의료기 회사 서지컬 다이내믹이 뉴클레오톰을 만들어 나를 초청하고, 미국 클라루스가 라제(LASE: Laser Assisted Spinal Endoscopy)를 만들어 나를 초청하고, 독일 스톨츠가 내시경을 만들어 나를 초청하고, 독일 자이스가 척추 현미경을 만들어 나를 강연에 초청하고, 독일 애스클랍이 내시경 수술 기구를 만들어 나를 초청하고, 미국신경외과학회에서 요추골 융합술 워크숍을 만들어 나를 강연에 초청하자 여러 의사들이 질시했다.

미국추계신경외과학회(CNS)와 미국춘계신경외과학회(AANS) 연합 척추학회에서 특강으로 인공 디스크 삽입술을 강연하고 시애틀에서 열린 CNS에서 요통을 고치는 최소침습 요추골 전방 골 융합술(Minimal Anterior Lumber Interbody Fusion)을 발표하고 AANS 대회의장에서 내시경 수술을 발표하자 여러 의사들이 질시했다. 일부 교수들은 차별화된

이 치료에 대해 원색적으로 비난했다.

나는 척추에서는 A에서부터 Z까지 다 이해하고 나름대로 모든 방법을 일단 검증하려고 한다. 나의 신념을 아카데믹한 논문으로 저술하여 증명해야 했다. 소신을 지키기가 얼마나 힘들었던가.

2008년 모토는 '더 좋은 치료 더 빠른 실행'이었다. 척추 디스크 병의 새로운 치료법들을 사용해갈수록 환자들은 빠르게 정상인으로 회복해갔다. 전통적 수술은 호전이 되어도 무엇인가 불편하고 후유증이 생겨 정상 활동을 못 하고 제한된 삶을 사는 데 비해 최소침습 척추수술과 치료를 받은 나의 환자들은 정상인처럼 일을 하고 정상인처럼 운동을 했다. 나는 이 길이 옳다는 것을 확신하게 되었다. 최소절개 수술의 탁월한 결과를 직접 목격하고 환자들에게 희망을 심어주는 역할을 하는 직원들의 신뢰와 애정을 통해 그 어려움에도 불구하고 굳건히 나는 견딜 수 있었다. 어려운 최소침습 수술은 사랑의 길이기 때문이다.

# 환자를
# 사랑하는 방법

1968년 의예과 1학년 때 나는 《아름다운 생명》이란 첫 시집을 발간하고 40년 후 2008년 《당신은 아름다운 사람입니다》란 시집을 세계사에서 출판했다. 서문이다.

삶을 허무하지 않게 이끌어주는 것은

단순히 의술이 아니며

아름다운 시의 언어도 아니며

예술 그 자체도 아니었다.

생을 허무에서 가치 있는 것으로 끌어 올려주는 것은

사랑하는 일 하나였다.

나 자신을, 가족을, 환자를, 친구를,

미처 내가 마주하여 보지 못하는 넓은 세상까지도

멀리서

사랑하는 일

바위에 아무 자국도 남기지 못하게 되더라도

사랑은

이미 세상을 변화시키는 거대한 힘을 가진 것이다.


환자를 사랑하는 방법은 환자를 나 자신처럼, 내 가족처럼 여기는 마음으로 시작된다. 의사가 된 나의 사명은 사랑과 인간 존중의 치료를 통해 세계인들을 고통과 마비로부터 구하고 정상적인 일상생활을 영위할 수 있도록 하는 것이다. 내 어머니, 내 아내, 내 딸이 수술을 받으면 좋아지는 정도가 아니라 불편이 남지 않는 정상인으로 되돌려놓고 싶은 것이다. 그러려면 내 가족의 정상 조직을 손상하거나 정상 기능을 훼손하는 술기를 사용해서는 안 되었다. 환자를 사랑하는 일은 생각으로만, 말로만 해서 되는 것이 아니다. 내 가족이 잘 낫기를 바라는 간절한 마음이라면 여러 의사들의 의견을 모두 듣고 싶어질 것이다.

나는 신경외과, 정형외과가 지식과 기술, 경험을 함께 나누어 협진하고 팀으로 척추수술을 하면 성공률이 아주 높다는 걸 알고 있었다. 독일 하이델베르크대학 함스 교수의 수술을 견학했을 때 한 명의 환자를 수술하는 척추팀은 신경외과, 정형외과 두 전문의로 이루어져 있었다. 미국의 로스앤젤레스 시더스 사이나이 척추센터를 방문했을 때도 신경외과, 정형외과가 함께 협진하고 있었고, 게다가 수련의들과 함께 척추 전문 간호사(NP: Nurse Practitioners), 척추 전문 의료조수(PA: Physician Assistants)가 모두 한 팀을 이루고 있었다.

신경외과는 신경 감압술에 경험이 많고 정형외과는 척추 안정술에 경험이 많으므로 우리들병원은 신경외과와 정형외과가 협진해야 한다고 생각한 나는 한 뛰어난 정형외과 의사를 초빙했다. 그런데 정형외과 학회는 그를 징계했다.

나는 정형외과 전문의 고용에 대한 학회의 제재를 하루빨리 풀어달라고 대한정형외과학회 회장과 이사장 그리고 대한척추외과학회 회장과 간사님께 간곡히 편지를 보냈다.

안녕하십니까?

우리들병원에서 채용한 정형외과 전문의에 대한 대한척추외과학회의 제재 조치를 하루 빨리 풀어주십시오. 2001년 10월 6일부터 근무하여 그동안 밀려 있던 환자들을 수술하던 도중 대한척추외과학회의 제재 조치를 받고 10월 23일부터 병원에 출근을 못 하고 있습니다.

수많은 척추 변형환자들과 재수술을 요하는 수많은 치료 실패 척추 환자들이 수술을 받지 못하여 고통에 시달리고 있으며 직장에 복귀하지 못함으로 인해 수많은 환자들과 우리들병원은 엄청난 경제적 손실과 시간적 손해를 입고 있습니다.

한 정형외과 전문의가 고통받는 환자들을 고쳐주고자 한 병원을 선택했을 때 의견이 다른 신경외과 의사가 병원장을 맡고 있다고 해서 그 병원에 가지 못하도록 제재 조치를 가하는 것은 히포크라테스 선서에 위배됩니다.

의사는 자신이 가진 의술을 환자와 동료와 후배를 위해 언제 어느 곳에서나 양심껏 자유롭게 발휘할 권리가 있습니다. 이 정형외과 전문의의 선택과 의술에 대해 제제 조치가 필요하시다면 그것은 오로지 학문적 방법으로만 해야 정당하다고 믿고 있습니다.

정형외과 척추학회는 우리들병원에 정형외과 척추 회원이 취업을 하지 못하도록 권유했다고 합니다.

우리들병원은 의료법을 위반하거나 대한신경외과학회, 의사협회, 병원협회,

보건복지부의 징계를 받은 사실이 전혀 없는 병원입니다. 그리고 우리들병원에서 시행하는 최소침습 척추수술이 검증된 것이 아닌 신의료 기술이라는 주장은 학문적 언어(language of science)로 학회 또는 의학 저널을 통해 논의해야 할 사항입니다. 예를 들어 요추 간판 탈출증 없이 디스크 변성증만 있는 경우의 수술 여부라든지, 척추 분리증이 있을 경우 어떤 경우에 수술해야 하는지는 학문적으로 판단할 문제이지 전문 과목 차이로 인한 배타적 이기주의로 판단할 문제는 아닙니다. 의사는 무슨 과를 전문했는가에 따라 수술을 결정하는 게 아니라 환자를 위해, 환자에 의한, 환자의 입장에서만 척추수술을 결정해야 한다고 생각합니다.

우리들병원은 이번 척추정형외과학회와의 다툼이 원만하게 해결되어 대한 척추외과학회와 우리들병원 간의 오해 소지가 해소되길 진심으로 바랍니다. 만약 척추정형외과학회에서 정형외과 회원이 어떤 신경외과 병원이든 정형외과 병원이든 관계없이 자유 의사에 따라 취업을 결정하는 것에 대해 징계하실 의향이 없다는 것만 밝혀주십시오.

우리들병원은 이로 인한 손해를 감수하겠습니다.

마지막으로 우리들병원은 정형외과와 신경외과가 항상 서로 도와주고 서로 감싸주어 더 이상 척추 분야에 있어서 경쟁자 관계가 아니라 척추 분야 발전을 위한 중요한 동반자이며 동료임을 인지하고, 더욱 상호 발전하기를 진심으로 바랍니다.

실제 세계적으로 척추 환자를 보다 올바르게 진료하고 척추외과의 학문적인 발전을 보다 이루기 위해 서로 의견이 다른 신경외과의와 정형외과의는 한 병원에서 상호 협진하거나 또는 학회에서 상호 토론과 상호 지식 교환이 가능하도록 서로 배척하지 않고 함께 모이고 있습니다.

유럽척추학회(Spine Society of Europe), 북미척추학회(North American Spine Society), 경추연구학회(Cervical Spine Research Society), 국제최소침습척추외과

학회(ISMISS), 미국최소침습척추학회(AAMIMSS) 같은 학회뿐만 아니라 대부분의 척추(spine) 학술잡지는 정형외과와 신경외과가 함께 참여하고 있습니다.

그리고 미국 존스홉킨스 대학병원의 척추 미팅은 정형외과와 신경외과 양측이 함께 참석하여 어느 한 교실이 모자란다가 아니라 양 교실 모두 척추 분야에서 세계적 업적을 이루지 않았습니까?

우리들병원은 신경외과 병원이 아닙니다. 정형외과, 신경외과, 재활의학과, 통증치료과가 함께 근무하는 척추 질환만을 다루는 전문병원입니다. 아시다시피 척추 질환자들을 제대로 치료하기 위해서는 정형외과와 신경외과의 협진이 필요합니다.

특히 저는 신경외과 전문의이지만 미국과 유럽의 정형외과 의사들과 교육 연구를 함께 하고 있는 것을 인지해주시면 고맙겠습니다. 제가 하고 있는 내시경 레이저 수술은 미국의 정형외과 의사 닥터 영, 닥터 카스퍼, 닥터 캠빈 그리고 스위스의 정형외과 의사 슈라이버 교수와 로이 교수에게, 그리고 독일 정형외과 의사 지버트로부터 훈련 받았습니다. 특히 현미경 레이저 디스크 수술을 OLM(open laser-assisted Microdiscectomy)이라고 부르는 이유는 스위스 노이샤텔의 정형외과의 거버와 스페인의 정형외과의 만데라스에게 배웠기 때문입니다.

그리고 몇 가지에 대해서만 제가 아는 대로 해명할 기회를 주시면 감사하겠습니다. 특히 정형외과 두 교수님의 공동 저서를 보고는 무엇을 오해하고 있는지를 알게 되었습니다. 저의 해명이 부족할 경우에는 척추정형외과학회에 발표 기회를 주시면 대단히 큰 영광으로 여기겠습니다.

정형외과는 디스크 환자를 수술하지 않고 자연 치유가 되도록 최소 4주 내지 6주는 기다리는데 신경외과 의사들은 너무 빨리 현미경 내시경 수술 또는 레이저 디스크 수술 같은 최소침습 수술을 하여 마치 자연 치유가 될 디스크 환자를 신경외과의들이 조급히 수술을 해버리는 것처럼 오해한 것 같습니다.

이것은 사실이 아닙니다. 우리나라 환자들은 디스크 병에 걸리고 병원에 와서 수술을 결정하기까지 평균 3개월 이상 물리치료, 약물요법, 재활치료, 민간요법, 한방요법을 하고 있습니다. 그래도 안 될 때 병원에 와서 수술을 고려합니다. 우리들병원의 임상 통계도 수술을 결정하기 전 고통받는 평균 증상 기간이 1년이 넘습니다.

미국이나 유럽이나 북미처럼 정형외과와 신경외과가 같이 협조하고 보완하고 신경외과는 척추 불안정과 척추골 융합술을 정형외과에서 배우고 정형외과는 척수 종양, 경추·흉추 척수 수술들을 신경외과와 협진으로 받아들이기를 바랍니다.

우리들병원은 원래 정형외과 전문의 두 명이 재직하고 있었으나 한 명이 다른 병원으로 옮겼을 뿐만 아니라 척추 변형환자들과 재수술을 요하는 척추 환자의 증가로 정형외과 전문의 신규 채용이 불가피합니다.

수술 받지 못하고 고통 속에서 정형외과 척추 전문의를 기다리고 있는 수많은 환자들의 경제적·시간적 손실과 우리들병원의 경영상 손해를 감안하셔서 하루빨리 제재 조치를 풀어주시기를 앙망합니다.

환자는 최고의 의사에게, 1등 의사에게 척추 치료를 받고 싶어 한다. 그래서 척추 의사는 끊임없는 노력으로 새로운 공부를 하여 최고의 기술을 가져야 한다. 그것이 바로 가장 중요한 우리들병원 철학이다. 돈에 관해서는 전혀 아낌없이 자료와 정보를 얻도록 지불해야 한다. 모든 새로운 의학 저널을 리뷰하고 새로 발간되는 의학 서적을 구매해야 하는 것이 환자를 사랑하는 방법이다. 후유증이 생기지 않도록 최고의 수술 실력과 기술력을 가지도록 수시로 재교육을 받고 매주 컨퍼런스에 참석해 리뷰하면서 재점검하는 일, 그리고 동물 사체 워크숍의 특별 수련을 다시금 또 여러 번 받는 것이 환자를 사랑하는 일이다.

일본척추학회에서 내가 내시경 수술 워크숍을 주관할 때 일본의 저명한 척추외과 가네다 교수, 아베 교수, 데자와 교수, 니시지마 교수 등이 와주었다. 아! 이 대가들은 정말 환자를 더 잘 고치고 싶은 사랑의 마음으로 새 의료 기술 워크숍에 오시는구나!

로버트 웰 박사는 영국 가정의학과 전문의다. 그가 보험 혜택을 받을 수 있는 영국에서 수술하지 않고 한국 서울 우리들병원으로 온 이유를 다음과 같이 말했다.

"나 역시 의사인데 진단 받으러 갔을 때 난치성 목 디스크 병이란 걸 알았다. 영국 의사들은 수술은 해야 하는데 2~10%가 하반신 마비의 위험이 있다고 했다. 나는 10% 하반신 마비율을 받아들일 수 없었다. 목 디스크 분야 최고의 의사를 찾아야만 했다. 수술 후 마비의 위험성이 없는 실력 있는 의사를 찾아야 했다. 그래서 연구서, 의학 간행물, 인터넷 등에서 누가 이 분야에서 가장 뛰어난지 찾아보았고 그 자료들마다 이상호 박사가 최고라고 소개했다. 나는 의사로서 사랑하는 가족을 가진 사람으로 목 디스크 병을 후유증 없이 고치고 싶어서 이 먼 곳 서울 우리들병원을 찾아왔다."

영국 의사가 목 디스크 수술을 받으러 한국으로 온 까닭은 사체 실험과 동물 실험으로 후유증 없는 수술 방법을 내가 개발한 덕분이다. 그리고 그 치료 성적을 여러 학회에 발표한 덕분이다.

2003년 국제최소침습척추수술학회(International Society of Minimally Invasive Spinal Surgery)에 의해 나는 '올해의 거장'으로 선정되어 특강을 했다.

감기에 걸렸을 때 별달리 치료를 하지 않아도 저절로 낫는 것은 우리 인체 자체가 자연 치유의 힘을 갖고 있는 것이다. 자연 치유의 힘을 인정하고 치료는 최소화하라. 의사가 할 일은 자연 치유가 되도록 도움을 주고, 도저히 자연 치유가 되지 않는 한 부위를 골라서 수술을 하는 것, 바로 이것이 최소치료주의로 후유증 없도록 수술하는 환자를 사랑하는 방법이다.

항상 새로운 기술을 개발하지 않으면 설 자리가 없다. 왜냐하면 수많은 미국, 영국 의사들이 새로운 치료법과 기술을 개발하고 있기 때문이다. 새로운 이론을 받아들이길 거부하는 기존 의료계의 저항에 맞서 환자에게 부끄럽지 않은 의사가 되기 위해 노력하는 것이 환자를 사랑하는 일이다.

히포크라테스는 말했다.

"사람을 다치게 할 수술은 하지 마라."

척추수술 가운데 척추후만증 수술 즉 곱추병 수술이 있다. 수술을 하다가 하반신 마비가 된 어느 간호사의 이야기가 텔레비전 〈병원 24시〉에 방영되었다. 나는 히포크라테스를 떠올렸다. 환자가 하반신 마비가 되는 수술은 아예 하지 말아야 할 수술이 아닐까? 안전하게 효과적인 수술법을 갖추었을 때만 척추를 펴는 수술을 해야 환자를 사랑하는 것이다. 환자에게 안심하고 희망을 줄 수 있도록 병의 수술 결과에 대해 낙관할 수 있는 방법을 연구해서 개발하는 일, 이것이 환자를 사랑하는 일이다.

'환자는 내 몸이며 내 가족', 이 모토는 우리들병원 1층 복도에 우리들병원 역사 갤러리에 걸려 있다. 환자를 나 자신처럼 내 가족으로 여기며 치료 방법을 결정해야 한다.

"내 엄마라면? 내가 수술을 받는다면? 내 딸이라면? 무슨 수술법을 쓸 것인가?"

최소침습 치료를 택할 것이다. 총체치료를 할 것이다. 희망을 전하는 치료를 실현할 것이다. 좋은 결과를 주는 수술은 정말 어렵다. 그 어려운 수술이라도 50번 이상 조수를 서고 열심히 훈련하면 잘할 수 있다.

1982년부터 우리들은 37년 동안 척추 사랑을 실천했다. 이 안전 시술을 계속할 수 있도록 하려면 우리들병원을 메이요 클리닉처럼 200년 이상 지속되는 의료 시설로 만들어야 한다. 그것은 최소상처 척추수술, 최소침습 척추치료, 중재적 정밀 치료로 기술을 혁신화하여 여러 의료진들과 의료 경험과 지식을 공유함으로써 보다 많은 환자들이 허리 펴고 사는 세상을 만드는 것이다.

환자를 내 어머니처럼, 내 딸처럼, 내 아들처럼, 내 손자처럼 잘 돌보기 위해 나는 12가지의 치료 원칙을 세웠다.

첫째, 원칙에 따른 치료를 해야 한다. 환자를 치료함에 있어 모든 의사의 결정은 객관적 자료와 정립된 시스템과 치료 원칙을 따라야 한다.

둘째, 다섯 번 확인이다. 정확한 진단을 만들어야 한다. 다섯 단계의 정확한 진단 검사 과정을 거쳐 환자의 상태에 가장 적합한 치료 방법을 결정할 수 있기 때문이다. 다섯 번 확인은 꼭 반드시 완치시키려는 간절한 마음이다.

의사들은 정말 다섯 번 확인한다. '김 씨, 이 씨?', '오른쪽인가, 왼쪽인가?', '팔인가, 다리인가?' 그리고 간호사, 전문 간호사, 전임 의사, 담당 의사, 마취과 의사, 외과 의사 등 수없는 의료인들이 환자에게 질문하고 확인한다. 다섯 번의 확인은 간절한 사랑의 마음이다.

"의사들은 오른쪽, 왼쪽도 헷갈리는 거야? 아니, 오른쪽 팔을 왜 들라고 하는 거지?"

오른 다리를 암으로 절단해야 하는데 정상적인 왼 다리를 절단한 사건이 미국 병원에서 발생했기 때문이다. 간을 수술할 건데 미확인으로 위장을 절제한 사건이 생겼기 때문이다. 요추 제4번과 제5번 사이의 병인데 요추 제3번과 제4번 사이로 칼이 들어간 사건이 생겼기 때문이다.

우리들병원 의료인들은 너무나 단순한 내용도 한 번, 두 번, 세 번, 네 번, 다섯 번 확인, 확인, 확인, 확인, 또 확인을 한다. 건강은 하나뿐이고 목숨도 하나뿐이기 때문이다. 잘못되면 건강과 생명이 날아간다. 그래서 병원은 확인 또 확인을 해야 정확한 진단, 실수 없는 치료를 할 수 있다.

여전히 많은 환자들에게 이런 질문을 받곤 한다. "굳이 CT랑 MRI를 모두 찍어야 하나요? 일단 X-ray만 찍어도 되지 않나요?" 그때마다 나는 "5단계의 정확한 진단 검사를 해야만 합니다. 적응증의 올바른 선택과 결단은 시술 및 수술의 성공률과 회복률을 결정하는 가장 큰 요소입니다"라고 설명한다.

정확한 진단의 첫 단계에는 환자의 병력과 증상에 대한 문진, 신경학적 검사, 이학적 검사 그리고 여섯 장을 찍어 척추의 배열 상태를 보는 역동적 방사선(X-ray) 검사가 이루어진다. 컴퓨터 단층 촬영(CT: Computed Tomography) 검사, 그러나 이 단계의 진단 치료 성공률은 50%에 불과하다. 물렁한 조직이 측면에서 잘 보이는 자기공명영상(MRI: Magnetic Resonance Imaging) 검사, 신경근과 척수가 압박되거나 뇌척수액 흐름의 단절 상태를 보는 자기공명 척수 조영술(MR-Myelography), 마지막으로 척추 신경 기능 검사(근전도, 척추 신경 기능 검사로서 컴퓨터 적외선 체열 촬영, 보행 분석 검사, 척추 근력 및 운동 범위 검사)로 정확하게 진단해야 90% 이상의 치료 성공률이 될 수 있다. 다섯 번 이상의 철저한 검진과 완벽한 준비를 통해 후유증과 합병증 없는 시술과 수술 치료를 받을 수 있으며, 아프거나 불편하기 이전의 건강한 척추로 돌아갈 수 있다.

셋째, 총체치료로 최선을 다해야 한다. 수술적 치료뿐만 아니라 물리치료, 운동치료와 같은 보존적 치료와 웃음치료, 예술치료, 자연요법,

척추 도수치료, 영양요법 등 다양한 치료법을 적극 활용하는 총체적인 치료를 시행해주어야 한다. 부족함이 없는 충분한 회복을 도와주어야 한다.

넷째, 전인치료를 해주어야 한다. 가시적인 병소에 대한 치료뿐만 아니라 눈에 보이지 않는 고통까지도 낫게 하는 인간적인 치유를 실천해야 한다.

다섯째, 희망치료는 중요하다. 방어진료로 겁주는 진료가 아니라 진실과 정당성에 근거하여 환자에게 희망을 주는 치료를 시행한다.

여섯째, 빠른 치료를 해야 한다. 빠른 진행, 빠른 치료, 즉시 조치가 가능한 체제를 수립해야 한다. 척추 신경은 늦게 대처하면 마비가 풀리지 않고 회복이 늦어지기 때문이다.

일곱째, 적극 치료가 필요하다. 관망, 관찰하면서 기다리는 소극적 치료는 환자에게 후유증이 생기게 하기 때문이다. 즉시 치료를 시도할 수 있는 적극적인 대응 체계를 수립해야 한다.

여덟째, 결함 없는 치료를 해야 한다. 1만 건 이상의 수술 경험을 통해 결함 없는 치료를 실현해야 한다. 만에 하나라도 실수가 있어서는 안 된다.

아홉 번째, 무수혈 수술이 필요하다. 수혈은 부작용이 있다. 안전하고 성공률이 높은 무수혈 수술인 내시경 수술, 출혈이 적은 현미경 수술을 실시함으로써 수혈로 인해 발생할 수 있는 감염 등의 질환을 예방해야 한다.

열 번째, 최소침습 치료는 손상 없는 치료이다. 내시경 치료가 가능하면 칼을 대지 않고, 현미경으로 고칠 수 있는 상태의 경우 절제하지 말아야 한다.

열한 번째, 나눠서 수술하기다. 환자의 안전하고 성공적인 치료가 중요하다. 여러 부위를 동시에 수술하지 않아야 한다.

열두 번째, 상호 협력을 통한 치료를 해야 한다. 의사 개인의 독단적인 판단에 의존하지 않고 다양한 척추 분야의 전문의들과 상호 협력하여 팀으로 진단하고 팀으로 치료해야 보다 정확하고 실수가 없다.

의술은 정말로 교감이다. 환자를 손으로 관찰하고 아파하는 곳을 만져주고 쓰다듬어야 정확한 진단을 할 수 있기 때문이다. "Medicine is love, love is touch." 환자와 눈을 맞추고 아픈 곳을 어루만져주는 것이 외래에서, 병실에서 정밀진단이다. '사랑'과 '존중'이 의술의 바탕이 된다. 나는 내 가족을 대하는 마음으로 진심을 다한다. 나는 장기려 박사가 한 "당신 앞에 있는 환자를 마치 자신인 것처럼 치료하라", 이 말씀을 늘 가슴속에 새기며 오늘도 환자와 눈높이를 같이한다.

나는 수술법을 혁신해 학생들, 공무원들, 연예인들, 군인들을 빨리 고쳐서 바로 학업과 직장에 복귀하게 했다. 어머니와 할머니 같은 노인에 대한 간절한 마음이 척추관 협착증 수술을 무수혈, 섬세한 수술의 혁신으로 이끌었다.

환자를 나 자신처럼 사랑하려고 환자 전담 진료팀제를 만들었다. 환자 전담 진료팀제란 한 명의 환자를 6~8명의 전문의가 함께 책임지고 진료해 진단율과 치료율을 극대화함으로써 환자가 안심하고 질환을 맡길 수 있도록 해주는 시스템이다. 의료인들은 서로의 지식과 경험을 공유해 혼자만의 지식과 경험으로 판단할 때 생길 수 있는 오류를 최소화하고 상호 발전을 도모한다.

그리고 척추 전담간호사 제도는 획기적 역할로 간호 시스템을 발전시켰다. 척추 전담간호사 제도는 환자와 한결 가깝고 편안하면서도 전문화된 간호 서비스를 제공하는 게 가장 중요한 목표이다. 보통 의사 1인당 전담간호사 1인이 배치되는데, 환자와 의료진 간의 원활한 의사

소통을 돕는 중간 역할(mid-practitioner)을 한다는 의미에서 'NP(Nurse Practitioner)'라고 부른다. 선발 자격은 간호사 면허 취득 후 5년 이상의 임상 경력을 갖춘 간호사로, 6개월 이상 자체 교육과정을 이수하고 엄격한 전담간호사 자격 취득 시험을 통과한 후 병동 전담 간호팀에 배치된다. 수술 전후 상담 및 처치, 수술 과정 및 경과 설명, 퇴원 교육, 퇴원 후 해피콜 서비스 등 입·퇴원 환자 간호 업무 등 환자 개인별 맞춤 치료와 간호 업무는 물론 환자의 증상과 수술 경과 정보 등을 의사와 수시로 교환하고, 의료진의 논문 연구에도 참여하며 매주 열리는 컨퍼런스에 참석 및 연구 발표도 한다. 또 특이한 임상 사례나 업무 경험, 지식은 매주 팀 회의를 통해 서로 공유하고 있다.

그리고 올바른 진단과 치료를 우선시하는 금요 학술 컨퍼런스를 만들었다. 매주 금요일 아침 국내외 전 우리들병원 의료진이 모여 영상 네트워크로 연결해 서로의 치료 사례를 토론하고 최신 의료 기술을 공유하는 금요 학술 컨퍼런스는 수십 년째 지켜오는 우리들병원의 전통이다. 국내외 우리들 네트워크 병원은 물론 해외 유명 의료기관을 화상으로 연결해 실시간 시술 및 회의(Tele Conference) 실시, 구성원 전체의 역량을 상향 평준화하고 있다.

또한 화요 행정 컨퍼런스에서는 행정직원도 환자에게 서비스의 사랑을 실천한다. 우리들병원은 모든 직원을 척추 분야에서 최고의 인재로 양성하고자 하는 목표를 갖고 있다. 의사, 간호사뿐 아니라 경영지원부서 직원 모두가 척추 분야에 특화된 '척추 전문병원'에 맞는 특화된 능력과 그에 합당한 철학을 갖추도록 매주 화요 행정 컨퍼런스를 실시하고 있다.

그리고 다양한 의료 서비스를 통합해 ATHC(Advances in Total Health Care) 컨퍼런스로 갖추기 위해 매월 마지막 주 금요일, 각 병원의 진료부와 경영지원부 직원들이 함께 모여 척추 환자의 'Total Health Care'를 위한 지식을 공유하는 시간을 갖는다. 전 네트워크 병원을 영상 네트워크로 연결해 최신 지식 정보를 공유하고 외부 전문가를 초빙해 강의를 진행하고 있다. 이것이 환자를 사랑하는 방법이다. 환자를 보다 후유증 없이 더 확실히 고치려면 모든 컨퍼런스에 참여하고 빈틈없는 진료 시스템을 노력해서 만들어야 한다. 이것이 환자 사랑이다.

# 안심낙관의
# 희망을 주다

알랭 드 보통은 스위스에서 태어났으나 영국 케임브리지대학에서 수학하고 영국 런던에서 소설과 에세이를 쓰는 베스트셀러 작가이다. 그가 2004년에 쓴 《불안》을 보면 불안의 원인을 사랑의 결핍이라고 했다. 사랑이 없으면 우리는 자신의 인격을 신뢰할 수도 없고 그 인격을 따라 살 수도 없다. 환자를 사랑해주면 그 사랑의 결과 환자는 중요한 존재, 귀한 사람으로 보살핌을 받는다.

희망치료를 위한 우리들병원 수칙을 예로 들어보자. 0.1%의 감염률을 보이는 척추수술이 필요할 경우에 "이 수술은 확률은 낮지만 불가항력적 감염 가능성이 없잖아 있습니다. 불가항력적 후유증이나 합병증이 생길 경우 민형사적 책임을 묻지 않겠다고 서명하세요"라고 우리는 설명하지 않는다. 우리는 이렇게 말한다.

"이 척추수술은 99.9%에서 안전합니다. 합병증 위험성은 0.1%로 거의 없습니다만 안전한 수술이 되도록 최선의 마취, 최소출혈 조치, 감염 예방을 위한 조치, 신경부종 예방 조치를 철저히 합니다."

의과대학생 폴리클리닉 실습 때부터 담당 의사가 부정적인 말을 하면 실제 환자들의 신경 체계가 변형되어 병을 이겨내지 못하는 것을 여러 번 보았기 때문이다. 레지던트 시절에 어떤 의사들이 병원과 선배 의사 또는 자신을 보호하기 위해 방어진료 차원에서 환자들에게 부작용이나 합병증, 좋지 않은 예후들을 좀 과장해서 말하는 것을 듣곤 했는데 환자들은 어떻게 되었을까? 의사에게 그런 나쁜 말들을 들은 환자들은 그 불안과 초조를 이겨내지 못하고 불행한 결과를 일찍 경험하곤 했다.

김일성대학에서 교수를 했던 외과 의사 장기려 박사처럼 부드럽고 따뜻한 말로 최선을 다하면 완전히 낫는 기적이 올 수 있다는 희망을 주는 의사들은 실제 그런 치유의 기적을 보여주곤 했다. 희망의 말에서 환자에게 치유의 에너지가 전달된 것이다.

의료인이 희망을 주는 말씀은 기적의 치유력을 가진다. "태초에 말씀이 있었다", "말씀으로 세상을 창조했다"는 성경 구절처럼 언어에는 무에서 유를 만드는 창조력이 있다. 죽는다, 나빠진다는 의사의 말은 환자를 너무도 빨리 죽음과 불치의 아픔으로 이끌 수 있기 때문이다.

의사가 주의 의무, 설명 의무를 다하기 위해 구체적 사실을 나열하다 보면 실제 보다 더 심하게 환자와 보호자들에게 겁을 주곤 한다. 환자에게 상처를 더 주지 말고 치유의 희망을 주려면 병원 행정직원들도 의료인들처럼 노력해서 건강, 지식, 실력을 갖추야 한다. 사랑을 키우고 가꾸어야 하듯이 좋은 의사와 직원의 말은 좋은 씨앗을 뿌리게 된다. 그래서 나는 매주 화요일에 행정학술대회를 연다. 여러 병원의 직원들을 텔레컨퍼런스로 연결해 희망의 말을 전할 수 있는 공부, 연구, 연마를 시킨다.

병원을 방어하려는 의도로 환자의 병에 대한 부정적 말은 환자를 더 아프게 하고, 치유의 희망으로 안심낙관(安心樂觀)을 시키는 긍정적 말은 실제로 치유의 기적을 만든다.

2011년 현문미디어에서 출판된 《흥하는 말씨 망하는 말투》란 책에서 이상헌 씨는 어제 뿌린 말의 씨앗이 오늘의 나를 만들고 오늘 뿌린 말의 씨앗이 내일의 나를 만든다고 주장했다. 그는 수많은 예증으로 희망의 언어를 사용해야 건강해진다는 것을 잘 보여주었다.

"환자를 검진하고 당신은 암입니다'라고 말하면 그 순간 모든 면역세포가 죽어버립니다. 말이 그렇게 무서운 힘을 가지고 있지요."

실제로 환자의 안심과 낙관이 치료 효과를 극대화한다는 사실은 과학적으로도 입증되고 있다. 수술 전 수술에 대한 공포로 인해 불안증을 갖는 환자일수록 수술 후 심한 통증, 더딘 회복과 후유증을 보인다는 연구 결과가 있다. 예일대학 케인(Kain) 박사 연구팀에 따르면, 수술 전 불안증을 가진 환자일수록 마취로 인한 문제 발생이 잦고 입원 또는 퇴원 후 3일간 통증이 더욱 심한 것으로 나타났다. 회복 기간 동안 불안증이 있는 환자들은 더 많은 양의 코데인과 타이레놀 등의 진통제를 필요로 했고, 수술 후 불안 및 수면장애 등이 심한 것으로 나타났다. 케인 박사는 수술 전 환자들의 불안을 없애주는 것이 수술 후 회복 촉진, 통증 완화 및 치료비용 감소 등을 가져올 수 있다고 강조하고 있다.

따라서 우리들병원은 환자가 불안감을 갖지 않고 나을 수 있다는 희망을 갖도록 하여 치료의 효과를 더 높일 수 있는 여러 가지 방법을 연구, 실천하고 있다. 의료사고 시 책임을 회피하고 방어를 목적으로 병원 직원들과 의사들이 환자를 불안하게 하는 말은 절대로 하지 않게 나는 지도하고 있다. 틱낫한의 《마음에는 평화 얼굴에는 미소》에는 이런 희망의 말이 나온다.

"한 가지 희망이 당신의 정신을 새롭게 하고, 한 번의 손길이 당신의 마음을 보여줄 수 있습니다."

우리는 환자와 가족들에게 희망치료를 하기 위해 수술 성공률과 안전성에 대해 충분히 설명한다. 예를 들어보자.

"내시경 레이저 디스크 시술의 성공률은 95%로 시술 대부분 시술실에서 즉시 통증의 80%가 호전되고 나머지 20% 정도는 대부분 6주 이내에 천천히 좋아질 것입니다. 만약 내시경 치료로 성공하지 못한 5%에 들어간다 하더라도 그 반은 서서히 완치되고 단지 2.5%에서만 절개 미세수술이 필요하죠. 내시경 시술로 이미 디스크 내부를 치료했으므로 파편만 제거하거나 협착증 부위만 고치고 디스크를 절제해낼 필요가 없기 때문입니다."

한국이 낳은 세계적 비디오 아티스트 백남준 선생은 "장난꾸러기 나는 늘 이긴다"는 말로 삶을 낙관했다. 실제로 그는 1996년 64세의 나이에 뇌졸중으로 쓰러져 입원해 있던 중에도 〈안심낙관〉(1999년)이라는 비디오 아트를 구상했을 만큼 삶에 대한 희망과 열정을 포기하지 않았다. 그리고 이 작품은 1999년 9월 9일에(9자가 99999로 5개가 겹치는 날이다. 내 생일이 9월 9일이라 나는 99, 구 땡을 좋아하고 행운의 숫자로 믿기에 이날을 신축 개원일로 삼았다) 그와 내가 맺은 인연을 계기로 우리들병원을 거처로 삼게 된다.

아마도 1992년경이리라. 백남준 선생과 나는 서울발 뉴욕행 대한항공 일등석 안에서 만났다. 앵커리지를 경유하는 노선으로 무려 13시간을 비행하는 긴 여정이었다. 고개를 두리번거리고 있는데, 낡은 옷차림을 한 초로의 노인이 눈길을 끌었다. 일등석에 넝마주이 차림의 거지 노인이라니! 승무원에게 물었더니 그 유명한 비디오 아티스트 백남준이라고 했다.

화장실을 다녀오던 중 나는 좌우 좌석 사이의 복도에서 그와 마주쳤고, 그에게 내 소개와 함께 인사를 건넸다. 나는 미국 척추신경외과학을 배우고 익히려 매년 두 차례 왕복 비행기를 탑승한다고 말했다. 독일 미술박물관에서 백남준 선생님의 작품을 보고 가슴이 뿌듯했다고 말했다.

돌이켜보면 그날의 조우는 '거지와 거지의 만남'이었다. 그가 오직 예술적 내면만을 추구하며 넝마 차림으로 세계를 떠돌아다니는 예술인이었다면, 나는 새로운 척추 치료법을 배우기 위해 세계 곳곳을 다니며 의료 기술을 동냥하는 의료인이었던 것이다. 나는 전두환 대통령이 폐쇄되었던 공항 문을 국민에게 활짝 열자마자 그해 1984년부터 의료 기술을 배우기 위해 유럽과 미국을 돌아다닌 지 8년째였다. 백남준 선생의 역동적인 즐거움과 희망에서 나는 인류의 미래를 낙관하게 하는 구원의 메시지를 받았다. 그가 세계를 다니며 인류에게 재미와 유쾌한 즐거움을 창조적으로 주듯이 나의 목표는 척추 치료를 통해 마비와 고통으로 시달리는 인류를 치유의 길로 가도록 하기 위해 떠돌아다니며 지식과 기술을 동냥질하러 다닌다고 말했다.

대화 중에 우리는 '레이저'라는 공통의 관심사를 확인하며 기뻐했다. 1991년부터 나는 미세한 빛의 칼인 레이저를 척추 의술에 도입하며 '최소침습'이라는 새로운 치료의 길을 열어가고 있다고 말했고, 그 역시 레이저를 이용한 빛의 작업을 하는 것이 최근 자신의 예술적 관심사라며 반겼다. 특히 1991년부터는 레이저를 척추 의술에 도입해 새로운 치료의 길을 열고 있다고 말했다. 바로 그 순간 그는 "레이저!"라고 소리쳤다. 그는 레이저라는 말에 눈이 반짝이면서 레이저 광선이 의술에 어떻게 사용되는지를 알고 싶어 했다.

레이저는 Light Amplification by Stimulated Emission of Radiation(LASER)의 약어이다. 1959에 고든 굴드(Gordon Gould)가 직조한 용어이다. 1960에 시어도어 메이먼(Theodore Maiman)이 기술 기능적인 레이저를 발명했다. 레이저란 방사선 자극에 의한 빛의 확장이라는 개념이다.

레이저는 산업, 국방, 의료, 정보기술, 천문학, 엔터테인먼트에 사용되고 있었다. 나는 내시경이나 현미경의 밝은 시야 속에서, 깨끗한 시각속에서 정밀하게 가는 레이저 광선을 발사하는 데 재미를 느낀다고 설명했다. 눈으로 보지 않고 맹목적으로 레이저를 디스크 속에 에너지로 발사하는 미국, 독일, 일본 의사들의 디스크를 치료하는 기법을 개선했다고 설명했다. 내시경과 현미경을 달아서 레이저 의술 연구를 종합해 새로이 몇 단계 업그레이드하여 획기적 기술을 세계 첨단으로 개발했다고 말했다. 스테인리스로 만든 큰 메스를 쓰지 않고 0.3mm의 머리카락처럼 가늘고 섬세한 레이저 빛의 칼을 사용함으로써 수술 상처를 최소화하고 정상 조직을 보호하는 일을 이루고 있다고 말했다.

그는 하나의 색깔로 빛이 응집되고 직선으로만 향하는 레이저는 새로운 의술이기도 하지만 새로운 예술이 될 것이라고 말했다. 앞으로 레이저를 이용한 빛의 작업을 하는 것이 자신의 예술적 관심사라고 말이다. 그뿐만 아니라 시각 예술에 속하는 개념 기술로 레이저를 예술 창작에 이용했다. 빛을 이용해 시각적·청각적 설치, 거대한 크기의 환경 작품을 만들었었다.

빛 중에서도 레이저는 번개와 달리 하나로 응집된 직선으로 움직인다. 레이저 예술의 환상적 분위기는 가느다란 광선의 직진 또는 난무로 이루어져왔었다 비디오의 움직이는 이미지들처럼 역동적 운동역학과 레이저의 역학적 춤은 동적인 미술작품을 이루었다.

백남준 선생은 감상자를 중시하고 정보 개념에 기초를 둔 표현으로 레이저의 응집성 및 직진성을 이용해 다양한 표현을 추구했다.

레이저를 이용한 의술과 예술! 레이저라는 점에서 첨단 의료를 실현하지만 마음으로 과학이 예술과 연관이 되는 듯했다. 히포크라테스의 잠언과 같이 의술과 예술의 길은 하나로 통한다.

"예술은 의술입니다."

그가 말했다. 예술은 사람의 마음과 정신, 영혼뿐만 아니라 육체까지도 치유하기 때문이다. "예술은 길고 인생은 짧다고 했을 때 그 당시 예술은 의술을 의미했습니다. 이런 의미에서 의술은 곧 예술이라고 어느 그리스 철학자가 말했습니다"라고 내가 말했다.

그는 나를 블루 부다라고 불렀다. 문화 예술적 토양의 마음의 길이 있고 이 마음과 감정의 예술에서 혁신적 의술과 환자 사랑을 키울 수 있기 때문이다.

텔레비전을 보는 부처의 모습, 흙 속에 묻혀 있는 부처의 모습을 보여준 선생님의 부처가 나에게 화두로 던져진 것이다. 나는 참선도 명상도 하지 않는데? 기계 문명의 첨단을 이용하는 의사 부처, 아 인간의 감정, 생각, 마음을 부처라 부르는 건가!

나중에야 선생님이 의도한 것은 우리들병원 이상호가 승운을 타고난 부처란 뜻으로 보인다. 선생님이 보내온 블루 부다를 위한 작품 데상을 보면 분명 한국어와 한자로 '승운불'이라고 적혀 있다. 블루는 승운이고 부다는 불인 것이다.

실제 그의 에스키스인 패널 데생을 보면 블루 부다는 초록, 파랑, 노랑, 빨강이 총천연색으로 그려져 있으므로 부처의 색깔이 블루가 아니라 승운을 상징하는 색깔로 블루라고 이름을 붙인 것이다. 블루 부다 닥터 리는 인류를 구원하는 마음과 불심을 가진 부다이다. 레이저 디스크 수술 개발로 인해 시달리는 나를 그 난제들을 풀어나가도록, 의학적으로 성공하도록 해주는 승운불이다. 두 손을 합장하거나, 한 손은 가부좌에 얹고 한 손은 들어서 무언가를 요구하는 듯한 부처가 아니라 한쪽 손만 들고 있는 부처? 서 있지 않고 앉아 있으며 한 손의 팔만 움직이는 것은 선생님이 이미 반신불수로 휠체어를 타고 한 손으로만 움직이기 때문일까?

그는 나에게 아주 스마트하고 단순하게 세상을 바꿀 메시지를 보낸 것이다. 삶을 치료하고 감동시키는 것은 의사가 추구하는 치료 이념인 안심이다.

나는 2000년 백남준 구겐하임 미술관 전시회를 후원하게 되었고 이후 그는 환자들을 위한 치유의 길을 열어가려는 내 소망을 염두에 둔 작품을 완성시켜 우리들병원에 보내주어 기증했다. 나는 전시 전야제에 참석했다. 백남준 선생은 휠체어를 타고 나타나셨다.

여기서 가장 특징적인 것은 레이저를 소재로 만든 〈야곱의 사다리〉다. 백남준 선생은 레이저란 빛으로 움직이는 예술을 구상했다. 자신은 계단을 오를 수 없었지만 빛은 올라갔다. 멀리 하늘 높이 직선으로 날아가는 레이저 조명을 서울 광화문에서, 파리 에펠탑에서 본 적이 있을 것이다. 하늘 높이 승천하는 레이저란 빛, 그는 자신이 반신불수로 움직임이 어려워지자 빛이 높이 움직이는 것을 구상했다. 그건 레이저가 독특한 성질의 응집성과 결집성을 가지고 있기 때문이다.

나와 레이저는 의술뿐만 아니라 음악, 미술, 과학에서 모두 깊은 인연을 가진다. 우리들병원이 미세침습 의술로 세계에 영향을 미치기 시작한 것은 내시경과 레이저 병용 디스크 시술법이었다. 영국, 독일, 오스트리아, 터키, 말레이시아, 일본, 스페인, 인도, 미국을 포함해 우리 한국이 중심이 되는 국제근골격레이저의학회도 창설했었다.

레이저 예술은 일종의 미니멀 아트(minimal art)이다. 미니멀리즘 (minimalism)의 일환으로 전통적 가치 기준을 거부하는 제작 태도이다.

〈야곱의 사다리〉는 백남준 선생이 몸이 안 좋아졌는데도 불구하고 작품을 했다. 땅의 작품들과 천장의 작품들을 연결하는 사다리는 지옥 과 천국을 인간의 다리로 연결하는 구원 메시지를 보여주었다. 바닥에 서 천장에 이르는 초록색 레이저 빔이 내뿜는 호소력은 나의 눈길을 사로잡았다.

〈야곱의 사다리〉는 백남준 선생의 반신불수 죽음을 앞둔 예술가로서, 파올로 솔레리(Paolo Soleri)처럼 물질과 정신 사이를 다리로 연결해 육체 란 물질이 야곱의 레이저 에너지로 하늘로 승천하여 영혼과 정신이 되는 모습을 보여주었다.

백남준 선생의 〈안심낙관〉은 수많은 모니터를 설치해 '안심낙관'이라 는 한글 네 글자를 형상화한 대형 비디오 아트였다. 모니터에는 한국의 전통 문화에 관한 영상과 백남준 선생이 뇌졸중으로 쓰러져 입원해 있 는 동안의 투병 기록이 상영되고 있다. 미국에서의 오랜 입원 생활을 통 해 그는 안심낙관이야말로 그 어떤 첨단 의술보다 우위에 있는 최선의 치료임을 깨닫게 된다.

"살 수 있고 움직일 수 있고 말할 수 있고 작품 활동도 할 수 있다"고 안심시키며 낙관적 사고를 할 수 있도록 이끈 담당 주치의의 희망 치료 에 깊이 감동받은 그는 세상에서 단 하나뿐인 작품 〈안심낙관〉을 완성 시킨 것이다.

내가 첫 번째로 만들었던 우리들병원은 부산 동래 안락동, 낙민동이 다. 안락이란 안심할 때 '안'자와 낙관할 때 '락'자이다. 두음법칙으로 즐 거울 '락'이 '낙'으로 바뀐 것이다. 안전하여 안심할수 있는 곳이다. 낙민 이란 즐겁고 행복한 국민이란 뜻이다.

나의 치료 이념은 1982년 첫 개원 시 이미 안심낙관이었다. 환자는 안전하고 안락하게 보살펴야 하며 회복의 기쁨을 가질 수 있도록 병원은 충분한 투자를 해 시설을 잘 갖추고 의사는 어려운 첨단 기술을 시행할 수 있는 실력을 연마해야 한다.

백남준 선생은 뇌졸중 때 의사와 병원은 환자를 안심시키고 낙관시킬 수 있는 능력이 가장 중요하다고 느꼈던 것이다. 백남준 선생처럼 안심낙관하는 환자는 앞으로 평균 10년은 잘 견디면서 살 수 있음을 나는 잘 알고 있다.

〈안심낙관〉은 환자 편의시설 확충을 위해 리모델링하기 전까지 오랫동안 청담 우리들병원 본관 1층 로비를 지켰다. '환자를 안심시키고 꼭 나을 것이라는 낙관적인 믿음을 주는 의술과 시설을 갖추는 것이 병원의 역할'이라는 신념을 우리들병원 가족 모두가 매 순간 잊지 않기 위해서였다. 또한 1층 로비를 지나는 환자들에게 희망적인 치유의 길을 열어 보여주고 싶었다.

비록 '안심낙관'이라는 네 글자는 한글이었지만, 안심낙관에 깃든 예술 정신과 의료 철학은 언어와 국경을 넘어 우리들병원에 내원한 세계 의사와 환자들에게도 그대로 전해지고 있다. 낙관의 정신이라고 알려준 것이다. 이 작품을 로비에 설치하면서 안심낙관은 우리들병원의 철학과 정신이 되었다.

치료에 대한 안심은 환자를 나 자신처럼 전인치료, 총체치료, 희망치료, 적극적이고 안전하면서 빠른 치료를 연구하게 했고 꼭 나을 것이라는 낙관적인 믿음을 위해 합병증 없는 치료, 최소침습 치료, 상호 협력을 위한 치료로 다섯 번 확인하는 진단 치료법을 찾아내게 한 것이었다.

처음에는 몇 개의 방송 매체와 일간지, 주간지, 월간지, 전문지 같은 여러 종류의 언론을 통해 우리들병원이 거론되기 시작하더니 나중에는 척추 디스크 환자들과 미국, 독일, 일본, 인도, 대만, 홍콩, 러시아 의사들의 입소문(words of mouth)을 통해 오기 시작했다. 일본 병원, 인도 병원, 미국 병원들 관계 경영 행정인들과 의사들이 와서 벤치마킹을 했다.

우리 의사들이 전 세계 신경외과학회, 정형외과학회, 통증의학회, 재활의학회, 척추학회 등 각종 의학회에서 발표를 할 때 마지막 슬라이드 프로젝션에 〈안심낙관〉을 보여주며 한국 태생의 세계적 시각 비디오 정보 예술의 아버지 백남준의 뇌졸중 스토리를 들려주며 이 '안심낙관'이 우리들병원의 철학이자 치료 원칙이라고 보여주었다.

우리들병원의 성공은 비단 '전문병원'을 통해 기술력 향상과 집중화를 한 것뿐만 아니라 환자들의 감정과 마음, 정신, 영혼을 생각하는 문화가 필요했다. 병원 속의 예술 개념이 우리들병원 로비에 백남준 선생의 비디오 작품을 치료 예술로 전시한 것이라는 병원 경영학 강의는 국내뿐만 아니라 널리 외국, 특히 미국까지 퍼졌다.

백남준 선생의 우리들병원 작품 기증은 세계 속에서 'Art in Hospital' 또는 'Medicine Art'라는 신개념을 불러일으켰다. 그 이후 2002년부터 우리나라 언론들의 기사를 보면 병원 속의 미술, 예술이 많이 거론되고 있음을 알 수 있다. 우리나라 전남대 치과병원 1층 작품 전시, 충북대병원 갤러리 10주년 사진전, 국립의료원 갤러리, 미술관보다 작품이 많은 연세 의료원, 영남대 미술 치료 작품 전시회, 미 병원 예술재단 이사장 존 훼이트, 그들의 일터엔 문화가 흐른다. 예술작품은 또 다른 치유 수단이라는 기사들을 보게 된다.

2002년의 《뉴욕타임즈》 기사를 보자. 많은 병원들, 특히 엘리트 개인 병원들이나 연구 중심 병원 기구들이 상당한 양의 예술작품을 컬렉션하고 있다고 소개하고 있다. 특히 그중에는 로스앤젤레스의 사립 의료원인 시더스 사이나이 병원은 마크 샤갈, 앤디 워홀, 야스퍼 존스 같은 유명한 예술가들의 작품이 포함되어 있다고 한다. 7년이 지난 2009년 《뉴욕타임즈》를 보자. 허드슨 밸리(Hudson Valley) 병원에서 '건강 증진을 위한 예술(Art for Health)'이라는 프로그램을 통해 예술작품을 전시해 환자 치유 프로그램으로 사용한다는 내용의 기사가 보인다.

병원들이 벽이나 복도 대기실에 전시하는 예술작품이 병원을 꾸미고 활기차게 만들어주는 목적뿐만 아니라 단순한 장식이 아닌 환자들과 그들의 가족을 치유하는 과정을 도와줄 목적을 갖는다는 것을 깨닫게 된다. 그는 나에게 아주 스마트하고 단순하게 세상을 바꿀 메시지를 보낸 것이다. 삶을 치료하고 감동시키는 것은, 의사가 추구해야 하는 치료 이념은 안심낙관의 정신이라고 알려준 것이다. 환자를 안심시키고 치료의 결과를 낙관하게 만들려면 의사는 정상 조직을 보존해야 한다. 정상 조직 보존은 인간 존중의 정신이다. 환자를 안심낙관시킬 수 없다면 메스를 들지 말라. 최소침습 척추수술은 당장의 통증 해소에만 머물지 않고 환자로 하여금 퇴원 후에도 정상인과 같이 건강하고 행복한 삶을 영위할 수 있도록 하는 안심낙관 치료법이어야 했다. 수술 후에 스포츠를 못 하고 노동일을 못 한다면 안심이 되지 않는다.

따라서 척추수술 후에는 후유증이 없어야 한다. 수술 후 육체노동과 역동적인 스포츠가 가능하도록 정상 조직을 잘 보존시키고 병소만 수술해야 한다. 그러면 흉터가 남지 않고 입원 기간이 짧아진다. 무엇보다 고령의 노약자도 안전하게 수술 받을 수 있는 치료법으로 합병증과 후유증을 방지하고 재발률이 낮아야 환자를 안심낙관시킬 수 있을 것이다.

# 적극 치료가
# 환자를 구한다

희망이 있음에도 어려움이 예상되어 만일의 의료소송에 휘말리기 싫어 의사가 치료를 회피하거나 다른 의료기관에 환자를 보내는 경우를 '방어진료'라고 한다. 일부 의사들은 자신을 보호하기 위해 해당 수술의 합병증과 후유증을 과장해 환자에게 겁을 주기도 한다. 환자를 볼 때 의사 스스로 곤란해지거나 책임질 일을 아예 만들지 않는 방어진료를 할 것인가? 만약 환자가 바로 의사의 가족이라면 그 의사는 단 1%의 희망도 놓지 않고 적극적으로 치료 방법을 고민하고 최선의 치료법을 찾아내 혼신을 다해 치료할 것이다.

우리들병원이 지난 30여 년간 다른 병원과 다른 나라가 포기한 수많은 환자들을 치료할 수 있었던 것은 '적극 치료'라는 원칙과 철학이 있었기 때문이다. 물론 적극 치료를 실행하려면 나와 우리들병원의 척추 전문의들은 머리를 맞대어 토론하고 또 수많은 밤을 지새며 고민해 최소상처 원인치료법을 알아내야 했다. 특히 2007년 당시 7세이던 터키 소녀 부세가 가장 기억에 남는다.

당시에 가졌던 고민은 7세 된 터키 소녀 부세의 수술 여부 때문이었다. 부세는 태어나면서부터 목뼈가 90도 가까이 휘어 있었다. 굽은 척추는 장기를 눌러 숨 쉬는 것조차 힘들 지경이었다. 더 큰 문제는 성장할수록 상태가 심해진다는 것이었다. 더구나 목뼈가 신경을 누르고 있어 오른쪽 팔과 손가락에 마비가 진행되고 있을 만큼 심각했다. 시급히 수술하지 않으면 호흡곤란으로 사망에 이를 수도 있었다.

터키의 어느 병원에서도 수술에 나서지 못하자 마지막 희망으로 한국을 찾았던 터였다. 실제로 부세의 치료는 어려운 조건들을 두루 갖추고 있었다. 우선 터키에서 우리나라까지 12시간에 이르는 장거리 비행을 견딜 수 있을지부터가 문제였다. 면역력이 약하고 수시로 호흡곤란을 일으키는 상태에서는 긴 시간의 이동 자체가 심각한 위험이었다. 큰 수술을 견디기에는 환자가 너무 어리다는 점도 망설임을 거들었다. 척추 변형이 과도해 신경과 장기가 심하게 눌려 있다는 것은 아예 다음 문제일 정도였다.

하지만 수술을 받지 않을 경우 부세가 내일을 기약할 수 없고, 자국에서는 수술에 나서는 병원이 없다는 명백한 사실 앞에서 결단을 내렸다. 자국 주치의이자 터키 앙카라 국립대학 의대 교수인 야자르 박사를 통해 수술 결정 사실을 알렸고, 부세의 부모는 이동에 따르는 위험을 감수하겠다고 했다.

마침내 부세는 2006년 12월 한국 땅을 밟았다. 그동안 쌓아온 경추부, 흉추부 수술 노하우와 디지털 의술과 장비, 임상 경험을 총동원해도 26시간이 걸린 벅찬 수술이었다. 수술 전, 아이는 파랗게 질린 작은 입술을 떨며 본능적인 두려움을 보였다. 부모 역시 자식의 고통을 대신

해주고 싶은 연민에 눈물만 흘릴 뿐이었다.

결과는 성공적이었다. 아이의 목은 곧게 펴졌고, 호흡과 마비도 회복돼 건강한 7세 소녀의 모습으로 귀국할 수 있었다. 고등학교 졸업반인 지금도 여전히 두 발로 걸어서 학교를 잘 다니고 있다고 한다.

내가 1989년 출판한 《당신의 허리는 튼튼합니까》는 25만 부나 판매되어 베스트셀러가 되었다. 이 책은 최소절개 디스크 수술과 경피적 디스크 치료를 한국 최초로 소개하는 책이다. 허리 환자에 대한 사랑의 간절함에 널리 알려졌다. 인천·경기, 대전·충청남북도, 광주·전라남북도, 대구·경상북도, 서울 등등 전국 환자들이 부산 우리들병원으로 내려오게 하는 계기가 되었다. 적극적이면서 안전한 치료를 받기 위해서다.

마비나 고통을 그대로 방치하지 않고 원인치료를 적극적으로 받기 위해서다.

적극 치료와 관련된 또 다른 사례 하나가 기억에 남아 있다.

인도네시아 자카르타에서 14세 소년 빈탕이 보행장애로 서울 우리들병원으로 왔다.

서서히 하반신 마비가 되는 목과 등의 곱추병이었다.

미국 뉴욕 컬럼비아 대학원도 인도네시아 대학병원도 모두 위험성 때문에 수술을 두려워했다. 그의 부모가 모두 의사라 그냥 두면 결국 하반신 마비로 휠체어를 타야 한다는 걸 알고 있었다. 나는 의사들과 함께 앞쪽, 뒤쪽을 나누어 수술해 다시 걷게 만들었다. 적극치료의 덕이었다.

# 한 분야에만 집중 투자해야
# 세계적이 된다

소자본이라도 한 단일 분야만 집중 투자하면 세계적 경쟁력을 갖출수 있다. 나는 그것을 척추 분야로 정했다. 관절도 아니고 복부외과도 아니고 정형외과도, 신경외과도 아니었다. 척추 분야에서도 미세침습, 저침습, 최소침습 척추수술로 정했다. 세계적이 된 최소침습 척추수술이란?

첫째는 내시경 수술이다. 내시경으로 허리 디스크 병이나 목 디스크병 등 디스크 병을 고치는 건 전 세계적으로 센세이션을 불러일으켰다. 전통적 절개수술보다 경과가 더 좋아 정상인 수준이 되면서 국소마취가 가능해 환자들이 마음에 꼭 들어했다.

둘째는 현미경 인대 재건술이다. 척추관 협착증을 가진 70대 노인에서 80대, 90대 노인까지 부작용 없이 근본 원인치료를 재발 없이 할 수있는 획기적 발명이었다.

셋째는 배꼽 경유 전방 최소침습 척추 체간골 융합술 및 경피적 나사못 고정술이다. 만성 요통을 완치시키는 비법이었고 굽은 허리를 펼 때 최소절개로 가능해졌다.

작은 병원이라도 한 분야에 집중 투자를 하니 이 세 가지 수술이 세계적이 되었다. 하버드 의대의 부속병원 메사추세츠 종합병원의 홈페이지 게시판에 올려진 마이클 에드워드의 글을 보자

서울 우리들병원에서 일주일을 보내는 동안 척추수술 분야에 있어 세계 어디에서도 이곳보다 더 나은 곳은 없다고 확신했다. 최소침습 전방골 융합술, 여러 가지 인공 디스크 수술, 목 디스크와 허리 디스크의 경피적 내시경 디스크 치료술 등을 포함해 척추외과 분야에서 우리들병원은 미국 병원보다 몇 단계 앞서 있다. 이곳에선 미국 의사들과는 달리 매일 아침 1시간 동안 15명의 신경외과 의사들이 개별 환자들에게 상용될 수술법에 대해 토론을 한다. 이것은 토론 없이 단순히 수술 결정을 하는 통찰력 없는 미국 의사들보다 전체적으로 넓은 안목을 가져다준다.

내가 만약 개인적으로 척추수술을 필요로 한다면 주저 없이 한국 우리들병원으로 갈 것이다. 내가 미국을 떠나 긴 여행을 하는 동안 우리들병원은 이미 여러 나라로부터 일상적으로 환자를 치료했으며 세계 각국에서 오는 척추 환자를 받고 있다. 그들은 단연코 내가 알고 있는 한 어느 곳에서든지 미국보다 가장 앞서 있다.

독일 지멘스 의학 저널에서도 우리들병원은 의료 혁신 기술의 최고 리더라고 했다. 우리들병원은 최소 미세침습 척추수술의 독특한 기술 개발의 선봉에 서 있으며 경추 디스크 질환을 포함해 척수에 관한 한 세계 최고의 병원으로 자리매김하고 있다. 우리들병원 의료진은 컴퓨터

유도 척추수술을 비롯해 내시경 병용 레이저 디스크 수술, 복부나 흉강을 통한 척추뼈 감압술 및 융합술을 포함, 혁신적인 척추수술 테크닉을 개발해왔다. 가끔 수술하는 병원과 매일 수술하는 병원의 성적은 판이하게 다르다고 미국신경외과학회에서 보고했다.

나는 대학병원이 재벌병원들처럼 종합병원화된 것에 대해 안타까운 심정이다. 토마스 제퍼슨 대학병원이 척수손상센터 중심 병원, 존스홉킨스 대학병원이 소아 전문병원, 볼티모어 대학병원이 외상 전문병원, 에모리 대학병원이 뇌졸중 중심 전문병원이 되어 그 분야의 세계 일류가 된 것처럼, 서울 대학병원이나 세브란스병원은 어떤 한 분야를 선택해서, 그 분야에서 단연 세계 일등이 되어 전 세계에서 환자들이 몰려오는 병원으로 성장하기를 기도했었다.

왜냐하면 한국의 대학병원이 한 분야를 중심으로 장기 집중 투자하면 분명 세계 제일류 의료 수준이 되리라는 것은 명백하기 때문이다. 그뿐만 아니라 비록 작은 나라에서 작은 병원 규모로도, 작은 자본이라도 한 분야에만 집중 투자하면 세계 일류 병원을 만들어낼 수 있다. 그 예가 바로 우리들병원이라 할 수 있다. 이런 점 때문에 미국, 일본, 중국, 캐나다, 프랑스, 독일의 병원 관계자들과 정부 관리, 의사들이 벤치마킹을 오고 있다.

우리들병원은 1982년 부산에서 창설되었다. 뇌신경외과와 척추신경외과를 동시에 했다가 1986년부터는 미국 텍사스의 전문병원과 프랑스의 전문병원 형태에 영향을 받아 뇌 수술을 그만두고 척추 디스크 전문으로 전향했다. 당시로는 우수한 의사는 뇌 수술을 맡았을 뿐만 아니라 수가도 뇌 수술이 높고 척추수술은 낮은 상태였으므로 뇌 수술을 포기한다는 것은 대단히 어려운 결정이었고 일종의 모험이었다.

척추 디스크 질환 전문병원을 이루는 데 최소 10년 이상이 걸린다.

노하우의 축적과 의료 기술의 구현에 그만큼 시간이 걸린다. 따라서 장기간 한 분야에 집중 투자해야 한다. 한 분야의 인력과 인재를 집중해서 키워 현재 우리들병원은 척추 분야의 각종 전문의와 1,500여 명의 직원이 일하고 있다. 시술·수술실도 집중적인 투자를 통해 수많은 척추 전용 수술실이 있다. 작은 자본이라도 한 분야에만 집중 투자했기 때문에 척추 디스크 질환 전문병원으로서는 세계 최대(最大)의 규모가 될 수 있었다. 의료의 질에서도 미국, 유럽, 일본의 척추외과보다 10년 정도 앞지르는 의료 수준으로 발전할 수 있었다. 아무리 자본이 많은 재벌병원 또는 대형 대학병원이라도 여러 분야에 투자하면 모두 다 등급이 낮게 될 수밖에 없기 때문에 어느 한 분야도 최고가 될 수 없을 것이다. 따라서 서로 양보하고 분야들 간에 협상하여 오로지 한 분야에 집중 투자해야 할 뿐만 아니라 전문 중심 분야에 관한 모든 것을 모아야 한다.

나는 척추 환자들에게 '척추 치료의 모든 것(Total Care in Spine)'을 한곳에서 제공해야 한다고 믿었다. 진단에서부터 물리치료, 운동치료, 통증치료, 재활요법, 최소침습 척추 시술과 수술까지, 척추의 A부터 Z까지 모든 문제를 한곳에서 해결할 수 있는 전문 집중치료를 지향함으로써 환자들의 편의와 원활한 진료를 가능하게 하는 장점이 있다. 또한 수술의 전문화를 꾀하고 더욱 체계적으로 만들기 위해 목 디스크 치료센터, 내시경 척추수술센터, 레이저 척추수술센터, 컴퓨터 영상 안내 척추수술센터, 척추측만증센터, 척추영상진단센터, 국제 척추클리닉척추유연 및 강화 운동센터 등을 한 장소에 모아서 만들었다.

나는 많은 자본을 국제적인 관계 증설을 위해 투자했다. 병원은 지식 산업이므로 병원 당국과 직원들은 항상 새로운 지식에 눈과 귀를 열고, 새로운 기술 개발에 아낌없이 모든 투자를 하기로 나는 마음먹었다. 세미나, 워크숍 등 관련 국내외 학회와 연수에 적극적으로 참여해 자신을 재교육하도록 의사와 의료진들을 외국으로 보냈다. 지식과 정보를 축적하기 위해 필요한 도서, 신문, 저널 구독비용은 자신의 총수입의 10분의 1만큼 투자해야 한다고 직원들에게 요청했다. 언제나 규칙적 학술 집담회를 가져 끊임없는 학습과 반복, 공동학습을 통해 배우도록 제도를 만들었다. 월요일부터 목요일까지 매일 아침마다 진료팀별로 의료진이 모여서 리뷰하도록 하고, 매주 금요일마다 모든 의료진이 함께 저널, 텍스트 리뷰, 강좌, 외부 초청 강의를 가진다.

세계 학회, 세계 의학 저널, 국제 환자를 통해 과학적인 경험과 지식을 교환해야 한다. 그러기 위해서는 전 직원의 외국어 구사는 필수이다. 외국어에 능통한 직원이 근무할 뿐만 아니라 영어와 프랑스어, 일본어, 중국어 등 외국어 공부를 계속 하도록 지원해주고 있다. 또한 외국 학회의 유치와 외국인 초청 학술대회, 외국에서의 강연 등을 적극적으로 지원하고 있다.

그 덕택에 2004년 8월 초에 내한해 목 디스크 수술을 한 영국인 의사 로버트 웰(Robert Wells) 박사를 비롯해 중국 안과 의사 휴천신, 포르투갈 정형외과 의사 에네스(Enes), 이스라엘 정형외과 의사 글로버(Grober) 박사 등 외국의 의사들이 우리들병원에서 치료를 받고 돌아갔다. 우리들병원 국제환자센터 통계에 따르면 2006년부터 2019년 상반기까지 영국, 독일, 이탈리아, 미국, 일본, 대만, 싱가포르 등 전 세계 130여 개 나라에서 1만 6,000여 명의 해외 환자들이 척추수술을 위해 내원했다.

이 같은 성과는 미국 CNN 및 《뉴욕타임즈》, 일본 NHK 및 《니케이 비즈니스》 등 세계적인 매체를 통해 보도된 바 있으며, 가장 최근인 2018년까지 4년 연속 미국 의료관광평가협의회(MTQUA: Medical Travel Quality Alliance)의 '의료 관광객을 위한 세계 10대 병원'에 선정되기도 했다.

이렇게 외국인 환자들을 진료하려면 독창적이고 독자적인 치료법 개발이 필요하다고 생각했다. 전문병원으로서 독자적인 진단 치료법은 특징이 있어야 한다. 우리들병원이 정한 치료 원칙은 '척추수술의 최소 상처주의'와 '무수혈 수술'이다. 가급적이면 침습적인 치료를 하지 않고, 영상 안내 미세치료(Image Guided MicroTherapy)를 추구하기로 했다. 불가피하게 수술이 필요하다면 정상 조직을 최대한 보존하고 가급적이면 작은 범위를 수술(Minimally Invasive Spinal Surgery)하고자 한다. 이렇게 척추 전문병원은 고유의 특징을 가져야 전 세계에서 환자가 온다. 무수혈 척추수술(Bloodless Spinal Surgery)은 수술 전후의 심폐 혈관 사고를 예방할 뿐만 아니라 에이즈, 간염 및 매독 등 타 질환의 감염을 예방할 수 있다는 것이 알려져 '여호와의 증인' 환자뿐만 아니라 일반 환자들도 선호하고 있다.

직원들의 연구에 대한 지원과 더불어 적극적인 세계 학회 참석을 권장하며, 병원의 한 층 전체를 의사 연구실과 도서실, 컨퍼런스실로 사용해 연구 풍토를 조성했다. 또한 의사와 직원들에게 논문을 쓰면 소정의 연구비를 지급하고 포상을 했다. 임상보다 연구에 대부분의 시간을 바치는 연구 중심 의사들을 높이 평가했다. 어떤 연구의사들은 1년에 1개월은 논문만 쓰고 환자는 전혀 보지 않아도 되도록 제도를 만들었다.

그 결과 나와 우리들 의료팀은 척추 단일 치료 과목으로서는 혁신적으로 350여 편의 논문을 세계적 권위를 자랑하는 SCI급 학술지에 등재했으며, 교육 교재로 사용되는 텍스트북 29권(170편)을 저술했다. 나는 보다 많은 의사가 이 저서들을 읽고 최소침습 척추 치료를 통해 사랑을 실천하고 많은 인류가 구원받길 원했다.

논문이나 의학 전문서적뿐 아니라 분야별 국내 최초의 '우리들 척추 건강 총서'를 통해 척추 건강의 대중화에 앞장섰다. 척추 건강서의 바이블《당신의 허리는 튼튼합니까》를 시작으로 1998년《허리 디스크》, 1999년《목 디스크》, 2006년《최소침습 척추수술 및 디스크 치료》, 2010년《정상 조직을 보존하는 내시경 허리 디스크 시술》을 발간했다. 2011년에는《디스크를 잘라내지 않고 성형한다》,《척추 디스크 환자를 위한 바른 자세와 운동》(e-book) 그리고《정상 조직을 보존하는 내시경 허리 디스크 시술》(e-book)을 출판했고 2012년에《Minimally Invasive Spinal Surgery and Techniques》책을 영어로 출간했다. 보다 정확하고 검증된 척추 건강 정보를 체계적으로 제공함은 물론 척추 질환 치료에 있어 환자의 시행착오를 줄이고 척추 의사의 지식을 증진시켜 척추 환자들이 보다 나은 삶을 영위할 수 있도록 돕기 위해서다.

또 축적된 정보를 서로 공유하기 위해 전 병원을 디지털화했다. PACS, OCS, EMR 등을 1999년에 모두 이루었다. 현재도 끊임없는 업그레이드 작업을 통해 부산, 서울, 김포공항 우리들병원을 디지털로 연결하고 있다. 그리고 의사와 직원들이 교과서적인 지식을 버리고, 보다 나은 새로운 지식과 기술 탐구를 장려했다. 말하자면 이노베이션(Innovation)이 혁신이 아니라, 보다 나은 진료와 보다 나은 병원의 발전을 위한 유일한 전략이었다.

새로운 지식과 기술 탐구는 가만히 있는다고 해서 주어지는 것이 아니다. 끊임없이 변화하는 세계와 문화에 대해 두려워할 것이 아니라 직면해야 하는 것이다. 늘 새로운 책과 잡지를 통해 새로운 지식에 마음의 눈과 귀를 열고 받아들여야 한다. 항상 똑같은 노래를 부르는 것이 아니라 새로운 노래를 불러야 한다. 그래서 기술 혁신상과 제도 제안상 등 새로운 아이디어는 모두 포상을 하고 장려했다. 실제 그 아이디어를 행정이나 임상에 적용하지 않아도 매주, 매달, 매년 포상해왔다.

가장 중요한 것은 과별, 지역별, 학별, 팀별의 파벌의식을 불식시키는 것이었다. 신경외과, 정형외과, 복부외과, 흉부외과, 마취통증과, 재활의학과, 영상의학과 의사들이 서로 자기 분야를 고집하지 않고 모두 같은 분야인 척추를 통해 넘나들도록 했다. 척추는 신경, 정형, 복부, 흉부, 통증, 영상 등이 모두 모여들어야 전문 분야가 된다. 따라서 세계에서 처음으로 신경외과, 정형외과, 혈관외과, 흉부외과, 복부외과, 재활의학과, 마취통증의학과, 영상의학과, 내분비내과, 류머치스내과, 생명공학과 같은 지식을 골고루 함께 갖춘 진정한 의미의 척추 전문의를 만들었다.

서울대, 연세대, 한양대, 경희대, 고려대, 부산대, 인제대, 조선대, 전남대, 경북대, 전북대, 충남대, 건국대, 이화여대, 가톨릭대, 단국대, 아주대, 중앙대 등 모든 대학의 다양한 출신들이 모여 장점들이 융합되어 우리들병원학을 만들었다. 내과와 외과의 협조, 방사선과와 물리치료과가 협력해 동일한 작업을 하도록 했다. 즉 홍보실은 홍보실 일만, 원무과는 원무과 일만, 방사선과는 방사선과 일만 하는 기존의 섹터 의식에 묶여 있지 않고 적극적인 상호 간여를 통해 일하도록 했다.

전문병원은 의료제도에 변화를 유도해야 한다. 고정관념 파괴와 의식 전환을 통해 사고의 혁신을 꾀하며 숲속에 두 갈래 길이 있을 때 끊임없이 변화할 수 있도록 가보지 않은 낯선 길로 가는 것을 두려워하지 않는다. 낡은 권위에 대항하는 용기로 과거의 지식 체계, 잘못된 제도와 규제에 정면으로 대결한다. 그런 탐구의식과 도전의식만이 늘 변화하고 성장할 수 있는 원동력이다.

결론적으로 세계적인 병원들과 경쟁하려면 그 각각의 분야에서 저마다 세계 일류가 되어야 한다. 그러기 위해서는 종합병원 체계로 갈 것이 아니라 서로 나누어 그 전문 중심 분야를 정해 그 분야에 총력을 집중해야 할 것이다. 그리고 무엇보다 전문병원을 활성화하는 것은, 전문병원의 치료 성적이 대학병원이나 종합병원보다 좋아야 한다는 점이다. 10년 이상 된 전문 간호사, 10년 이상 된 전문 간호조무사를 공을 들여 양성해야 한다. 예를 들어 에모리 뇌졸중 전문병원의 뇌출혈 사망률이 8%밖에 안 되는 데 비해 미국의 다른 대학병원의 뇌출혈 사망률은 25%에 달한다. 에모리 뇌졸중 전문병원이 이런 좋은 성적을 얻은 것은 자꾸 바뀌고 기한이 짧은 인턴, 레지던트에 의지하지 않고 장기간 한 분야에만 계속해서 일하는 전문 간호사와 간호조무사를 집중 육성했기 때문이다.

2015년 우리들병원은 미국 Top MHA(Top Master's In Healthcare Administration)의 '세계 30대 최첨단병원'에 선정되며 미국의 존스 홉킨스 병원, 메이요 클리닉, 클리블랜드 클리닉 같은 세계적 병원과 어깨를 나란히 했다. 한 분야에만 집중 투자하면 세계적이 된다는 걸 우리들병원이 보여준 것이다.

# 미니멀리즘의
# 철학

일본 출신의 세계적인 건축가 안도 타다오의 작품이 드디어 우리나라에도 선보였다는 소식을 접한 뒤 마음에 담고 있다가 가족들과 제주도를 찾은 적이 있다. 안도 타다오는 우리나라에서는 아직 낯설어하는 사람들도 있지만 '나오시마 현대 미술관', '물의 교회' 등으로 세계적인 명성을 얻고 있는 건축가이자 예술가다. 단순하면서도 자연스러운 설계, 빛과 바람과 물 등 주변과의 조화를 중시하는 건축물로 선보이는 특유의 예술적 공간미는 특별한 경험이었다.

안도 타다오의 예술 혹은 건축은 단순함과 간결함을 추구하는 예술 문화 흐름의 주류 중 하나인 미니멀리즘(minimalism)으로 분류된다. 미니멀리즘에서는 불필요한 기교나 장식을 버리고 꼭 필요한 최소한의 것들만 남겨놓는다. 그렇기 때문에 단순하다고 해서 결코 쉽지는 않다. 이는 만드는 사람과 보는 사람 양쪽 모두에게 그렇다.

받아들이는 사람 입장에서는 쉽고 정확하게 이해할 수 있다는 게 특징 중 하나이다. 물론 반복해서 오래 볼수록 깊이 있는 의미를 찾아내는 것도 가능하다. 하지만 만드는 측에서는 힘들고 오랜 고민과 연습 혹은 연구가 반드시 선행된다.

의사로 봉직하던 초기부터 환자들이 알아듣기 쉽도록 최대한 단순하게 설명하려고 무던히 애를 쓰곤 했다. 하지만 처음부터 쉽지는 않았다. 논문과 교과서에 익숙한 전문 단어와 문장들을 일반인들에게 쉽게 전달하는 건 역시 어려운 일이었던 것이다. 시간이 흐르고 많은 환자를 접하면서 생각을 정리하고 단어를 대체하고 실수를 거듭해야 했다. 물론 지금도 충분하다고 생각하지는 않지만, 그래도 환자가 자신의 상태를 정확히 이해하고 의사와 같은 마음을 가질 수 있는 '단순한' 말투와 대화법을 찾게 된 것 같다. 많은 의료인들이 이런 노력을 같이 하고 있기 때문에 환자와 의사 사이의 거리가 좁혀지는 것 같아 즐거운 마음이다.

건축도, 예술도, 의료도 그리고 다른 모든 곳에서 때로는 단순하고 쉽게 정리하는 게 갈수록 복잡하고 혼란스러워져 각박함을 더하는 세상에 대응하는 방법이란 생각이다.

단순함과 간결함을 추구하는 미니멀리즘은 제2차 세계대전 전후 시각예술 분야에서 출현해 음악, 건축, 패션, 철학 등 여러 영역으로 확대되어 다양한 모습으로 발전해왔다. 미니멀리즘은 말 그대로 '최소주의'의 심미 원칙에 기초를 두고 예술적인 기교나 각색을 최소화하여 사물의 본질에 이르고자 한다. 회화에서는 고전주의, 인상주의, 표현주의, 입체주의 시대를 거치면서 점차 단순하게 표현되었고 형태도 대형에서 엽서 크기로까지 작아졌다. 사물의 본질에 이르고자 하는 예술의 목표를 가장 효과적으로 달성하기 위해 최소로 간결하게 표현한 것이다.

애플의 창업주 스티브 잡스는 단순하면서 편리한 것을 추구한 경영 철학으로 유명하다. 그는 "단순한 것이 복잡한 것보다 어렵다"고 말했다. 하지만 "일단 복잡한 것을 정리한 단순함에 이르면 태산을 움직일 수 있는 힘이 생긴다는 믿음을 갖고 있다"고 했다.

최근에는 '미니멀(minimal)'을 넘어 '미니맥스(minimax)'라는 개념이 예술, 행정학, 경제학 등 여러 분야에서 널리 적용되고 있다. 최소주의와 단순성의 미학을 넘어 '최대의 효과를 이끌어내는 힘은 바로 최소의 가치에 있다'는, 미니(mini)와 맥스(max)의 인과관계에 보다 주목해 의미의 지평을 넓힌 것이다. '더 적은 것이 더 많은 것을 이루며(Minimum is maximum)', '작은 것이 아름답다(Small is beautiful)'는 것!

'미니맥시즘(minimaxism)'은 의학 분야에서도 이미 큰 성취를 거두고 있다. 최소의 절개, 최소의 침입, 최소의 손상으로 시술함으로써 최대의 안정성, 최대의 성공, 최대의 효과를 거두는 것이 의학의 미니맥시즘이다.

미니맥스 척추 시술(mini-max spinal procedures)은 척추 질환을 치료함에 있어서 우리 몸의 정상 조직의 손상은 '최소화'하면서 오직 핵심 병소만을 간결하게 치료해 효과를 '극대화'한 모든 형태의 척추 시술을 의미한다. 다른 말로 최소침습 척추 치료(minimally invasive spine procedures)라 할 수 있다. 이 시술은 절개 범위가 크고 출혈이 많아 그만큼 합병증의 우려가 큰 개방형 척추수술의 위험성은 극복하면서 병의 원인을 근본적으로 직접 시술해 치료율을 높인 것이 특징이다. 환자가 예민해 시술 중 푹 자고 싶다거나 안전을 위해 환자의 움직임을 제한해야 하는 경우를 제외하고는 전신마취를 하지 않으며, 미세한 바늘이나 볼펜심 혹은 젓가락 굵기의 관(튜브)을 삽입한 다음 내시경으로 확대 조명해 관찰하면서 약물과 레이저, 고주파열, 미세 집게, 자동 흡입기 같은 첨단 기구를 이용해 병소만을 정밀하게 치료한다. 따라서 결과적으로 흉터가 남지 않고, 정상 조직을 최대한 보존하기 때문에 회복이 빠르고, 합병증과 후유증을 최소화한다.

건강한 척추 디스크 조직의 제거, 입원 및 회복 기간, 시술 후 흉터, 합병증을 '최소화'함으로써 환자가 일상생활에 조기 복귀해 경제활동을 정상적으로 수행하고 스포츠와 여가를 즐길 수 있는 경제성을 '최대'로 달성하는 것이다.

나는 척추 전문병원 우리들병원을 설립한 후 지난 30여 년간 이른바 '척추 치료의 미니맥시즘'을 위한 길을 걸어왔다.

일찍이 허리가 굽은 어머니와 흉추 척추 질환으로 수개월간 침대에 누워 계시는 삼촌을 지켜보면서 자연스레 척추 치료 분야에 관심을 갖게 되었고, 내가 알던 기존의 척추수술에 대한 고정관념을 바꾸었다.

"기존의 교과서적 척추수술은 디스크를 가능한 한 철저히 긁어내고 덜어내는 방식인데, 이럴 경우 디스크 키 높이를 유지하지 못하고 내려앉게 된다. 정상 조직과 근육에 상처를 내거나 뼈를 자르지 않고, 출혈 없이 근본적으로 병소 디스크만 선택적으로 제거해야 한다."

나는 한국의 유명한 척추 의사들이 시행한 기존의 경추 수술이 지나치게 파괴적이라고 생각했다. 새로운 경추 디스크 치료법을 연구할 것을 나와 우리들병원 의료진에게 주문했다. 핵심 이론은 정상 디스크를 다 잘라낼 필요 없이 병소 부분만 부분 절제해 환자들을 상처 없이 빨리 정상인으로 회복시키는 것이다. '절개수술 시 메스로 크게 잘라낸 섬유륜 구멍은 다시 막히지 않기 때문에 뚫린 구멍으로 다시 디스크 수핵이 빠져나올 수 있지만 디스크 섬유륜에 둥글게 작은 구멍만 내면 다시 봉합될 수 있다'는 것이다.

이를 계기로 나는 가급적 개방형 척추수술을 줄이기 시작했고 '미니맥스 척추 시술'을 개척하기 위해 고군분투했다. 손상을 최소화하면서 근본적인 치료 효과는 높인 미니맥스 척추 시술을 연구하기 위해 스위스, 독일, 미국 등 세계 곳곳을 찾아 헤매었다.

그러나 단순함에 이르는 길은 오히려 복잡하고 어려웠다. 나는 3S를 Simple, Safe, Speed라고 목표를 세우고 환자의 입장에서 간단하고, 안전하며, 빠른 치료를 실현하기 위해서는 반복적인 훈련과 거듭된 연구 그리고 값비싼 첨단 수술 기구를 망설임 없이 들이는 도전이 필요했다. 현미경, 내시경, 디지털 내비게이션, 레이저, 고속 드릴, 고주파열 같은 첨단 기구와 장비를 갖추어야만 안전하고 정밀한 척추수술이 가능하기 때문이다.

# 안전하고 효과적인
# 치료를 찾아서

보존적 치료에 실패한 10%의 척추 디스크 환자는 마지막에 근본적 치료 방법을 고려하게 된다. 하지만 절개하는 수술은 상당수 환자가 출혈로 인한 수혈과 장기적 요양에 대한 부담감, 수술 후 부작용, 상태의 악화 가능성, 그리고 마비 발생 또는 사망 위험성 등을 우려해 두려워한다. 심지어 유서를 쓰고 수술실에 들어가는 환자도 있다. 그렇다면 이 문제를 해결한 안전하고 효과적인 치료법은 없을까?

미국, 일본, 유럽, 우리나라 큰 병원에서 하는 척추수술은 정상적 척추 구조(뼈, 근육, 혈관, 신경, 관절, 인대, 섬유륜, 디스크 수핵 등)를 손상시키기 때문에 합병증 발생 우려가 있고 치료 기간이 길며, 정상 생활 복귀가 오래 걸린다. 그러다 보니 '절대 수술하지 마라', '수술하면 불구가 된다', '잘못될 수도 있는 척추수술을 남용하지 마라', '최악의 상태로 죽을 지경으로 불편해지면 그때 수술하라', '못 걸을 정도가 되면 그때 와서 수술하라', '수술한다고 좋아진다는 보장이 없다', '마비가 되면 수술하러 오라', '경과를 봐야 마비가 풀릴지 좋아질지 알 수 있다'는 말들을 의사들은 해왔다.

실제로 2006년에는 한 청년이 모 병원에서 디스크 수술을 받다가 복부 혈관이 손상되어 과다 출혈로 인해 사망했다는 보도가 있었다. 전통적 디스크 수술은 피튜이터리 포셉(Pituitary Forcep)이라는 수술용 집게를 사용하는데, 이 집게는 10mm 정도의 크고 날카로운 아가리가 앞끝에 있어 디스크를 둘러싸고 있는 타이어 같은 섬유륜이 약하거나 구멍이 있을 경우 복부 쪽으로 들어가 대동맥, 대정맥 등과 같은 큰 혈관을 손상시킬 위험성이 도사리고 있다. 미국의 문헌에 따르면 디스크 수술을 받은 사람 1만 명 중 두세 명이 혈관을 다치며 그중 절반은 사망했다고 한다.

또한 디스크 내부를 이 수술용 집게로 건드리면 그 길이와 굵기가 커서 정상 디스크 수핵 조직이 망가질 수밖에 없다. 그래서 인공 디스크 삽입이나 금속 디스크 통을 이용한 뼈 융합술을 시행해야만 디스크의 정상적 높이를 유지할 수 있었다.

과거에는 상당수 환자가 이 같은 합병증과 드물지만 죽음이 두려워 절개하는 척추 디스크 수술을 꺼렸다. 디스크를 내시경을 사용하거나 현미경을 사용해서 오로지 뒤쪽에서만 고치고 앞쪽으로 가지 않으면 100% 안전하다. 수술용 집게를 디스크 내에 아예 집어넣지 않으면 안전하다. 뉴클레오톰, 트레핀, 레이저를 이용하여 섬유륜에 둥글게 작은 구멍만을 내고 집게를 넣지 않으면 안전하다. 디스크 질환으로 고생하는 많은 젊은이, 그리고 중장년층과 노인이 수술을 받지 못해 약물 복용과 물리치료만으로 견디며 학업과 일에 지장을 받을 정도의 고통 속에 살아온 것이다. 안전한 원인치료 수술을 몰라서 뒤늦게 견딜 수 없거나 마비가 생겨 할 수 없이 수술을 받지만 이때는 너무 늦을 수도 있다. 후유증 있는 수술이 두려워 3개월에서 6개월 정도 내버려두면 신경의 병적 이상은 깊은 흉터가 되어 나중에는 치료받아도 저리고 시린 불편이 영원히 남을 수도 있기 때문이다.

외국 문헌의 보고에 의하면, 마비가 되어 걷지 못하거나 통증이 견딜 수 없는 상태에 이른 80세 이상의 고령 환자에게 과거의 표준적 전통 방법으로 뼈 융합술을 시행한 결과 그중 약 10%가 사망했고 20%가 심각한 합병증을 앓았다고 한다. 사정이 이렇다 보니 상당수 노인은 수술을 두려워하고, 고통과 장애 속에서 약물과 물리치료에 의존하며 하루하루를 연명할 수밖에 없었던 것이다. 안전하고 효과적인 후유증 없는 최소절개 척수 수술법을 찾아서 마비가 되기 전에 통증 단계에서 원인 치료해야 정상인이 된다.

# 막히면 뚫어주는
# 통기의 철학

세상의 모든 것은 시시각각 움직이면서 변한다. 변하지 않는 것이란 아무것도 없다. 나무와 풀도 그렇게 변한다. 지금 내 몸속에 흐르는 피의 세포 하나하나도 어제와 다르다. 아니, 조금 전과도 다르다. 인간의 육체는 70%가 물로 이루어져 있다. 우리 몸속의 물은 단순히 고여 있는 물이 아니다. 끊임없이 움직이고 흐르는 강물과 같다.

물이 흘러가는 것처럼, 인간의 육체도 해부학 교과서에 그려져 있는 것처럼 뼈와 살들이 정지돼 있는 것이 아니다. 나뭇잎이 지면 또 돋아나고, 풀잎이 시들면 또 자라난다. 별이 폭발하고 빛의 광자가 우주를 날아온다. 우주에서 새로 태어나는 별이 있듯이, 밤하늘에 생명을 다하고 떨어져 내리는 유성이 있듯이 인간의 몸이라는 우주 속에는 매일 살아나는 새로운 세포와 매일 죽어가는 상한 세포가 있다. 심장으로부터 흘러나가는 살아 있는 피와 사용되어 죽은 피들이 있다.

해부학 실습실에서 사용하는 인체는 이미 생명을 다했으므로 그 병소를 확인하고 마음대로 칼로 열어보고 현미경으로 확대해 들여다볼 수 있다. 육체의 구조를 파괴하며 수술 연습을 할 수 있다. 그러나 수술대 위에 누워 있는 환자는 살아 있는 생명체이다. 흘러가는 물처럼 시시각각 바깥과 안의 상황에 반응하고 변한다. 고정된 해부학적 장기와는 달리 살아 있어 수시로 변화하며 움직이고 흘러다니며 파동한다.

해부학적으로 확인하는 것은 정말 피상적일 때가 많다. 눈에 보이는 환부를 완전히 도려내는 식의 데카르트적 사고방식은 고장 난 자동차나 시계를 고칠 때는 맞는지 몰라도 시시각각 세포와 세포 간의 상호 관계 속에 흐르는 우주의 생명을 다루는 일에는 맞지 않을 때가 잦다.

동양 철학에서는 만물을 오행으로 구분해 그 물질과 물질 사이의 원활한 통기를 중요시했다. 물질의 만남과 충돌, 춥고 더움, 막힘과 통함으로 인간의 삶을 풀었다. 막히면 뚫고, 더우면 식히고, 차면 데워주고, 모자라면 더해주고, 많으면 덜어주는 것이 생명의 흐름을 오래 잘 흐르게 하는 길이다.

세포와 세포 사이의 흐름과 변화, 분자와 분자 사이, 양자들의 끊임없는 움직임이 바로 건강한 생명이다. 그 움직임과 흐름을 막아버리면 병이 생긴다. 그래서 사람들은 잘 먹고 잘 배설하면 모든 것이 형통한다고 했다. 입으로 들어가는 것, 그래서 세포 속으로 스며 들어가는 것, 그리고 대변이 되어 나가는 것…. 인체도 어느 부위가 막히면 수채 구멍이나 환기 구멍을 뚫듯이 무엇이든 막히면 뚫어주어야 한다.

나는 의사로서 이 막힌 곳, 차단되어 소통이 되지 않는 곳을 뚫어주는 가이드 같은 존재이다. 인간의 운명의 길에서 아픈 이들을 잘 이끌어가는 일종의 안내자 역할을 한다. 막힌 곳을 뚫는 통기의 원칙은 신경외과에서 가장 중요한 치료 원리다. 뇌에서 뇌척수액이 뇌실 사이와 지주막 밑으로 잘 흐르지 못하면 뇌 수술을 요하듯이 척추에서 뇌척수액이 잘 흐르지 못해 신경 연결이 잘 통하지 않으면 잘 통하도록 척추 수술을 한다.

나는 환자의 허리 디스크나 목 디스크의 탈출로 환부 주위의 신경이 막혀 있는 것, 그 섬세한 유기 조직을 고치려고 환자의 몸을 크게 째고 도려내는 그런 의사가 아니다. 그것은 마치 배관의 어느 한 부위가 막혔는데 그것을 고치려고 벽과 바닥, 천장을 함께 다 뜯어내는 것과 같다. 나는 단지 막힌 데를 섬세하고 아주 작게, 최소상처로 쪼끔만 길을 뚫어주는, 쓸데없이 천장과 바닥을 다 뚫지 않고도 막힌 곳, 바로 그곳에만 구멍을 조금 내어 수리를 하는 것과 같이 내시경과 현미경, 그리고 레이저로 그 막힌 데를 뚫어주는 의사로서 인간 생명의 길에 약간의 도움만을 주어 통기가 가능케 하는 그런 의사로 존재하고 싶다.

자연의 대순환과 우주의 생명의 흐름에 세포와 세포, 조직과 조직이 저절로 상생해 운기되도록 아주 가는 빛의 에너지, 그 레이저 광선으로 섬세하게 안내하는 가이드일 뿐이다. 데카르트적 의학을 버리고, 다시 전체 생명의 흐름을 생각하며, 인간의 몸을 존중하고 위해(危害)의 칼을 사용하지 말라는 히포크라테스의 의학으로 돌아간다.

언제나 변하고 살아 움직이는 유기체로서의 인간에게 정지된 기계를 다루듯이 굳이 온 병소를 모조리 잘라내고 도려내는 그런 데카르트적 사고는 이제 서양 의학의 한계를, 그리고 그 후유증과 위험성을 드러낸 것이다.

수술방에서 눈부시게 하얀색을 드러낸 디스크를, 척추관을 내시경으로 혹은 현미경으로 보면서 단지 그 부분만을 절제해 신경의 막힘을 뚫어주는 통기의 철학, 최소상처의 미니멀리즘 철학은 자연 치유력을 가진 인간의 생명력에 대한 경외심의 표현이다.

물이 고여 있지 않고 흐르면 그 물은 썩지 않고 계속 생성과 소멸을 통해 자연의 새로운 생명력을 양생해가듯이 신경이 통하면 기가 통하고, 그 소통은 세포에서 온갖 전해질과 분자, 원자, 양자 그리고 더 작은 극소립자들의 원활한 움직임을 가능하게 하고 생명의 길이 통기하게 된다.

옛날 프랑스인들은 피를 영혼 그 자체라고 생각했다. 적어도 피는 영혼을 움직이는 운반 차라고 생각했다. 피를 내쏟는 것은 영혼이 빠져나가는 것이었다. 그러므로 가톨릭 교인들은 예수님의 영혼인 붉은 피를 상징하는 포도주를 마셨다. 그럼으로써 구원을 기구했다.

남자들은 본능적으로 피를 갈구하는지도 모른다. 그렇기 때문에 전사들은 피를 흘리는 동물들을 보아야 했고, 전쟁을 일으켜 상처에서 피를 흘렸는지도 모른다. 또한 남자들은 명예를 위해, 가족을 지키기 위해, 조국을 위해 피를 흘리기도 했다. 그러나 여자는 매달 월경을 치르기 때문에 그 피를 봄으로써 따로 사냥이나 전쟁, 결투, 살육을 할 필요가 없었는지도 모른다. 더구나 분만 때는 피의 바다를 만들기 때문에 더 이상 피를 볼 필요가 없었으며, 따라서 여성은 사랑과 평화를 찾은 것이 아닐까?

피는 생명의 근원이다. 우리가 세상에 태어나기 전에는 모체에서 태반을 통해 들어오는 피에서 영양을 공급받고 10개월을 자란다. 피의 혈장 속에는 물, 전해질, 비타민, 효소, 호르몬, 지방, 단백질, 알부민, 탄수화물, 면역 글로블린 등등 신체 방위 체계와 각종 영양이 들어 있다. 피의 세포는 세 가지로 산소와 탄산가스를 교환하는 적혈구, 감염을 방어하고 면역 기능을 하는 임파구를 포함한 백혈구, 응고 역할을 하는 혈소판이 있다. 태초의 생명이 바다에서 만들어졌듯이(최근에는 우주에서 생명 찌꺼기가 지구로 날아왔다는 설도 있지만) 인간의 생명은 피의 바다에서 이루어진다.

옛날에는 수혈이 보약이라고 생각한 적이 있었다. 내 어머니만 해도 몸이 약하셨을 때 피를 한 병씩 주사를 맞으셨다. 수혈을 하고 나면 생기가 돈다고 하셨다. 내 어머니의 자가면역 질환은 수혈 때문에 온 것인지도 모른다. 가능하면 수혈을 해서는 안 된다. 수혈은 체질이 다른 사람의 피이므로 같은 혈액형이라도 면역 반응을 일으켜 용혈(적혈구 안의 헤모글로빈이 혈구 밖으로 탈출하는 현상)이 일어날 수 있다. 여러 환자들이 여러 병원에서 수혈 부작용으로 죽을 뻔했다. 수혈을 통해 각종 간염, 에이즈, 매독, 에볼라 바이러스, 알 수 없는 나쁜 성분들이 전염될 수 있다. 물론 심한 빈혈에 걸려 있거나 출혈이 많아서 혈압이 급격히 떨어져 쇼크 위험성이 있는 경우에는 수혈이 꼭 필요하지만 그렇지 않은 경우에는 대부분 수혈의 위험성을 먼저 생각해보아야 한다.

내가 만약 피치 못할 운명으로 수술을 받다가 에이즈 바이러스에 오염된 피를 수혈받았다고 생각해보자. 또는 C형 간염 바이러스에 오염된 피를 수혈받았다고 생각해보자. 그 생각만으로도 끔찍하다.

프랑스 국립혈액원에서 수혈을 위해 공급한 피가 에이즈 바이러스를 전파했다는 스캔들이 프랑스를 들썩댄 적이 있었다. 이 사건은 생명의 피가 동시에 죽음의 피로 변한 패러독스였다. 붉은 금이었던 피가 죽음의 검은 독약으로 보이기 시작했다.

우리나라에서도 적십자 혈액원에서 공급한 피를 수혈한 사람이 에이즈 바이러스에 감염된 사실이 밝혀져 전 언론을 떠들썩하게 만든 일이 있었다. 생명을 구하기 위해 받은 수혈이 오히려 죽음의 에이즈 바이러스를 몸속에 전달받은 꼴이 되었으니 그의 억울한 사정이야 말로 다 할 수 있을까. 이런 상황이 자주 발생하기 때문에 이제는 수혈이 공포의 모험으로 바뀌었다.

얼마 전에는 혈장을 맞은 한 한국인 혈우병 환자가 에이즈 바이러스에 감염된 사실도 밝혀졌었다. 미국은 가난한 나라에서 사들인 피로 혈장을 만들었다. 멕시코인들은 국경을 넘어 1주에 1~2회 몇십 달러를 벌기 위해 피를 팔았다. 그중에는 마약 중독자나 에이즈 감염자도 있었을 것이다. 그 혈장을 수입해 수혈받은 한국인은 영문도 모르고 죽음의 바이러스를 핏속에 전달받았는지도 모른다.

병원에서 수혈한 적이 있는 사람은 반드시 에이즈 항체 반응 검사를 해봐야 한다. 그리고 가능하면 절대로 수혈하지 않아도 되는 수술을 선택하고, 꼭 수혈을 해야 한다면 자가 수혈을 해야 할 것이다. 부모나 형제의 피라도 안전하다고 보장할 수 없다.

내시경 수술, 레이저 수술, 최소상처 수술이 각광을 받는 이유 중에 가장 큰 것은 바로 이 에이즈 문제이다. 에이즈를 예방하려면 남의 피를 안 받아야 하는데, 그러려면 피가 많이 나는 수술을 피하는 게 당연하지 않은가. 가장 작은 상처만 내고, 내시경을 이용하고, 큰 수술을 하지 않고, 큰 기구를 사용하지 않고, 초음파나 섬세한 레이저를 이용하는 것이 외과, 정형외과, 비뇨기과, 신경외과, 산부인과 등 모든 과의 새로운 수술로 각광받고 발전된 이유가 바로 여기에 있다.

C형 간염도 혈액을 수혈함으로써 전염된다. 그리고 혈액으로 만든 약제 또는 플라즈마(plasma: 건강한 사람에게서 뽑아 건조시킨 혈장)에 의해서도 에이즈나 간염이 전염된다. 프랑스와 일본에서는 혈우병 환자에게 준 혈액 제품에 에이즈 균이 들어 있는 바람에 수천 명이 한꺼번에 에이즈에 걸려 보사부 장관이 재판을 받은 사건이 있었다. 우리나라에서도 외국제 알부민이나 플라즈마가 좋다고 돈을 비싸게 주고 맞은 사람 중에서 에이즈에 걸린 사람이 발견되었다.

이러한 실정이고 보니 혈액 손실로 죽을 지경이 되어 목숨이 위태로운 경우가 아니라면 되도록 수혈을 삼가야 하고, 피를 가지고 만든 제품—플라즈마, 알부민 등도 맞지 않는 것이 좋을 것이다.

몇 해 전 시위 도중에 사망한 성균관대생의 사인 규명을 위해 부검을 해야 된다, 안 된다는 검찰과 재야의 줄다리기가 한창이었던 어느 날 나는 사체 실험을 위해 미국으로 건너갔다. 한국에서는 죽은 사람의 육체도 그대로 넋을 가진 귀중한 존재로 생각하기 때문에 사인 규명을 위한 수사상의 부검이라도 시체에 칼을 댄다는 것은 고인을 두 번 죽이는 것으로 여기기 때문에 대부분 거부한다. 의학 발전을 위해 사체를 기증한다는 것은 극히 드문 일이다. 한국인은 피를 보는 것을 정말 징그럽게 여긴다. 따라서 또다시 피를 흘리게 할 수 없다는 의식이 뿌리 깊어 부검, 사체 기증, 장기 기증 등이 쉬운 일이 아니다.

새 수술법은 동물이나 인체 모형에 실험해보고 또 이어서 사체에 먼저 시도해보아야 안전하게 인간에게 사용할 수 있다. 그러나 한국에서는 사체 실험을 하기가 힘들다. 따라서 외국인의 사체를 이용하는 수밖에 없다. 그래서 나는 워싱턴 주의 미 해군 병원 부속 의과대학에서 미국인의 시체 여러 구를 가지고 새 척추수술법을 실험했다. 이때 나는 에이즈 바이러스에 감염된 피를 만지는 것이 아닌가 하는 생각으로 약간의 공포를 느꼈다. 미국인들은 에이즈 바이러스에 많이 감염돼 있다는데 신선한 시체에서는 피가 흐를 것이고, 내 손에 그 피를 묻히면…. 피를 한 방울도 흘리지 않게 하는 수술은 없었다. 복싱 선수가 두꺼운 글러브를 끼듯이 나는 고무장갑을 두 겹씩 꼈다. '신선한 시체에서 나오는 피에는 에이즈 바이러스가 벌써 죽어 있을 거야.' 나는 스스로를 위안했지만 기분은 개운하지 않았다. 비로소 부검이나 시체 해부를 허락하지 않는 한국인들의 심정에 수긍이 갔다. 이런 식으로 미국인 시체를 계속 만지면 에이즈 바이러스를 한국에 침투시킬지도 모른다는 비논리적인 느낌에 수술을 끝낼 때마다 온몸을 비누로 여러 번 씻어내었다. 미국인 시체의 피가 튕겨 묻었을까 봐 머리도 샴푸로 몇 번이나 씻었는지 모른다. 그런 식으로는 에이즈가 전염될 수 없다는 것을 너무나 잘 알면서도 말이다.

인간이 분비하는 눈물, 정액, 고름, 침에 비해 피는 가장 공포스러운 것이다. 학살을 자행한 히틀러와 스탈린은 오히려 피 보기를 무서워했다고 한다. 어떤 혁명이든, 어떤 이데올로기든, 어떤 명분이든 그것이 우리에게 붉은 피를 흘리기를 요구한다면, 그리고 피를 보는 것을 피할 수 없다면 나는 그것을 거짓이라고 생각하며 의사로서 거부한다.

크게 절개수술을 하지 않고 디스크 병을 치료할 수 있는 방법은 없을까? 많은 디스크 병 환자들이 '칼을 대면 디스크 병이 악화될 수도 있다'고 염려하고 있다. 칼을 대는 종래의 전통적인 수술법보다 더 나은 치료가 없을까? 절개수술을 받기 전에 시도해볼 만한 치료가 없을까?

요통을 낫게 할 뿐만 아니라 더 나아가 허리 기능을 회복시키기 위해 우리는 언제나 보다 나은 치료 방법을 찾으려고 노력한다. 만약 이미 오래전에 개발된 방법만을 되풀이한다면 발전은 없을 것이다. 척추수술도 여느 수술과 마찬가지로 수술 부위가 보다 밝아야 하며 크고 명확하고 뚜렷하게 보여야 한다. 부위를 잘 보고 정밀하게 수술해야 신경을 다치지 않는다. 신경에 접근하는 수술은 수술 부위가 확대되어 또렷이 보여야 한다. 특히 신경은 다른 조직과 달리 재생이 어렵기 때문에 잘 본다는 것이 더욱 중요하다.

만약 척추 외과의가 볼 수 없다면 그는 수술 칼을 놓아야 할 것이다. 본다는 것은 삶의 시작이다. 눈을 뜬다는 것은 세상에 태어나는 것이고, 눈을 감는다는 것은 세상을 떠나는 것이다.

인간은 보는 것을 통해 사물을 깨닫는다. 의학 교육에는 이론보다도 보여주기가 더 중요하다. 왜냐하면 의사들은 보는 것을 통해 의학을 익히고, 보는 것을 통해 진찰하고 치료하며 수술을 하기 때문이다.

우리는 말하기 전에 먼저 본다. 세상에 태어나면 먼저 빛을 본다. 의사의 얼굴, 그리고 엄마의 젖가슴을 본다. 보고 나서 우리는 그것에 언어를 부여한다. 언어는 한참 자라고 나서 시작된다.

환자를 보고 한참 관찰한 후라야 의사는 그 환자에게 언어로 된 병명을 붙인다. 그 환자가 목 디스크 병인지, 요추 디스크 수핵 탈출증인지, 척추관 협착증인지 나중에야 이름을 붙인다. 처음엔 모든 선입견을 버리고 환자를 순수하게 바라본다. 관찰한 다음에, 그리고 CT나 MRI 같은 것으로 그 환자의 내부를 샅샅이 들여다본 다음에 의사는 언어를 부여한다.

그리고 그 사람의 척추 속에 상한 부분이 있다면 의사는 그 부분을 들여다보면서 그 나쁜 부분을 고쳐내야 한다. 예전에는 척추 속을 보기가 힘들어 밝은 조명 속에서도 피부를 많이 절개하고 척추뼈를 많이 잘라야 했다. 그래야 그 속의 신경과 그 신경 밑의 상한 디스크가 보였기 때문이다. 그래도 잘 안 보여서 의사들은 이마에 전등을 달았다. 속을 들여다보기 위해 고개를 숙이면 수술등이 아무리 밝아도 머리 때문에 그림자가 생겼다. 나중에는 섬유에 연결된 특수등을 상처 곁에서 바로 비추도록 했다. 그래도 안 보여 의사들은 안경에 확대경을 달았다. 그것으로도 부족해 내시경으로 척추 속을 직접 들여다보았다. 또 다른 경우에는 사람만큼 큰 수술 현미경을 들이대어 머리카락처럼 가는 것도 연필처럼 굵게 보이도록 했다.

잘 보기 위해선 좋은 조명이 필요하다. 때로는 내시경 현미경, 확대경을 이용한다. 우리는 세상의 사물들을 빤히 들여다보기, 관찰하기를 즐긴다. 그것이 영화이고 텔레비전이다. 의사는 척추의 부위들을 텔레비전 모니터로, 비디오 모니터로, 크게 클로즈업해 들여다본다.

안 보이는 것을 보이도록 만드는 것은 어릴 때부터 나의 간절한 바람이었다. 나의 초등학교 시절은 6·25 전쟁 후라 정전이 잦았다. 어둠 속에서 아무것도 보이지 않을 때 나는 무서웠다. 어디가 어떤 곳인지 어느 때가 어떤 시간인지 분간할 수 없어 두려웠다. 발을 헛디딜까, 유리잔을 깰까, 동생의 다리나 배나 얼굴을 밟아 뭉개버리지는 않을까 등등의 걱정 때문에 꼼짝도 할 수 없었다. 밝은 전등이 켜지고 모든 사물이 환하게 보여야만 나는 움직일 수 있었다.

수술의 발전은 보기의 발전이라고 말할 수 있다. 잘 보이면 안전하고 효과적인 수술이 가능하기 때문이다. 과거에 맨눈으로 수술을 할 때는 크게 절개하는 의사가 대가였다. 길고 넓게 벌리면 조금 벌린 것보다 잘 보이기 때문이었다. 육안으로 수술해야 할 부위를 잘 보려면 빛이 깊은 곳에도 잘 들어가도록 상처를 길게 절개하고 근육을 넓게 벌리고 뼈를 많이 제거해야 했다. 자연히 수술로 고쳐야 할 부위가 아닌 정상 조직들이 많이 다치게 되었다. 손톱만 한 병변을 고치려고 손바닥만큼 크게 벌렸다. 파이프 한 곳이 조금 금이 가서 물이 새고 있는 것을 고치려고 목욕탕의 바닥과 벽을 다 덜어내는 것과 마찬가지다. 병소를 덜어내는 것이 더 중요해서 정상적인 조직들을 많이 희생시켰다. 정상 부위를 넓게 째고 벌려야 병소가 맨눈으로 잘 보이기 때문이었다. 한 병소를 찾기 위해 정상적인 허리를 많이 절개해야 했다. 한 뼘보다 더 길었다. 조금 절개하면 보이지 않아서 병소를 제대로 찾지 못했기 때문이다.

그러다 '루페'라는 안경처럼 생긴 확대경이 발명되어 의사들은 이 확대 수술 안경을 쓰고 병소를 볼 수 있게 되었다. 두세 배 정도 확대가 가능해졌고 환자의 몸에 보다 적게 상처를 내어도 잘 보였다. 약 5~10cm로 절개가 줄어들었다.

그러다가 사람 키보다도 더 큰 미세수술 현미경이 개발되어 환부를 15배 정도 확대하여 볼 수 있게 되었다. 태양의 빛처럼 밝은 광선이 깊고 좁은 부위까지 잘 비추어줘 뚜렷하게 볼 수 있게 되었다. 이로 인해 약 1.5~3cm로 절개 부위가 줄어들어 정상적인 허리 부위는 극히 일부만 희생되었다. 정밀하고 섬세한 미세수술이 가능해짐으로써 뇌수술의 성공률이 아주 높아졌다. 뇌수술에서 정상 뇌를 다치지 않도록 할 수 있게 되었고, 허리 디스크 수술에서도 뇌수술하듯이 미세 현미경을 이용해 허리 신경을 다치지 않도록 정밀하고 섬세한 테크닉이 발전되었다.

그 후 아주 작은 비디오카메라가 발명되었다. 어둡고 깊은 동굴 속을 아주 좁은 곳까지 불빛을 비추고 확대하여 볼 수 있게 되었다. 연필 크기나 볼펜심 같은 작은 렌즈가 달린 카메라가 긴 줄을 따라 깊은 곳 어디든 따라 들어가 볼 수 있게 되었다. 삼풍백화점 붕괴 사고 때 무너진 시멘트 더미 사이로 내시경을 들여보내 안에 사람이 있는지 여부를 들여다본 것과 같다. 그 영상을 확대해 17인치 이상 큰 비디오 화면으로 볼 수 있는 내시경이 개발되었다. 이로써 약 0.5~1cm까지 절개가 줄어들어 최소의 상처만 내고 허리의 병소만 정확히 제거할 수 있게 되었다. 정상적인 허리 조직은 거의 대부분 손대지 않아도 되었다.

절개가 작을수록, 병변 부위를 밝은 불빛으로 크게 확대하여 볼수록 인간의 몸에 최소의 상처만을 내면서 병변을 고칠 수 있을 것이다.

오늘날 현대 의학을 계승한 의사들은 다시 한 번 의학의 아버지인 히포크라테스를 살려내고 있다. 그는 가능한 한 큰 수술, 위험한 수술은 하지 않아야 한다고 했다. 의성(醫聖)이라고 불리는 히포크라테스는 지금으로부터 2,500년 전 인간의 몸에 큰 상처를 내는 수술은 하지 말라고 경고했다. 의사가 되고자 한다면 인간에게 고통을 주고 합병증이 생길 위험도가 큰 수술은 안 하겠다고 선서하라고 했다.

히포크라테스는 당시의 의사들 가운데서 가장 위대한 의사로 간주되었다. 현대 의학이 국부 병리학적 사고, 부위적 해부학적 사고에 몰두한 데 비해 히포크라테스는 사람을 국소 부위의 질병으로만 보지 않고 전체로 보았다. 히포크라테스의 첫째 관심은 질병 그 자체에 있었던 것이 아니라 질병을 보유한 인간에 있었다. 그는 신체 개개의 부분적인 변화보다는 오히려 인간 전체에 관심을 가졌다. 그의 치료 요법은 한 개인을 치료하는 것이지 질병의 치료가 아니었다. 전신을 치료하는 것이지 신체의 어느 부분만을 치료하는 것이 아니었다.

"인간애가 있는 곳에 또한 기술에 대한 사랑이 있다"라는 히포크라테스의 말은 불변의 의사상으로 지금까지 이어오고 있다.

인간은 스스로 낫는 강력한 자연 치유력을 가지고 있으며, 그 자연 치유력을 돕는 것에 의사의 치료의 역할이 있다. 자연에 무리한 힘을 가하지 않는 것이 의사의 주 역할이라는 기본적인 전제를 그는 염두에 두었던 것이다. 예를 들면 히포크라테스는 설사를 시키고 구토나 사혈 등과 같은 과격한 치료 방법은 부작용의 위험이 있으므로 좀처럼 사용하지 않았다. 식이요법으로도 실패했을 때는 약제가 사용되었고, 외과 수술은 최후의 보조 방법으로 간주되었다. 그렇다고 외과 수술을 전혀 하지 않은 것은 아니었다. 당시로서는 위험한 수술로 보이는 두개골 천공술과 축농증 절개술을 히포크라테스 학파 의사들은 했다. 최후의 보조적 치료 방법으로 수술을 취했던 것이다. 자연 치유력을 증진시키는 것이 바로 의사의 역할이라는 것이 그의 관점이므로 그 자신도 건강한 정신 에너지 속에서 당시로 보아서는 파격적인 장수로 약 100년을 살았다.

히포크라테스의 선서가 있다. 우리나라에서도 의과대학을 졸업하고 의사가 되는 순간에 손을 들어 선서하고 있는데 그중에서 나에게 인상 깊었던 것은 다음과 같은 것들이었다.

의사의 중요한 의무는 후배 의사나 동료 의사들에게 지식과 기술을 나누어주고 가르쳐주는 것이다. 의술에는 특허권이나 지적 소유권이 없다. 동료 의사들 간에 지식과 기술을 나누어 갖고 후배 의사들에게 그 기술과 지식이 전수되도록 하는 것은 의사의 근원적인 의무이다. 가령 수술방을 찾아오는 동료 의사와 토론하고 워크숍, 세미나 혹은 교습에 의해 경험과 기술을 의사들에게 전달하기를 히포크라테스는 선서하라고 했다.

당시 히포크라테스 선서에는 낙태 수술과 방광결석 제거 수술과 자살을 도와주는 의료 행위는 하지 않겠다는 조항이 있었다. 살균 방법과 항생제가 없던 당시에는 낙태 수술은 받아들이기 어려울 정도로 합병증이 심했다. 상당수가 낙태 수술 후에 사망했던 것이다. 건강한 사람에게 손상의 위험을 주는 것은 히포크라테스의 의학 철학에 반하는 것이었다. 자살을 도와주는 것은 인간 생명의 완전한 파괴를 의미하므로 치료 행위에서 제외시켰다. 당시에 방광 속의 결석을 제거하는 수술은 제대로 마취가 안 되었다. 비명을 지르는 환자의 다리를 벌려놓은 채로 방광을 찢어 구멍을 내어 돌을 꺼내는 잔인하고 야만적인 방법이므로 수술 중에 엄청난 고통을 받았을 뿐만 아니라 수술 후에 많은 환자가 사망했다. 이렇게 신체를 가해하거나 합병증이 생길 수 있는 수술은 못 하도록 했다.

정상 육체를 자연 그대로 보존 유지시키려면 가능한 한 수술은 하지 않는 것이 좋다. 허리 디스크 병을 예로 들어보자. 허리 디스크의 수핵이 다쳐서 탈출되면 다리로 가는 신경근을 누르거나 압박하게 되어 요통과 좌골 신경통(sciatica)이 온다. 국소치료란 그 원인이 되는 디스크의 상한 수핵을 잘라내는 방법이다. 그러나 디스크란 국소 부위에 초점을 맞추기보다는 인간의 전체적인 관점에 초점을 맞추어 치료해야 한다. 즉 디스크 병에 영향을 미치는 복근과 척추 직립근 같은 근육, 디스크의 앞면과 뒷면을 잡아주는 질긴 인대, 디스크 수핵을 둘러싸고 있는 섬유테, 뼈와 뼈를 연결시키는 결합조직들, 허리에 미치는 체중과 중력, 척추의 역학적 자세, 그리고 복부 내장과 심장과 폐의 기능들, 정신과 영혼과 마음, 생활양식들, 그 전체를 돌봄으로써 국소 병변 부분을 자연 치유가 되도록 유도하는 것이다.

신경 기능을 활발하게 재생시키는 호흡, 허리에 좋은 음식, 정신적 스트레스를 없애 근육을 이완시키고 혈액순환을 좋게 하고, 또 운동요법으로 허리를 튼튼하게 할 수 있다. 가능하면 자연 치유력을 도와주는 운동요법, 자세교정법, 물리치료를 해보고, 되도록 약제를 사용하지 않으며, 어쩔 수 없는 경우에만 수술요법을 하는 것이다.

실제 허리 디스크 수핵 탈출증의 대부분은 자연 치유가 된다. 자연 치유가 될 동안 통증을 줄이는 허리 경막상 주사요법 같은 약물치료를 하면서 허리를 전체적으로 튼튼하게 해주는 운동요법을 하면 탈출된 수핵은 저절로 오그라들고 흡수되어 통증이 없어진다. 6주가 지나도 도저히 낫지 않아 통증이 심하고 마비가 생긴 경우에만 비로소 수술을 생각해본다. 과격하지 않고 가능한 한 신체를 자연 그대로 보존하려는 수술 철학이 바로 최소상처 척추 디스크 수술법의 철학이다. 이는 요사이 히포크라테스가 허리병을 치료하기 위해 개발한 '상체 들어올리기'가 오늘날 버테트랙(상체 견인기)으로 발전되어 많은 환자에게 도움을 주듯, 가능하면 수술하지 않고 자연 치료법을 모색하는 그의 의료 철학이 새롭게 주목받는다.

조선 말기에 단발령이 내려졌을 때 "부모가 준 몸은 상하게 하지 않고 손대지 않는다. 그래서 부모가 준 머리카락을 자를 수 없다"고 했던 사람들이 있지 않았던가. 가능하면 부모가 준 자연의 허리를 칼을 대지 않고 그대로 보존하면서 디스크 병을 낫게 하는 방법을 모색해봐야 한다.

실제 허리 디스크 병이 심하다 하더라도 수술이 불가피한 환자는 병원을 찾아오는 환자의 7~8%밖에 안 된다. 말을 바꾸면 90%는 약물이나 칼을 사용하지 않는 도수치료 같은 자연요법으로 치료가 가능하다는 얘기다. 나머지 2~3%의 환자는 낫지 않았음에도 고통을 그대로 참고 사는 경우라 생각된다.

불가피하게 수술이 필요하다면 정상 조직을 최대로 보존하고, 가능하면 작게 째고 작은 범위를 시술하는 최소상처 척추수술이 보다 낫다. 최소상처 척추수술은 미래가 아니고 현재이다. 이제는 배만 고프지 않으면 된다는 차원에서 떠나 삶의 질을 높여야 할 때이다. 환자가 별 불편 없이 낫는 과정은 환자의 삶의 질과도 연결된다. 허리병은 경제 생산성과도 관련이 많다. 시간은 금이다. 빨리 회복한다는 것은 그만큼 경제적이다. 똑같이 낫는다 하더라도 몇 주나 몇 달씩 누워 있기 위해 휴학이나 휴직하는 것보다는 빨리 움직이고 빨리 직장과 학교에 복직하는 것이 너무나 중요하다. 최소상처 디스크 수술은 삶의 질과 시간의 경제성을 가질 수 있도록 안내해준다.

관혈적 수술을 요하는 경우에도 그 철학은 적용된다. 디스크 수핵이 파열되어 이동한 경우, 척추관 협착증이 동반된 요추 불안정증이 있는 경우는 관혈적 수술을 해야 하는데 현미경과 내시경(복강경, 흉강경, 디스크경, 신경 구멍경)들을 이용해 가능하면 작게 상처를 내고 작게 수술하는 원칙으로 바뀌었다. 크게 째고 벌리는 외과 의사가 훌륭한 의사(Big incision, Big surgeon)라는 말은 옛말이다. 작은 절개를 하고도 병소를 고쳐내는 의사가 훌륭한 의사인 시대가 도래했다.

이는 작은 절개에서도 잘 볼 수 있도록 하는 첨단 광학 기술과 병소 부위를 헤매지 않고 바로 정확하게 찾도록 해주는 컴퓨터 진단 기술과 스테인리스 스틸로 만든 칼이 아니라 아주 가는 빛의 칼인 첨단 레이저 기술이 발달된 덕분이다.

"절개의 크기, 얼마나 째느냐는 중요하지 않다. 중요한 것은 병소를 잘 수술해내는 것이다"라고 말하는 의사는 구식 의사가 되어버렸다. 최소의 상처로 정확하게 병소를 찾아 수술하는 것이 수술 후에 오는 불편을 줄여준다는 것은 명백한 새로운 사실이다.

# 최소침습 척추 치료의
# 원칙

나는 최소침습적 치료 원칙 아래 다양한 척추수술 및 치료법을 연구 개발해 일상생활에 조기 복귀하고자 하는 환자의 열망에 적극 부응해 왔다. 또한 합병증과 후유증을 최소화하여 미래에도 안심할 수 있는 최상의 치료를 개발했다. 가령 절개하지 않는 척추 디스크 미세 치료로 내시경 레이저 허리 디스크 시술, 내시경 레이저 목 디스크 시술, 내시경 레이저 허리 디스크 성형술, 내시경 레이저 목 디스크 성형술, 내시경 레이저 등 디스크 성형술, 컴퓨터 영상 유도 척추 미세 치료, 혈관 촬영기와 자기공명영상 유도 장치를 병용한 디스크 시술을 개발했다.

또한 최소침습 척추수술로는 관혈적 레이저 추간판 절제술, 뉴클레오톰을 이용한 관혈적 척추 디스크 수술, 인공인대 및 잠금 장치를 이용한 허리 연성 고정술, 전체 인공 디스크 치환술, 무수혈 최소침습 척추뼈 융합술, 흉강경하 흉추 디스크 수술 및 뼈 융합술, 복강경하 요추 디스크 수술 및 뼈 융합술, 뒤쪽 복막강경 척추 디스크 수술 및 뼈 융합술을 개발했다.

의료에서는 환자를 잘 낫게 하는 것이 모든 서비스에서 우선한다. 최신 장비를 도입하고 새로운 의료 기술을 위해 투자해야 한다. 보통의 초음파기보다 10배나 비싼 장비를 선택해야 하는 이유는 환자를 위해 최첨단 수준의 의료를 해야 하기 때문이다. 섬세하게 빈틈없이 진단하고 치료해야 하기 때문이다. 정확한 진단과 틀림없는 치료는 가장 중요하다.

그래서 영상증폭 자기공명영상 안내 내시경 허리 디스크 시술을 개발했다. 이는 세계적 의료 장비 MRI를 이용해 검사와 치료를 동시에 하는 획기적인 방법으로, 내가 세계 최초로 시행한 시술법이다. 시술 직전과 직후 MRI 촬영이 가능해 시술 전 최적의 시술 경로를 결정하고, 시술 후에는 시술 상태 및 성공 여부를 즉시 확인할 수 있어 남은 디스크 또는 혈종 등으로 인한 재수술 및 합병증을 최소화하고 시술의 성공률을 최대치로 높일 수 있다.

또한 3차원 CT 유도 척추 미세 치료를 개발했다. 최첨단 장비인 내비게이션을 장착한 다중 나선식 CT(MD-CT) 및 3차원 다중 영상 촬영기를 이용하여 치료하는 방법으로 내가 국내에서 처음으로 시도했다. 이는 시술 부위의 시뮬레이션을 통해 최적의 시술 경로를 찾아 척추 주변의 정상 조직을 안전하게 보호하면서 짧은 시간 안에 정밀하고 정교하게 치료하는 비수술적 치료법이다.

최근에는 O-arm 내비게이션 척추(경추 및 흉추) 수술을 시행했다. 수술 전 O-arm 장비로 수술 부위를 촬영해 획득한 2차원 이미지를 내비게이션 장비로 전송, 3차원 이미지화한 후 이를 기반으로 보다 정확하고 안전한 최소침습 척추수술을 시행한다. 특히 O-arm 장비는 극소수 병원만이 보유하고 있는 최첨단 장비지만 정밀한 척추수술에 필요하다.

나는 이를 5세대 척추수술이라고 부른다. 5세대 디지털 척추수술을 통해 환자의 행복한 미래를 열어간다. 나는 1992년에는 정상 조직을 보존하는 내시경 허리 디스크 시술(Percutaneous Endoscopic Lumbar Discectomy)을, 1994년에는 정상 조직을 보존하는 내시경 목 디스크 시술(Percutaneous Endoscopic Cervical Discectomy)을 정립해 최소침습 척추수술 분야에 있어 세계적으로 업적을 쌓았다는 평가를 받고 있다. 2000년대 이후부터는 영상증폭 자기공명영상(X-MR) 장비나 컴퓨터 단층 촬영(CT) 장비, 삼차원 영상 증폭기(C-arm, O-arm)와 같은 첨단 컴퓨터 장비를 접목해 보다 빠르고 정밀한 첨단 디지털 척추수술 시대를 열었다.

이대 목동병원 사태 이후 병원 내 감염 관리에 대한 사회적 경각심이 높아지고 있다. 병 고치러 왔다가 되려 병을 얻는 게 아니냐는 우려 탓에 수술 환자들의 마음은 어느 때보다 무거울 수밖에 없다. 모든 외과적 수술이 그렇듯 척추수술 역시 감염에 의한 합병증은 해결해야 할 중요한 과제이다. 의료 관련 감염 발생을 최소화하기 위해 병원이 자체적으로 위생 관리를 철저히 하고 감염 관리 인프라 구축과 같은 제도 보완도 필요하겠지만, 감염 100% 차단에는 한계가 있을 수밖에 없다.

그렇다면 의료 관련 감염 발생률을 최소화하기 위한 제3의 대안은 없을까? 2016~2018년 의료 관련 감염 감시 결과 통계에 따르면 우리들 병원의 수술 부위 감염, 요로 감염 등 의료 관련 감염 발생률은 0.1% 이하로 매우 낮았다.

아마도 최소절개 수술법(Minimally Invasive Spine Surgery)이 결정적 이유일 것이다. 이 수술법은 피부 절개를 최소화하여 디스크, 근육, 인대, 뼈 같은 정상 조직은 그대로 보존하면서 내시경이나 미세 현미경, 레이저와 같은 섬세한 기구를 이용해 아픈 원인인 병소만을 안전하게 치료하기 때문에 수술 시간이 짧고 회복이 빠르다. 절개 범위가 크고 수술 시간이 오래 걸리면 감염 위험에 더 많이 노출될 수밖에 없다.

무수혈 수술법(Bloodless Spine Surgery)도 감염을 피할 수 있는 중요한 조건이다. 절개 범위가 작고 수술 시간이 짧으면 출혈이 적고 수혈할 필요가 없다. 수혈은 발열, 오한, 오심, 알레르기, 반응과 같은 면역 거부 반응뿐 아니라 간염, HIV 등 수혈 전파성 감염에 대한 위험을 배제할 수 없다. 또한 면역 조절 인자에 영향을 미쳐 요로 감염이나 창상 감염의 위험이 높아진다.

내시경이나 현미경 수술 도중 식염수 세척 과정도 감염 예방에 큰 도움을 준다. 척추수술용 내시경에는 카메라 구멍 외에 레이저를 발사하는 구멍과 식염수 세척 구멍이 있다. 디스크 시술 시 항생제가 혼합된 식염수로 디스크를 씻어주면 디스크 섬유륜을 둘러싸고 있는 혈관이나 연부 조직, 지방 조직, 신경근을 보다 잘 관찰할 수 있는데 이 세척 과정은 감염률을 낮추는 역할을 한다.

수술실 인력의 전문화도 큰 역할을 한다. 수술은 외과 의사 혼자 하는 것이 아니다. 수술 간호사, 임상 간호사, 의료조수 간호사, 방사선사, 마취의, 보조의, 소독 간호사, 순환 간호사, 마취 간호사 등 많은 인력이 참여하는데 이런 인력의 전문화는 감염 관리에 영향을 미친다. 최근 우리들병원의 외국인 척추 의사 교육과정인 '제98회 미스코스'에 참가한 미국 하버드 의대 부속 브리검 병원 폴 하울 박사는 "우리들병원에서 집도의뿐 아니라 수술 간호사, 방사선사 모두가 탁월한 전문가로서 하나의 톱니바퀴처럼 신속하고 정확하게 움직이며 수술 시간을 월등히 단축시키는 모습이 매우 인상 깊었다"고 평가했다.

끝으로 '팀 서저리' 체계이다. 우리들병원은 신경외과, 정형외과 등 여러 전문의가 협력해 치료하는 팀 서저리 체계를 갖추고 있는데, 팀을 구성해 수술하면 수술 시간을 단축하고 출혈을 최소화함으로써 감염의 위험을 줄일 수 있다.

20여 년 전 내가 정립한 최소절개 내시경 디스크 시술법이 마침내 미국, 일본에서 보험 급여 코드를 부여받아 표준 수술로 공인됐다. 감염률이 현저히 낮은 이 수술법이 척추 치료에 보다 보편적으로 적용되면 좋겠다.

# 2장

# 후유증 없는
# 목 디스크 치료

# 후유증 없는 목 디스크 치료법을 세계 첨단 기술로 개발하다

감기를 앓아본 경험이 있는 사람은 전 인구의 90%이다. 허리의 통증을 한 번 이상 경험해본 사람은 전 인구의 80%이다. 이 요통보다 더 많은 것이 경추통이다. 목덜미, 어깨, 등 그리고 날개뼈 통증, 뒷머리 무거움, 두통, 피로감을 일으키는 이 경추통은 전 인구의 85%가 경험한다.

경추통은 40~50대의 중년층에 가장 많이 나타난다. 컴퓨터와 스마트폰 시대인 요사이는 20~30대의 젊은 층에도 드물지 않게 발생한다. 지금 요통을 느끼고 있거나 최근 일주일 이내에 허리가 아팠던 사람은 전 인구의 18%인데, 이 경추통은 더 많아 인구의 22%이다. 경추통은 요통과 달리 움직이는 데는 불편이 없어 누워 있지 않아도 되기 때문에 눈에 덜 띌 뿐이다.

현대 생활은 우리들의 목 디스크를 끊임없이 괴롭힌다. 차 운전, 개인 컴퓨터, 전자 비디오 게임 때문에 목을 다친다. 사무실에서나 교실에서 우리의 목은 앞으로 숙여져 있다. 오랫동안 앉아 일하는 생활, 걷지 않고 차를 타는 생활, 앉아서 하는 취미생활이 계속된 사람의 51%는 목을 받쳐주는 연부 조직(근육과 인대)이 약하다. 따라서 목에 가해지는 스트레스를 견뎌내지 못하고, 결국 목 디스크까지 상하게 된다.

경추통은 목에만 국한돼 있을 때 치료하지 않으면 아래로 가서 등으로, 어깨로, 팔로, 손가락까지 넓게 퍼지게 된다. 또는 반대로 목 위로 가서 후두통이나 편두통 같은 두통 증세와 어지럼증, 이명증, 현기증을 유발시킨다. 치료하지 않으면 10년이 지나도 근본적으로 낫지 않는 경우가 잦다. 치료하지 않고 방치한 사람 중 57%가 시간이 지나도 여전히 경추통으로 인해 불편해한다.

내가 이런 목 디스크 병을 고쳐내자 그 치료법이 세계적으로 알려졌다. 목 디스크 병은 의사나 환자나 모두 두려워한다. 팔과 손으로 가는 말초신경과 함께 하반신을 지배하는 중추신경도 침범받을 수 있기 때문이다. 따라서 경추통 환자는 간단한 보존요법을 해보기 전에, 특히 척추 지압, 수기치료를 받기 전에 진단이 정확해야 한다.

의사나 시술자는 물론 환자 본인도 목을 사전에 앞으로, 뒤로, 옆으로 움직이고 돌려보아 그 이상 여부를 알고 있어야 한다. 또 필요하면 자기공명영상 진단술(MRI), 척추 컴퓨터 촬영술(CT) 같은 정밀진단, 적어도 목을 숙이고 젖힌 상태로 찍는 역동적 경추 방사선 촬영을 해보아야 한다. 올바른 진단을 받아 왜 목이 아프고 머리가 아픈지, 왜 어깨와 등이 쑤시고 저리는지, 왜 걷는 것이 시원찮은지에 대해 그 원인을 알아야 한다.

히포크라테스 이래로 척추의 치료는 견인술, 수기요법, 운동요법이 대부분을 이루어왔다. 통증이 다른 곳으로 퍼지기 전에 목에만 국한돼 있을 때는 목을 견인하는 치료, 목 물리치료, 목 운동요법으로 고친다.

신경염 같은 염증성 소견을 보일 때는 약물 투여가 필요하지만, 대부분의 목 통증은 기계적 통증이므로 투약이나 주사 사용 또는 수술을 할 필요가 없는 경우가 많다.

실제 경추통의 70%는 해부학적 이상은 없고 기능적 이상이다. 물리치료법, 운동치료법으로 치료된다. 목 자세 불량성 통증, 목 기능 불량성 통증, 목 디스크 내부 장애성 통증에서는 대부분 스스로 고치게 되는데, 이때 어떤 자세를 취해야 하는지, 어떤 운동을 해야 하는지에 대한 정보가 필요하다. 목 디스크 병을 어떻게 예방하는지, 어떻게 악화를 방지하는지도 중요하다.

그러나 경추통의 30%는 실제 조직 병리학적 이상을 보인다. 목 디스크에서 수핵이 섬유테 바깥으로 빠져나갔거나, 종양이 생겼거나, 탈구가 생겼을 경우, 또 목뼈가 지속적으로 변성이 되어 커졌을 경우, 이때는 좀 더 적극적인 치료를 해야 문제가 심각해지지 않는다.

수년간 경추통이 있었다 없었다 하다가 악화되면 어깨와 팔, 손가락이 저리고 아픈 상지 신경통이 될 수 있다. 목 디스크 수핵 탈출증이 가장 흔한 원인이다. 팔과 어깨에만 증상이 국한되는 경우는 척수에서 말초신경(신경근)만이 눌리고 있는 것이다. 척수 자체는 아직 영향을 받기 전이다. 이때는 절개하는 수술이 필요 없는 경우가 대부분이다. 간단한 경피적 내시경 레이저 시술로 전신마취나 입원 없이 외래 통원 시술로 고칠 수 있다. 굳이 뼈를 이식하지 않아도 낫는 경우가 많다.

1981년 겨울, 평소에 당뇨병과 고혈압으로 고생하던 68세 된 남자 분이 자신의 팔을 차라리 끊어내 달라며 나를 찾아왔다. 어깨, 팔, 손가락이 너무 아파 칼로 도려내는 것 같다는 것이다. 목 디스크 탈출증이었다. 전통적 수술법대로 상한 목 디스크를 모두 제거한 다음 그 제거한 빈 공간에 장골뼈를 이식하고 뼈가 융합될 때까지 눕혀놓으면 환자가 견딜 것 같지 않았다. 그는 당뇨병이나 고혈압뿐만 아니라 전신 쇠약 상태로 저항력이 약해 그 수술을 견뎌낼 힘이 없을 것 같았다.

나는 프랑스 살페트리에 병원의 신경외과 의사 페르튀세의 착상대로 가시뼈도 제거하지 않고 뒤세로 인대도 그대로 두고 디스크 수핵도 극히 일부만 제거하는 단순 부분 디스크 절제술만 간단하게 했다. 물렁뼈도 섬유테도 대부분 보존된 상태이므로 뼈 이식을 하지 않았다. 그래서 환자는 금방 움직일 수 있었다. 통증은 대부분 사라졌다. 그 후 수십 명의 목 디스크 환자들이 이 간단한 부분 목 디스크 절제술로 상지 신경통이 없어지는 것을 나는 경험했다.

이 경험과 연구로 나는 목 디스크 병 중에는 물렁물렁한 수핵이 빠져나온 연성 목 디스크 병이 단단한 뼈가 신경을 누르는 경성 목 디스크 병보다 더 많다는 것을 깨닫게 되었다. 또 연성 목 디스크 탈출증은 디스크를 전부 제거하고 뼈 이식을 하는 전통적 수술을 하지 않고 일부의 디스크 수핵만 감압해도 좋아진다는 확신을 갖게 되었다. 이것은 여태까지 의학 교과서에 실려 있는 내용과는 다른 새로운 발견이었다.

이 새로운 발견은 절개수술을 하지 않고도 연성 목 디스크 병을 고칠수 있다는 말이다. 나는 가는 관을 피부를 통해 넣는 경피적 목 디스크 부분 절제술이 가능한 치료법이라고 믿게 했다. 그래서 나는 1992년 초 독일 뮌헨의 척추 의사 후글랜드를 찾았다. 그는 연성 목 디스크 병 환자들에게 약 2mm 직경의 가는 뉴클레오톰을 이용해 목 디스크 수핵을 자동 절제한 후 그 절제된 수핵 파편을 자동으로 빨아내는 경피적목 디스크 자동 흡입술을 시행하고 있었다. 뼈 이식도 디스크 완전 절제도, 전신마취도 하지 않았다. 환자는 시술 후 4시간 후에 걸어서 집으로 퇴원했다. 내가 방문했을 때 미국에서 한 여자가 비행기를 타고 와서 시술을 받고, 다음 날 독일에서 미국으로 되돌아가는 것을 보았다.

이에 확신을 얻고 스페인, 프랑스, 독일에서 이미 300명 이상이 성공한 바 있는 경피적 목 디스크 자동 흡입술을 1992년 봄에 나는 시행했다. 전신마취도, 절개도 하지 않고 국소마취로 2mm의 가는 관(뉴클레오톰)을 목에 넣어 목 디스크 수핵을 일부만 자동으로 빨아내는 경피적 목 디스크 자동 흡입술을 시행했다. 결과는 성공적이었다. 그러나 파열된 디스크는 고치기 힘들었다.

1993년 가을 프랑스의 척추 의사 가스탕비드가 나를 찾아왔다. 서울에서 열린 국제 학회(SICOT)의 일환인 국제최소침습척추수술학회에서 내가 발표한 〈경피적 허리 디스크 내시경 레이저 시술법〉을 보고 수술 참견차 온 것이었다. 그는 프랑스에서는 연성 목 디스크를 전신마취나 절개를 하지 않고 약 4mm 정도의 가는 관을 넣어 집게로 상한 디스크 수핵을 뽑아내는 치료법이 성공적으로 수행되고 있다고 나에게 설명했다.

같은 해, 스위스 취리히에서 열린 국제 척추수술 세미나에서 피부를 통해 가는 바늘을 찌르고 그 바늘 속으로 가는 레이저 섬유를 넣어 디스크 수핵을 일부 기화시킴으로써 연성 목 디스크 탈출증을 치료한 독일 척추 의사 지버트와 헬링거를 만났다. 나는 그들이 내시경을 사용하지 않아 성공률이 낮고 위험성도 있다는 걸 알게 되었다.

또 이어서 미국 플로리다의 척추 의사 보나티를 만나 경피적 목 디스크 레이저 수술법을 배웠다. 그도 내시경을 사용하지 않아 수술 성공률이 낮았다. 결론적으로 나는 내시경 하에서 레이저를 써야 한다는 걸 깨닫게 되었고, 그해 겨울에 프랑스 파리에서 열린 국제척추수술법연구회에 참석하고 그 수술법을 견학했다.

나는 이 모든 치료법을 견학하고 동물과 사체로 연구한 끝에 가장 안전하고 효과적인 목 디스크 치료법을 개발했다. 그것은 경피적 목 디스크 내시경 레이저 병용 수술법이었다. 미국 신경외과학회(CNS), 미국척추신경외과학회(AANS), 유럽척추학회(ESS), 스위스취리히국제척추내시경학회(ISMISS), 국제근골계레이저학회(IMLAS) 등에 논문을 발표했다. 미국, 일본, 대만, 싱가포르, 홍콩, 독일, 스위스, 영국 등 세계 여러 나라의 선진국 의사들이 나의 수술을 우리들병원에 와서 견학했다.

외국 의사 자신들이 목 디스크 병을 고치려고 왔다. 이스라엘의 한 정형외과 의사는 절개하는 목 디스크 수술을 두려워했다. 그는 비행기를 타고 금요일에 도착했다. 토요일 아침에 나는 '경피적 목 디스크 내시경 레이저 시술'을 시행했다. 르네상스 호텔에서 그날 저녁 1박을 한 후 일요일에 그는 이스라엘의 텔아비브로 돌아갔다. 10년을 괴롭히던 그의 두통, 어지럼증, 손저림증은 사라졌다.

한국의 한 흉부외과 의사를 치료했다. 그는 우리나라에서뿐만 아니라 세계적으로도 저명한 의사이다. 그는 고개를 숙여 수술을 하려면 현기증이 왔다. 두통이 나고 손의 저림도 왔다. 목 디스크 병은 경성으로 판명되어 절개수술을 하거나, 아니면 물리치료로 견디어보라는 판단을 받은 적이 있었다. 마비가 온다든지 팔을 도려낼 정도로 아프다면 절개수술을 했었을 터이지만 현기증과 고개 숙이기 장애 등만 있으므로 그냥 보존요법만 하면서 내버려둔 지가 이스라엘의 의사처럼 10년은 되었다. 전신마취도 하지 않는 간단한 외래의 시술이므로 그는 경피적 목 디스크 내시경 레이저 시술을 받았다. 당일 바로 자택으로 퇴원했다. 10일 만에 그분은 필리핀으로 가서 강의를 할 수 있었다. 최소침습 디스크 시술이 목 디스크에서도 가능해진 것이다. 연성 목 디스크 치료의 혁신을 증명한 예이다.

유명 대학병원에서, 미국에서, 캐나다에서, 말레이시아에서, 중국에서, 인도네시아에서, 인도에서, 브라질에서, 프랑스에서, 포르투갈에서, 일본에서, 영국에서, 독일에서, 대만에서 목 디스크 병 환자들이 한국 우리들병원으로 찾아왔다. 경추 수술로 통증과 기능을 회복하는데 의인성 신경 손상 없는, 후유증 없는 내시경 목 디스크법이었기 때문이었다.

# 정상인이 될 수 있는
# 내시경 레이저 목 디스크 치료

황 씨는 목 디스크 병으로 잠을 잘 수도 없고, 누울 수도 없을 정도로 극심한 통증으로 고생하며, 절개수술을 요하는 상태로 디스크를 절제해내고 인공 디스크를 삽입하거나 척추체를 골 융합시켜야 할 정도로 심각했다. 교사라는 직업상 무엇보다 절대 목소리에 이상이 있어서는 안 되는 상황이었다. 또 여성이므로 아름다운 목에 흉터가 나거나 노래를 사랑하는 이로서 노래를 부르는 즐거움을 잃게 해서는 안 되었다. 목 디스크가 탈출되어 척수가 압박되면 어깨, 손, 팔, 다리에 마비가 생기는 위험도 있으므로 미리 막아야 했다.

나는 이런 환자의 여러 가지 정황과 희망 사항을 고려해 절개하지 않는 내시경 레이저 목 디스크 성형술을 결정했고, 그 시술은 황 씨를 정상인으로 되돌려주었다. 황 씨는 짧은 입원 후 회복 기간을 거쳐 휴직하지 않고 곧바로 학교에 나갈 수 있었다. 황 씨는 시술도 성공적이었지만 시술 후 건강 관리도 꾸준히 하고 있는 만큼 평생 재발하지 않을 것이다. 언제나 좋은 것을 행하면 운명의 흐름도 좋은 방향으로 이어질 것이다. 벌써 10년이 지났지만 목 디스크 병은 재발되지 않았다. 내시경 시술 후 금방 모두가 좋아지지는 않았으나 기다림과 꾸준한 재활치료 노력을 해 2년 만에 완전 정상인이 되었다.

황 씨가 받은 시술은 약 3mm 정도의 내시경 레이저를 젓가락으로 고구마를 찌르듯 상처 없이 치료하는 방법이다. 이렇게 디스크를 성형하는 시술을 받으면 디스크가 병이 들기 이전의 상태로 돌아갈 수 있다. 외국 여행은 물론 직장생활, 체육, 스포츠, 성생활, 모두 정상인과 같이 누릴 수 있다. 내시경 레이저 치료는 근육도, 뼈도, 신경도, 디스크 조직도 전혀 절개하지 않기 때문이다. 단지 상한 디스크 섬유륜 속의 파편 조각만 빨아내고 찢어진 섬유륜을 내시경 레이저로 봉합하는 성형술을 할 뿐이다. 이것이 바로 디스크 성형술이 크게 절개하는 수술과 다른 점이며, 시술 후 정상인으로 돌아갈 수 있게 하는 이유이다.

연성 목 디스크 질환을 치료하기 위한 내시경 레이저 치료의 성공률은 88%이다. 7%는 비교적 견딜 만한 상태이며, 약 5%는 추가로 관혈적 목 디스크 수술을 해야 한다. 일단 병이 나은 대부분의 환자는 재발하지 않는다. 재발률은 1% 이하이다.

내시경 레이저 목 디스크 절제술은 전통적 절개 방식의 목 디스크 수술보다 합병증이 10분의 1가량 적은 것으로 밝혀졌다. 1993년부터 1996년 사이 우리들병원에서 목 디스크 수술을 받은 환자 가운데 전신마취 후 수술을 받은 132명과 0.5cm만 절개하여 내시경 레이저를 이용해 수술한 145명을 비교 분석한 결과 합병증 발생이 각각 25%, 2.7%로 나타났다. 내시경이 훨씬 후유증이 없었다. 관련 내용은 캐나다 토론토에서 개막된 국제경추질환학회에서 보고되었다. 4cm 이상 절개해 치료하는 전통적인 치료는 수술 시야가 넓어 정확한 시술이 가능한 장점이 있으나 전신마취와 긴 수술 시간의 부담 때문에 경성 목 디스크 병이 아니라면 노인, 당뇨병 환자 등에게는 메스로 절개하지 않는 내시경 레이저 목 디스크 치료가 좋다. 감염률이 아주 낮기 때문이다.

원인치료를 해야 하는 연성 목 디스크 질환자에게 충분히 효과적인 치료법이다. 연성 목 디스크 병이란 척추와 척추 사이에 들어 있는 디스크가 찢어져 그 속의 물렁물렁한 수핵 조각이 삐져나와 신경근이나 척수가 눌린 것을 말한다. 주로 목 뒤쪽으로 수핵이 빠져나가므로 어깨나 팔이 불편해지는 상지 신경통이 가장 흔한 증상이다.

또 견갑골(날개뼈) 주변의 등이 아픈 경우가 많다. 빨리 치료하지 않으면 팔과 손의 근육이 약해지고 건반사가 떨어지며 감각이 이상해진다. 돌출성 목 디스크 변성증으로 인한 경추통이 2년 이상 지속된 경우나 경추 디스크성 두통증, 현기증의 경우도 치유 가능하다. 심할 때는 걸음걸이가 어둔해지는 등 중풍과 비슷한 척수 마비증이 나타난다. 신경이 중추신경인 경수가 눌릴 정도로 악화되기 전에 치료해야 잘 낫는다. 이미 척수가 눌려 뛰지 못하거나 빨리 걷지 못하는 상태에서는 관혈적 절개술이 필요하다.

시술 중에나 그 후에 생길 수 있는 합병증 및 후유증으로는 아주 드물게 염증성 감염(0.1%), 신경부종(0.2%) 등이 있을 수 있고, 약 5%에서 관혈적 수술이 필요할 수 있다. 사체 실습이나 워크숍 라이브 시술 또는 제1조수로 50례 이상 치료법을 경험한 전문 척추의는 합병증이나 후유증을 0.1% 정도라고 보고한다. 그러나 이론적으로 발생할 수 있는 가상의 합병증은 목의 혈관, 기도, 식도, 후두신경 손상과 척추 간판염, 척수 신경 손상 등이 있다.

실제 이런 합병증이 발생하지는 않았다. 만약 만에 하나 생긴다면 절개하는 수술로 변경해서 전신마취를 하고 현미경 수술로 변경하면 치유할 수 있다. 내시경으로 확대된 모니터로 확인하면서 디스크 내의 병적인 곳만 제거하고 정상적인 디스크 수핵은 보존하기 때문이다. 앞쪽 목의 주름살 부위에 0.5cm 정도의 피부에 구멍을 내고 후두부를 반대편으로 밀어 목 디스크 속으로 아주 가는 바늘을 먼저 넣는다. 내시경이 달린 홀뮴야그 레이저를 관 속으로 넣어 후방의 섬유륜의 찢어진 곳과 후방인대를 유착, 박리시키면 터져 들어간 척추관 속의 디스크 파편이 보이게 된다. 내시경용 레이저가 없으면 섬유륜, 후방인대를 오그라들게 할 수가 없어 파열된 디스크 조각이나 돌출된 골극을 제거할 수가 없다. 경수는 뇌와 같은 예민한 곳이므로 메스를 사용하거나 끌을 사용하면 하반신 마비의 위험이 도사리고 있기 때문이다. 내시경 레이저만이 섬세하고 안전하게 디스크 파편 조각을 제거할 수 있다.

시술 시간은 1시간 정도 걸리며, 시술 성공률도 90%로 절개하는 수술을 결정하기 전에 시도할 필요가 있다. 입원 기간은 당일 퇴원이 가능하나 안정을 취해야 할 때는 3일 정도 입원할 수 있다.

내시경 레이저 목 디스크 절제술의 장점은, 첫째 신경 경막외 출혈이나 신경 주위의 섬유 유착이 생기지 않는다. 둘째, 디스크 파편 조각의 일부만 제거하므로 금속 디스크 통 이식이나 뼈 융합술이 필요 없다. 셋째, 척추 불안정이 거의 오지 않는다. 넷째, 목 디스크 앞쪽에 작은 창문을 내어주므로 디스크 수핵이 신경강 속으로 재발하는 것을 예방할 수 있다. 이웃 디스크에 병이 번지지 않는다. 다섯째, 시술 기간과 입원 기간이 짧아 일상과 사회로의 복귀가 빠르다.

내시경 미세 디스크 치료술과 미세 레이저 디스크 치료를 병용하는 새로운 시술법을 나와 우리들병원 연구팀이 세계 처음으로 개발하게 되었다. 목 디스크 내시경 레이저 미세 치료를 받은 1,000명 이상의 사람들을 2년 이상 추적 조사 연구한 결과, 관혈적 절제술보다 수술 시간과 입원 기간이 짧으며 일상생활과 사회로의 복귀 시간이 훨씬 빨랐다.

우리들병원 목 디스크 내시경 시스템 독일제 WSH(Wooridul Spine Hospital) 내시경을 파열된 목 디스크를 절개하지 않고, 뼈 이식 또한 하지 않고 고칠 수 있는 내시경 시술 장비로, 독일 내시경 회사 스톨츠에서 제작해 미국 FDA(식품의약품국) 승인과 유럽 CE 마크를 획득했다. 목 디스크가 파열된 경우 목을 절개하고 목 디스크를 모두 제거해버리고 인공 디스크로 대체하는 큰 수술을 하는 경우가 대부분이나 WSH를 이용하면 목을 절개하지 않고도 정상 디스크 조직을 그대로 보존해 효과적으로 치료가 가능하다. 이 장비는 현재 미국 캘리포니아 척추센터와 독일 뮌헨 척추센터에서도 사용하고 있다.

우선 환자는 전신마취를 하지 않고 침대에 바로 눕는다. 마취는 정맥주사로 안정시킨 상태에서 국소마취하기 때문에 시술 중 통증이 거의 없다. 그러나 일부 신경이 예민한 환자의 경우 원한다면 전신마취를 할 수도 있다. 내시경 레이저 목 디스크 치료는 칼로 절개하고 디스크를 모두 도려내는 관혈적 수술이 아니다. 가는 관을 넣어서 병든 부위만 선택적으로 정밀히 치료하는 경피적인 방법으로 국소마취 하에서 시술한다. 피부를 통해 약 0.4cm의 가는 관을 디스크 속으로 넣어 내시경을 보면서 탈출된 디스크 파편 덩어리를 레이저로 직접 기화시킨다.

미국, 일본, 유럽, 한국의 큰 병원에서 칼로 절개해 목 디스크 전체를 제거해버리고 금속, 인공 디스크나 뼈 이식을 하는 큰 수술에 속하는 이 관혈적 수술법은 척추강을 직접 열어서 수술하는 방법이므로 간혹 신경 유착, 경막 외부 출혈, 신경 손상이나 신경 허혈증 같은 부작용이 있을 수도 있다. 이러한 합병증을 피하기 위해 개발된 치료법이 내시경 레이저 목 디스크 미세 시술이다. 경추 전측방을 통해 살짝 식도와 기도를 밀어서 디스크 속으로 가는 내시경을 삽입, 확대된 모니터로 확인하면서 시술하기 때문에 병적인 디스크 파편 조각만 제거하고 정상적인 디스크 수핵은 보존할 수 있다.

# 내가 개발한 경피적 내시경 목 디스크 치료를 내가 받다

2017년 1월 나는 목 디스크 병으로 제4과 제5번 사이, 제5번과 제6번 사이에 수술을 해야 했고 그해 8월에는 척추관 협착증으로 요추 제3번과 제4번 사이, 요추 제5번과 천추 제1번 사이에 수술을 받아야 했다. 당시 목 디스크를 완전히 제거하고 인공 디스크를 삽입하는 방법이나 골 융합술을 추천하는 의사들이 상당수 있었다.

내가 환자 입장이 되고 나니 최소상처 수술을 받고 큰 수술은 안 받고 싶었다. 한 의료진이 혼자서 진단하고 혼자서 이 큰 수술을 하면 순간의 실수로 내가 하반신 마비가 될 수도 있겠다는 걱정이 생겼다. 내 몸인데! 내 경우를 공개하고 우리들병원 네트워크의 모든 의료진이 진단부터 수술 방법까지 함께 의논하면 더 좋은 치료법을 찾아내지 않을까. 의사마다 다를 수 있는 의견을 다 드러내 놓고 토론해주면 좋겠다는 생각이 들었다. 나 자신의 몸을, 그것도 위험성이 있다는 경추 목 디스크를 수술 받는데 한 점의 실수도 없어야 했다. 그래서 의사들이 서로 감독하고 격려하며 협진으로 함께 나를 수술해주길 바랐다. 내 MRI 사진과 CT, X-ray 사진이 금요 컨퍼런스에 올려져 전 네트워크 병원의 수십 명의 척추 전문의들이 보고 토의했다.

목 디스크를 건드리지 않고 보존하고 경추 제4번과 제5번 사이는 목 뒤쪽에서 현미경으로 열쇠 구멍만 한 작은 상처 수술로 신경 구멍 확장술을 하고 터진 디스크 파편만 제거하자는 데 여러 의사들이 동의했다. 경추 제5번과 제6번 사이는 앞쪽 목에서 젓가락 크기의 내시경으로 탈출된 파편만 제거하고 디스크는 쿠션 역할을 하도록 보존하기로 결정되었다.

수술이 결정되자 나는 두 명 이상의 의사가 같이 나를 수술해주기를 원했다. 이게 수술 받게 되어 불안해지는 환자의 마음이었다. 목 디스크 수술은 금한중, 이호연, 이준호, 신상하, 배준석 다섯 명의 척추 의사의 협진으로 받고 요추관 협착증 수술은 배준석, 신상하, 금한중의 협진으로 받고 이제 완치되었다. 나의 증례처럼 혼자서 진단하고 혼자서 수술함으로써 생길 수도 있는 오판이나 편견을 피하려면 여러 의사들이 의논해 최선의 방법을 협동해야 한다. 혼자서 이미 다 아는 사실도 혹시 빠뜨리지 않았는지 다른 의사의 눈을 통해 다시 확인하는 것이 환자를 사랑하는 구체적 방법이다. 의사들이 함께 수술하면 보다 잘 낫는다.

1981년 일본의 타지마와 1989년 프랑스의 가스탕비드는 칼로 목 디스크를 절제하지 않고 가는 바늘을 앞쪽에서 넣어 미세 집게로 상한 디스크 파편 조각만을 끄집어내는 방법을 사용했다. 1989년 프랑스의 테론은 목 디스크 자동절제 흡입술을, 1991년 독일의 지베르트는 가는 바늘을 통해 레이저를 쏘는 방법을 개발했다.

그러나 이들 세 가지 방법을 따로따로 시행할 경우 경추 간판 탈출증의 원인인 상한 디스크 파편 조각을 충분히 제거할 수 없어서 내시경 미세 디스크 시술과 미세 레이저 디스크 시술을 병용하는 새로운 시술법을 우리들병원이 세계 최초로 개발하게 되었다. 1992년이었다. 그 이후 경피적 내시경 목 디스크 시술을 받은 1,000명 이상의 사람들을 2년 이상 추적 조사 연구한 결과, 관혈적 절제술보다 수술 시간과 입원 기간이 짧으며 일상생활과 사회로의 복귀 시간이 훨씬 빨랐다. 이 결과는 프랑스에서 발간한 《정형외과 수술 기술》이란 의학 교과서에 게재되었다.

나와 우리들병원 연구팀이 개발한 목 디스크 내시경 시스템(WSH Cervical Endoscope System)은 독일의 카를 스토르츠(Karl Storz)에서 제작해 유럽연합의 CE 마크와 미국 FDA 승인을 획득했다.

경피적 내시경 목 디스크 시술은 전통적 절개 방식의 목 디스크 수술보다 합병증률이 10분의 1가량 낮은 것으로 밝혀졌다. 1993년부터 1996년 사이 우리들병원에서 나와 의료팀에게 목 디스크 수술을 받은 환자 가운데 전신마취 후 수술을 받은 132명과 0.5cm만 절개해 내시경 레이저를 이용해 수술을 받은 145명을 비교 분석한 결과, 신경 부위 손상과 같은 합병증이 발생한 예는 내시경 시술에서는 전혀 없었다.

이 시술법은 부분 마취를 시행하기 때문에 환자가 의식이 있는 상태에서 시술이 진행되며, 시술 시간이 짧고 시술 후 24시간 이내 정상적으로 활동할 수 있다. 직장 복귀도 빠르고 심각한 부작용도 전혀 없다. 무엇보다 시술 후 개방형 수술 시 우려되는 쉰 목소리에 대한 합병증이 없어 성대 보호가 필수적이고 일상생활이 바쁜 환자들(성악가, 방송인, 연예인, 정치가, 교사, 의사)에게 우선적으로 권유할 만한 시술법이다. 이 시술법은 기존 내시경 시술법의 장점 외에도 개방형 수술 시 우려되는 이물감 등의 부작용이나 흉터가 거의 없다. 시술 후 통증이 거의 없기 때문에 환자의 만족도가 매우 높다. 특히 여성의 경우 흉터가 없어 더욱 만족도가 높다.

　나는 목 디스크 병 치료의 새로운 지평을 열었다. 1992년 이전까지 목 디스크 수술은 앞쪽 디스크 절제술 후 뼈 융합술이 주된 방법이었고, 드물게 절개 방식의 척추 신경 구멍 확장술이 시행돼왔다. 그러나 이 같은 관혈적 절개 방법은 수술 상처가 깊고 넓고, 근골격에 손상을 주며 전신마취 부작용이 나타날 수도 있어 이미 팔다리 힘이 약해진 최악의 경우에만 해당된다. 특히 앞쪽 디스크 절제술의 경우 일시적 목쉼 증상의 합병증이 51%까지(여성의 경우 65%까지) 보고돼 있으며, 영구적으로 목이 쉰 경우도 3.4%까지 보고돼 있다. 따라서 성악가, 방송인, 연예인, 정치가, 교사, 의사, 상업가, 판매업자와 같이 목소리가 곧 자산인 사람들에게는 절개하는 목 디스크 수술법이 심각한 문제로 인식돼왔다. 또한 목 앞쪽에 흉터가 남아 와이셔츠, 터틀넥 셔츠, 목도리로 가리고 다녀야 하는 불편이 따랐다.

　이러한 가운데 1992년 나와 우리들병원 척추수술 연구팀은 내시경 레이저를 이용한 목 디스크 성형술을 개발해 척수 신경 손상 없이 병소만을 안전하게 치료할 수 있게 되었다. 1988년 프랑스의 가스탕비드와 테롱, 독일의 후글란트와 헬링거, 미국의 세이퍼 그리고 일본의 타지마가 칼을 대지 않는 목 디스크 치료법을 시도해본 이래 목 디스크 원인치료로 근본 치료를 하는 새로운 지평을 열게 된 것이다.

　1993년 프랑스 GIEDA 학회에서 발표해 세계적 센세이션을 일으켰다. 덴마크에서 온 클라우스 닐센은 목 디스크가 파열되었다. 그러나 파열된 목 디스크를 목 절개수술과 뼈 융합술을 받지 않고 내시경으로 고쳤다. 닐센은 5년 전부터 팔과 어깨에 통증이 찾아와 오스트리아에서 MRI 검사를 받은 적이 있었다. 목 디스크 병이 신경을 자극하고 팔이 저리고 아픈 원인이라고 알게 되었다. 너무 통증이 심해 병원에 가기

6일 전에는 누울 수도, 베개를 벨 수도 없었다. 상태는 점점 더 심해졌다. 진통제를 먹어봤지만 아무리 강력한 진통제도 소용이 없었다. 아무래도 안 되겠다 싶어 큰 대학병원에 갔다. 거기서 MRI 검사 후 디스크가 탈출되었다고 했으며, 목 디스크 탓에 신경을 누르니 목을 절개하는 개방형 수술과 뼈 융합술을 해야 한다고 했다.

그런데 이 수술은 합병증 내지 후유증이 있을 수 있다. 그 병원 의사가 절개수술을 하면 사지마비가 올 수도 있다고 해서 무척 겁이 났다. 다른 방법이 없냐고 했더니 의사가 우리들병원의 이상호 박사가 내시경으로 목 디스크를 고치는 방법을 가지고 있다며 추천해주었다.

전신마취를 하지 않고 절개하는 목 수술이 아니었기 때문에 여러 각도에서 MRI를 찍고 바로 당일 경피적 내시경 목 디스크 시술을 할 수 있었다. 개방형 절개수술을 받지 않았고 시술실에서 내시경 시술 중 그는 좋아졌다. 기적이었다. 고통은 바로 사라졌고 팔과 어깨는 편안해졌다.

그는 하느님께 감사드렸다. 우리들병원에서 치료받을 수 있는 기회가 주어졌으니 말이다. 그는 말했다.

"어젯밤에 어깨가 마비되어 쩔쩔매는 저를 본 부모님은 지금 기적이 일어났다고 할 겁니다. 저처럼 목 디스크 질환을 앓고 있는 사람들에게 내시경 척추수술에 대해 알릴 겁니다. 다른 병도 그렇지만, 특히 목 디스크는 내시경 척추수술 전문병원을 찾아서 치료받는 것이 매우 중요하다고 생각합니다."

또 다른 내시경 레이저 목 디스크 시술 사례를 보자. 30대 성악가인 K 씨는 목 디스크 수술을 받아야 한다는 진단에 당혹스러웠다. 어깨와 팔이 저리고 누우면 목과 등이 아파 잠을 잘 수가 없었다. 처음에는 머리가 아프고 어지러워 편두통증으로 치료를 받다가 나중에는 어깨가 아파 오십도 안 된 나이에 오십견이 왔나 하며 물리치료를 받았다.

두 달이 지나서야 병원에 가 MRI로 목 디스크 사진을 찍어보았다. 목 뼈 다섯 번째와 여섯 번째 사이의 디스크에 이상이 있었다. 물렁물렁한 수핵이 섬유테 바깥으로 삐어져 나가 어깨와 팔로 가는 신경을 누르고 있었다. 소위 말하는 경추 간판 수핵 탈출이 선명히 보였다.

75%의 환자에서 목 디스크 병은 물리치료와 약물치료 같은 보존요법을 받으면 낫는다는데 K 씨에게는 도움이 되지 않았다. 동통 주사도 맞았으나 그때뿐 시간이 지나면 또 불편했다. 석 달이 지난 후에는 급성 통증은 좀 줄었지만 오히려 만성 증상이 두드러져 목을 뒤로 젖히면 손가락까지 이상해졌다. 팔과 손가락의 감각이 이상해지면서 가끔 수저나 핸드백을 놓칠 정도로 힘도 약해졌다.

이제는 수술밖에 없는데 성악가로서 목이 드러나는 연주복을 자주 입어야 하는 K 씨는 수술 후 목 앞에 생길 흉터 때문에 걱정스러웠다. 전신마취를 해 앞 목을 약 5cm 절개한 다음에 디스크를 완전히 도려내고 그 빈 자리에 장골뼈나 인공 디스크 통을 이식해 넣는 것이 대학병원식 수술이었다. 일주일간 입원해야 하며 목 보조기를 3개월간 해야 한다는 대학병원 의사의 말에 그녀는 더욱 곤혹스러웠다. 음악회에서 주역인 그녀가 최소 2주 이상 자리를 비워둘 수 없는 입장이었기 때문이다. 전신마취 자체가 꺼림칙했지만 무엇보다 절개수술의 합병증으로 드물게는 후두신경을 다쳐서 목소리가 쉴 수도 있다는 점이 성악가인 그녀의 마음을 불안하게 했다.

무슨 대안이 없을까? 그녀는 목 디스크 병이 경증일 때는 효과가 좋다는 척추 교정을 받으러 갔었다. 그러나 그 의사들은 MRI 사진을 보더니 이렇게 탈출이 된 경우는 척추 교정술이 위험할 수도 있으니 수술을 받고 오라고 했다.

또 다른 대안이 없을까? 다행히도 그녀는 절개하지 않는 수술인 경피적 내시경 레이저 목 디스크 시술법이 있다는 사실을 알게 되었다. 디스크가 아직 파열되지 않았고 가시뼈 같은 나쁜 뼈가 별로 없어서 내시경 레이저 시술이 가능했다.

이 시술은 바로 누운 상태에서 가는 관을 앞쪽 목 디스크에 넣어 내시경으로 밝게 확대하여 보면서 투과 깊이가 약 0.3mm인 홀뮴야그 레이저를 상한 디스크 수핵에 조금씩 저출력으로 조사한다. 식염수로 냉각 세척하면서 레이저를 90도 각도로 정밀히 조사하기 때문에 신경이나 정상 조직이 다칠 염려가 없어 안전하다.

그녀는 아침에 병원에 가서 목 디스크 내시경 레이저 시술을 받았다. 전신마취를 하지 않고 바늘이 들어가는 곳에 국소마취만 함으로써 의사나 간호사와 대화를 하면서 수술은 30분 만에 끝났다. 당일 오후 서너 시간 동안 주사를 맞은 다음에 입원하지 않고 바로 자택으로 갈 수 있었다. 소위 말하는 외래 통원 수술이었다.

그로부터 얼마 지나지 않아 그녀로부터 음악회 초대장이 날아왔다. 나는 그녀가 긴 목이 드러나는 연주복을 입고 무대에 선 모습과 아름다운 노래에 갈채를 보내면서 칼로 절개하지 않는 내시경 레이저 목 디스크 시술법이 한국에서 가장 앞서 개발된 것을 정말 행복하게 여겼다.

# 발걸음이 마음대로 안 되는
# 목 디스크 병
## 목 디스크 병, 하반신 마비·반신불수·사지마비 일으킬 수 있다

경추 목뼈 속에는 양다리와 양팔의 감각과 운동을 조절하는 척수가 들어 있다. 척수는 뇌처럼 한 번 상해버리면 회복하기 어려운 중추신경계에 속한다.

이 척수가 만성 목 디스크 병의 돌출된 가시뼈에 눌리게 되면 대소변의 장애가 올 수 있고 사지의 힘이 약화된다. 경추 디스크가 급성으로 파열되어 뒤세로 인대를 뚫고 들어가 척수를 누르면 마비가 온다. 걷는 것이 마음먹은 대로 되지 않고 우둔해지는 만성 불완전 마비다. 빠른 시일 내에 수술을 해야 되는 병이다. 늙어서가 아니다. 목 디스크 병이다.

목 디스크 병이 무서운 것은 사지마비를 일으킬 수 있다는 점이다. 만성 목 디스크 병은 척수를 상하게 해 하반신의 허약감과 감각장애를 일으킬 수 있다. 경추뼈 뒷면에 붙어 있는 뒤세로 인대가 변성되어 석회가 침착되거나 이 뒤세로 인대가 두터워지는 인대 비후에도 척수가 눌려 사지마비가 되는 수가 있다. 빨리 걷지 못하고 마치 술에 취한 사람처럼 발을 헛디디고 비틀거리게 된다. 마비는 척추관이 좁아진 상태에서 가벼운 충격을 받을 시에는 급성으로 오기도 하지만, 대개는 서서히 조금씩 마비가 진행된다.

양다리가 후들후들 떨리기도 한다. 경우에 따라서는 한쪽 다리만 감각이 이상하고 저리며 반대편 다리의 힘이 없어지는 브라운·세쿼드 증후군이 될 수도 있다. 척수의 표면만 눌렸을 때는 단지 하지마비만 온다. 반대로 상지만 힘이 약하고 하지는 걷는 데 별로 지장이 없는 마비도 있다. 이는 경수의 눌려지는 형태, 충격받는 형태에 따라 달라진다. 양팔이 모두 힘이 없어지기도 하지만 어느 한쪽 팔만 힘이 약화되는 수도 있다.

대개는 완전 마비가 아니라 불완전 마비, 때로는 팔이나 혹은 다리가 뻣뻣해져서 마음먹은 대로 쉽게 잘 움직여지지 않는다. 완전 하반신 마비나 사지마비가 되기 전에 목 디스크 병이 악화돼 있다는 것을 진단받아야 한다. 중요한 것은 시기이므로 움직이고 있을 때 진단해야 한다. 걸어 다니기는 하는데, 걷는 모습이 뒤뚱거리고 무엇인가 어설프다. 팔을 써서 숟가락질을 하기는 하는데 잘 떨어뜨리기도 하며 무엇인가 우둔하다.

마비되는 모습도 척추 손상 때의 마비와 모양이 많이 다르고 기괴해 목 디스크 병으로 진단되지 못하는 수도 있다. 목 디스크 병은 수술로 고칠 수 있는데, 일종의 불치의 병인 척수염으로 오해되기도 한다. 늦어도 6개월 이내에 정밀진단을 받아야 고속 회전 공기 드릴과 미세 현미경과 레이저 등을 이용해 정밀한 수술을 해야 할 것이다. 목 디스크 병이 이미 척수 자체를 압박해 중추신경 증상으로 하반신의 허약 상태, 양팔의 약화가 나타나면 빠른 시간 내에 절개수술을 해 이 나쁜 뼈를 고속 다이아몬드 드릴로 얇게 만든 다음에 아주 작은 펀치로 끊어내야 한다. 신경 경막과 붙은 부위는 얇은 스푼으로 보호하면서 현미경에 부착된 정밀 레이저로 한 방씩 기화시키는 수술도 필요하다. 마비되면 72시간 내 1시간이라도 빨리 감압 수술을 해야 한다. 빨리 못 걸으면 가벼운 교통사고, 계단에서 넘어지기 같은 경미한 사고에서도 척수가 눌려버려 급성으로 완전 하반신 마비가 될 수도 있기 때문이다.

제때 원인치료로 수술하지 않으면 혼자서 잘 움직이기 힘들어 부축을 받거나 휠체어를 타야 하고 성기능의 장애뿐만 아니라 대소변의 장애도 온다. 파킨슨병, 뇌졸중 또는 협심증 같은 심장병으로 오인될 때도 있기에 정밀한 감별 진단이 필요하다. 꼭 목 MRI를 찍어 목 디스크병으로 확진된다면 절대로 목을 짓누르거나 돌리는 지압, 교정은 받지 않아야 한다.

앞서 잠깐 언급했듯 1974년 8월 15일, 나는 목에 총탄을 맞은 여고생을 국립의료원 응급실에서 보았다. 박정희 대통령의 연설 때 육영수 여사를 저격한 문세광을 향해 쏜 경호원의 총탄은 여고생의 경추를 뚫고 지나갔다. 장충공원 행사장에서 가장 가까운 국립의료원 응급실로 실려 온 여고생의 목을 나는 지혈하려고 눌렀다. 피는 튀겨 나의 안경알을 덮었다. 당시 신경외과 응급실 담당의가 기관 삽입술을 하고, 심장에 심박 촉진제를 주사했다.

우리는 인공호흡술과 심폐소생술을 오랫동안 시행했다. 그럼에도 반응이 없었다. 경추의 척수를 다치면 하반신 마비, 사지마비가 되면서 호흡마비가 온다는 것을 그때 처음으로 목격했다. 목에는 말초신경뿐만 아니라 뇌와 같은 중추신경이 들어 있다는 것을 실감했다.

시꺼먼 권총을 빼어 들고 있는 경호원들 사이로 허벅지에 총을 맞은 문세광이 저쪽에서 치료받고 있는 모습이 보였다.

내가 신경외과 레지던트로서 응급실 담당 의사가 되었을 때 긴급 호출을 받았다. 자가 호흡이 안 되는 목 디스크 환자가 왔다는 것이다. 어느 한방 병원에서 경추 부위에 척추 교정을 받는 도중 목이 비틀어지면서 사지마비와 호흡 마비가 왔다고 했다. 젊은 남자였다. 노인도 아닌데 목이 아프다고 해서 목에 지압을 하고 목 척추를 교정한다며 움직이는 조작을 했는데, 척추 교정 도중에 하반신 마비가 생기더니 이어서 팔도 못 움직이는 사지마비가 되고 또 이어서 숨도 못 쉬게 되어 인공호흡을 하며 국립의료원 응급실로 옮긴 것이다.

나는 기관 절개를 하고 인공호흡용 삽관을 한 다음에 무슨 병인지 조사를 했다. 경추 간판 탈출증이었다. 터진 심한 디스크 탈출이 경추에 있을 때는 수기로 지압하거나 척추 교정을 하면 사지마비가 될 가능성이 있어 절대로 하면 안 되는 것인데, 검사 없이 단순히 목이 아픈 가벼운 병으로 생각했다. 한방 대학병원에서 경추를 만졌으므로 안전할 줄 알았는데 급작스럽게 마비가 생긴 것이다. 응급으로 경추 디스크 탈출 제거 수술을 한 후 자신의 뼈를 채취해 이식을 했다. 다행히 마비된 지 24시간이 지나지 않아 빨리 수술했던 덕분에 금방 그는 마비가 풀리고 호흡이 돌아왔다. 기적이었다. 그는 신의 손이라고 불렀다.

원래 목 디스크 병이 없이 외상성 경추 질환으로 하반신과 양팔이 마비된 증례를 보자. 1982년인 것으로 기억된다. 교통사고로 경추 제3번, 4번이 탈골되면서 디스크가 빠져나와 하반신이 마비되고 양팔을 움직일 수 없게 된 50세 남자가 입원했다. 이곳저곳 옮겼다가 당시 부산에서 유일하게 경추 수술을 하고 있는 나를 찾아왔다.

부산의 저명한 정형외과 의사의 친척이었는데 그가 말하길 1982년 경상남도와 부산을 통틀어서 목 디스크와 경추 질환을 수술할 줄 아는 사람은 이상호뿐이라고 설명했다는 것이었다. 이상호가 안 된다고 하면

서울로 이송할 수밖에 없다고 했다.

나는 면도칼로 그의 머리칼을 깍아내고 그의 두피를 1cm씩 두 곳을 절개하고 드릴로 얇은 구멍을 내고 그의 두개골에 쇠갈퀴를 걸었다. 목을 견인해 무게를 달고 며칠 지나 목뼈를 바로 맞춘 다음 날 나는 관혈적 절개수술을 시행했다.

파열된 디스크를 현미경 하에서 모두 제거하고 그의 장골뼈를 조금 떼어 이식을 했다. 그 환자는 마비가 풀리고 다리도 움직일 수 있게 되었다. 마비가 된 지 72시간 이내에 수술을 해 척수의 기계적 압박을 풀어주면 어떤 사람은 기적처럼 다시 일어서서 걸을 수 있었다. 조금이라도 움직일 수 있을 때 수술해야 경과가 좋아진다. 팔다리가 약한 신경학적 증세가 있는 목 디스크 병 환자는 하루라도 빨리 수술을 해야만 완치될 수 있다. 그러나 불완전 마비일 때 단지 나이가 들어, 혹은 힘이 없어 걷는 것이 약하다고 생각하고 목 디스크 병인 줄 모르고 세월을 보내버리는 수가 많다. 심지어는 한쪽 다리가 약간 약하고 한쪽 팔에 약간 힘이 없는 증세를 보이면서 어지럽고 하니 반신불수의 초기 증세를 보이는 중풍(뇌졸중)으로 오인하고 자기 멋대로 중풍 치료를 받고 있는 환자도 많이 보았다.

마비가 되면 별로 아프지 않고 통증이 없기 때문에 정밀진단을 미루다가 또는 한방요법, 물리치료, 주사치료, 약물치료, 보조적 요법으로 세월을 보내다가 영원히 불구자가 되는 사람도 있다. 불완전 마비 상태라도 너무 오래 방치하면 수술을 해도 회복되지 않는 경우이다.

여기서 사례를 들어보자. 이 41세 여자 분은 부산 신평동에 사는 분인데, 2년 전에 이유도 모르게 하반신이 마비가 되었다. 그럭저럭 마비가 풀려 다시 걷게 되었으나 그동안의 고통과 절망은 이루 말할 수 없었다.

목도 아프지 않고 어깨와 팔도 아프지 않았기 때문에 목 디스크 병이라고는 꿈에도 생각하지 않았다. 그러던 중 지난여름 갑자기 하반신 마비가 되었다. 오른쪽 다리는 꼼짝도 하지 않았고 왼쪽 다리는 약간 들릴 뿐이었다. 여름에 움직이지 못하고 누워 있으니 등과 허리, 그리고 엉덩이의 살들이 금방 물러지고 피부가 헐었다.

의사들도 역시 이분이 경추 간판 탈출증 때문에 하반신이 마비되었다고 진단하기에는 어려움이 많았다. 보통은 목과 어깨, 팔, 손의 불편이 함께 있으며 감각의 마비도 사지에 함께 있기 때문이었다. 척수염이 아닌가, 수술 방법은 없고 내과적 치료나 자연 치유만 기대할 수 있는 병이 아닌가 하고 추정도 했다. 요추와 흉추 부위를 조사해도 아무런 이상이 없었다.

이분의 가족들은 이루 말할 수 없는 고통을 받았다. 이제 평생 하반신 마비의 불구자로 살 수밖에 없는가 하고 걱정했다. 혹시나 싶어서 경추 부위를 조사해보니 아주 경미한 디스크의 탈출이 있었다. 그 정도의 탈출로는 신경통이나 일으킬 정도였지 하반신 마비는 이치에 맞지 않았다. 정밀히 검진한 결과 이분은 척수의 바깥 부분만 살짝 압박되어 그 영향으로 다리만 마비된 예였다.

척수 운동신경의 분포는 제일 바깥이 다리를 지배하고 안쪽이 팔을 지배하는데 바깥만 살짝 눌림으로써 하반신만 마비되었던 것이다. 이분은 탈출된 경추 디스크의 파편을 수술로 제거한 뒤에 마비가 풀려 지금은 걸을 수 있게 되었다. 마비된 지 꼭 3개월여 만이다. 앉은뱅이가 기적처럼 다시 설 수 있게 되었다고 가족들은 안도의 한숨을 내쉬었다.

다른 증례를 보자. 이 51세 남자 분은 1년 전부터 1~2개월 간격으로 수면 중에 전신이 마비되었다가 새벽 2시경에 회복되는 원인 모를 증세로 시달려왔다. 처음에는 일하기 싫어서 일부러 꾀병을 부리는 것이 아닌가 하는 의심도 받았다. 여러 가지 좋다고 일컬어지는 온갖 약을 복용했지만 오히려 합병 증세까지 나타나 마비 증세는 더욱 악화돼갔다.

1~2개월 간격으로 찾아오던 마비 증세도 급격히 빈번해져 나중에는 5일 간격으로 찾아와 거동조차 못 하게 됐다. 그러던 중 팔송에 사는 친구의 권유로 병원을 찾게 되었다. 1월 17일 첫날 X-ray를 찍고 귀가해 검사 결과를 기다리던 중 갑자기 사지에 힘이 풀리고 완전마비가 되어 급히 입원을 했다. 다음 날 오전 10시경 수술을 받았다.

"저는 죽는 줄 알았습니다. 그래서 병실에서 녹음기에 유언까지 남기고 가족들에게 마음의 준비를 시킨 후 마지막 희망을 가지고 수술실로 향했습니다."

이분은 완전 사지마비가 되자마자 응급으로 바로 즉시 수술을 했다. 앞쪽 감압술, 뒤쪽 감압술 고정술 4시간 동안 목을 앞뒤로 수술한 뒤에 새로운 삶을 살게 되었다. 앉지도 서지도 돌아눕지도 못하던 그가, 손가락조차 움직이지 못하던 그가 다시 손과 팔 그리고 다리를 움직일 수 있게 된 것이다.

"회복실에 와서 눈을 뜨니까 주위에 가족과 친지들이 많이 와 있었습니다. 그래서 내가 죽어 사람들이 이렇게 찾아왔구나 하고 생각했습니다. 그런데 이렇게 살아서…."

입원실에서 회복을 기다리던 시간이 오히려 힘들었다는 이분은 우리들병원의 현대 의술을 믿는 신뢰가 가장 중요하다고 강조한다.

몸이 완전히 회복되어 이전에 하던 운수업을 더욱 보람차게 운영할 계획을 세우고 있는 그의 모습은 새로운 희망으로 가득 차 있다. 팔다리가 모두 마비되어 머리만 움직일 수 있었던 그가, '베게 위에 머리'였던 그가 다시 서서 걷게 되자 그에게 하나님의 기적이 이루어진 신의 손길이 있었다고 믿음이 생겼다.

또 한 증례를 보자. 이 53세 남자는 1983년에 불완전 사지마비가 되었다. 걸을 수는 있으나 술에 취한 사람처럼 비틀거렸고, 물건을 잡을 수 있었으나 손에서 수저가 수시로 떨어지기 일쑤였다. 땅을 내려다보고 조심하여 천천히 걸을 수 있었으나 힘이 없어 뒤뚱거렸다. 팔다리를 마음먹은 대로 사용할 수 없었다.

병 증세가 애매모호하고 불완전 마비인 데다 감각신경은 살아 있고, 운동신경만 부분 마비가 되었기 때문인지, 여러 대학병원 진단에서 다발성 신경 경화증 또는 척수염으로 특별한 치료법이 없는 병으로 진단되곤 했다. 어떤 대학병원에서는 목 디스크 병이란 진단은 받았는데 이미 마비된 지가 오래되어 상태가 심각하기 때문에 경추 수술 불가능이란 청천벽력과도 같은 소리를 들었다.

"정말 하늘이 무너지는 줄만 알았습니다. 수술이 불가능하다는 것은 곧 죽음을 의미하는 것이니까요."

그로부터 며칠 후 문병을 온 육군 간부인 조카가 우리들병원 전신인 이상호 신경외과를 알아 입원시켜주었다. 1984년 9월 11일, 사람들이 8월 한가위라 맛난 음식을 차려 친지들과 오순도순 이야기꽃을 피울 때 그는 목 디스크 수술을 받았다.

수술 직후 마비가 풀리기 시작했으며, 회복이 빨라 37일 만에 정상인이 되어 퇴원했다. 다시 산보할 수 있고, 차를 운전할 수 있고, 마음대로 걸어 다닐 수 있다는 기쁨은 새로 태어난 환희였다고 한다. 하나님이 실제로 계신다면 하나님은 그 손길을 바로 이상호 박사를 통해 작용하여 기적을 일으키시는 거라고 그는 칭송했다.

내가 1992년 서울 역삼동 삼부빌딩 19층에 우리들병원 척추 레이저 클리닉을 열고 난 어느 날 두 사람의 목 디스크 환자가 거의 동시에 찾아왔다. 한 사람은 58세 된 남자로 목 디스크 병이 있어 대전에서 휠체어를 타고 올라왔고, 또 다른 한 사람은 55세 남자로 여수에서 업혀 온 상태였다. 두 사람 모두 척추 지압 교정 같은 척추 수기 조작을 받은 후에 갑자기 양다리에 힘이 거의 다 빠져버린 병력(病歷)도 같았다.

그런데 여수에서 온 분은 사건이 발생한 바로 다음 날 실려 왔기에 72시간 이내라서 목 디스크 수술을 현미경과 레이저를 이용해 정밀히 하면 성공할 가능성이 있겠다 싶어 수술을 했다. 다행히 수술 후 그는 하루하루가 다르게 마비가 풀려 일주일 후에는 자기 발로 걸어서 여수로 돌아갔다.

그러나 대전에서 온 분은 이미 척추 지압 후 마비가 된 지 1개월이 지난 상태였다. 성공률은 50%로 낮게 판단되었다. 자연히 적극적으로 수술 권유를 못 하고 환자의 결정에 맡겼더니 환자와 가족들은 중풍 치료가 차라리 낫겠다고 말하고 수술을 포기하고 돌아가 버렸다. 정말 아쉬웠다. 50%의 가능성도 큰 것인데 적극적으로 목 디스크 수술을 권유할걸 하는 후회가 생겼다. 대전에서 온 그는 원래 먼저 왼팔에 힘이 없어지고 다음에 왼쪽 다리에 힘이 약해져 뇌졸중(중풍)이 왔다고 생각해 중풍 치료를 위한 침술과 약 복용만 했다고 한다. 불완전 반신불수같이 보여 으레 중풍이려니 하고 생각해버렸던 게 실수였다. 목 디스크 병이 반신불수를 일으킨 예였다.

중추신경인 척수가 들어 있는 목뼈가 자라거나, 목 디스크가 탈출되거나, 경추관이 협착이 되면 반신마비, 하반신 마비, 상지마비, 보행장애가 온다는 걸 우리는 알게 되었다. 건널목을 뛰어서 걸을 수가 없거나 계단을 내려가거나 올라갈 때 비틀거리며 힘이 빠지면 경추 목 디스크 질환, 그중에서도 뼈가 자라나는 목 디스크 병을 의심하고 나는 환자들에게 적극적으로 경추 MRI와 CT 그리고 척수 조영술(Myelography) 세 검사를 다 찍어보는 척추 건강진단을 권유한다. MRI는 디스크가 잘 보이고 MR-Myelography는 척수 신경과 뇌척수액이 잘 보이고 CT는 뼈와 인대가 뚜렷이 잘 보이기 때문이다. 우둔한 사지마비는 삶의 질을 너무 떨어지게 하기 때문이다. 수명도 엄청 짧아지기 때문이다.

# 경추 후종인대 골화증을 직접 원인치료하다

경추의 아래위로 연결돼 있는 인대가 후방종렬인대(후종인대: 뒤세로 인대)이다. 척추뼈와 척추뼈, 그리고 디스크를 서로 연결시켜 덮고 있다. 고개를 숙이는 인사를 하루에도 수십 번 이상 하는 일본인에게 경추 후종인대가 골화되는 비율이 특히 높으며, 한국인을 위시해 동양인에게서 많이 발생한다. 일본은 전 인구의 약 2.4%에서 이 병이 있다. 한국인은 약 1.7%, 미국인은 약 0.2%에서 이 병이 있다. 후종인대 골화증을 가진 환자의 친척들은 23~30%에서 이 병이 있다. 체질적 요인일 것이다.

목 디스크 병을 가진 사람 중에 40대가 넘어 50~60대인 사람에게는 이 인대 골화증이 드물지 않게 동반되어 나타난다. 당뇨병 같은 당 대사의 이상, 내분비계의 이상, 칼슘 대사의 이상 요인이 관계된다. 당뇨병 환자의 2.4%가 이 병을 가지가 있다. 이 인대 골화증은 연속형, 분절형, 그리고 혼합형이 있다.

경추 후종인대 골화증 환자의 80%는 경추뼈의 퇴행, 경추 간판의 협소화, 경추 간판 탈출증, 척추관 협착증, 골극 형성 및 골돌기의 변형이 온다. 뒤세로 인대에 석회가 침착해 단단한 뼛조각같이 두터워지면서 매년 조금씩 커지는데 매일 고개를 흔들며 반복해 목을 다치다가 나이가 들어 퇴행성 변화를 더 일으킨 것이다.

1960년 일본의 쭈기모토에 의해 사체 부검을 통해 처음으로 인대 골화증이 척수를 압박해 신경통과 마비 증세를 일으킬 수 있다는 것이 발표되었다. 목을 앞으로 숙이면 손가락이나 팔에 전기가 오는 증세가 나타날 수 있고, 발을 땅에 대면 발목이 흔들리는 소견도 보이며, 때에 따라서는 팔과 다리가 뻣뻣해진다. 어깨, 팔, 손가락으로 반사되는 통증과 근육 약화증이 주 증상인 경추 신경근 증상인 경우가 50%이다. 경수 자체가 압박당해 사지마비, 반신불수, 상지마비, 배뇨장애, 하지마비, 보행장애를 보이는 예가 50%이다. 서서히 팔다리에 힘이 약해지거나 뻣뻣하게 경직되는 경수 증상 환자는 어깨와 팔, 목의 통증을 느끼게 되는 사람보다 늦게 병원에 찾아온다. 마비가 있는 사람은 통증을 잘 못 느끼기 때문이다.

이 병은 반드시 MRI와 CT 그리고 Myelography 세 가지 다 찍어야 한다. MRI로 척수의 변화를 보고 CT로 골화된 인대의 모습을 보고 Myelography란 신경 조영술을 통해 뇌척수액의 흐름을 알아야 하기 때문이다. MRI로 신경 조영술을 하면 척수가 눌리거나 경수 신경이 막힌 곳이 보인다.

인대 골화가 아주 작다면 일단 70%는 목 보조기, 경추 견인술, 물리치료, 운동요법, 약물 주사요법으로 증상이 좋아진다. 이는 근본적 원인치료는 아니다. 증상이 없는 후종인대 골화증도 5년 내에 24%에서 더욱더 자라난다.

경추의 후종인대가 골화되어 신경 기능이 떨어지고 팔다리가 불편해지면 삶의 질이 떨어지므로 수술적 치료를 해야 한다. 우리나라에서도 많은 수술 사례가 보고되고 있다. 수술에는 직접 원인 제거술이 있고 간접적으로 척추관을 넓혀 원인은 둔 채 기능만 좋게 하는 방법이 있다.

나와 우리들병원 의료팀은 직접 원인을 뿌리 제거해 다시는 재발하지 않는 원인치료를 선호한다. 수술은 어렵고 힘들지만 환자의 입장에서 마비 회복률이 아주 성공적이기 때문이다. 우리들병원은 주로 앞쪽에서 골화된 인대를 직접 현미경 시야에서 고속 다이아몬드 공기 드릴로 얇게 갈아버린 다음에 남은 인대를 1mm 두께의 미세 펀치로 잘라내고 신경 경막과 유착된 부위는 아주 얇은 스푼으로 조금씩 박리해 현미경에 부착된 탄산가스 레이저를 이용하는 것이 좋다.

그러나 일본과 한국 그리고 유럽의 상당수 의사들은 주로 후방에서 수술하고 있다. 앞쪽 목에 있는 경추 후종인대 골화증을 목 뒤쪽에서 수술하고 있다. 직접 원인을 제거하지 않고 간접적으로 경추관을 확장하는 수술법을 사용한다. 수술이 용이하고 보다 안전하다고 믿기 때문이나 마비 회복률은 좀 낮은 편이고 인대가 계속 자라서 마비가 다시 생길 수 있다.

마비 증상이 없는 경우에도 목을 많이 조심해야 한다. 만약 가용 가능한 경추관의 직경이 후종인대 골화가 점점 자라면서 그 지름이 6mm밖에 안 될 정도로 좁아지면 앞으로 틀림없이 하반신 마비가 되는바, 예방적으로 미리 수술을 해야 한다. 정상 경수의 두께가 적어도 10mm가 넘어야 정상 척수 신경 기능을 하는데 통과할 척추관 직경이 6mm이면 사다리가 넘어진다든지 자동차가 추돌한다든지 운동하면서 100% 마비 환자로 보행이 어려워지기 때문이다.

보행장애가 있고 마비된 지 너무 오래된 경우에는 호전이 어려울 수도 있지만 경추 몸통 절제술을 통해 골화된 후종인대를 제거해버리는 원인치료로 한다. 완전히 사지마비가 되어 꼼짝도 못하게 되는 것을 예방하는 의미에서도 이 수술은 사용해야 한다.

마비를 일으킨 경우에도 마비된 지 6개월 이내이면 이 방법으로 완치될 수 있다. 증상 기간이 1년 이내인 경우에도 90%에서 호전이 되나 증상 기간이 1년 이상인 경우에는 70%만이 호전되므로 증상 기간이 짧을수록 성공률이 높다. 따라서 빠른 시간 내에 이 직접 원인을 제거하는 원인치료 수술을 받아야 한다.

'척추 몸통 절제술'을 나는 제일 좋은 방법이라고 믿는다. 대개는 여러 목뼈가 침범되므로 한 개 내지 두 개의 경추체를 앞 중앙에서 부분적으로 덜어내어 아래위의 뒤세로 인대 골화증을 철저히 제거해준다.

미세 현미경 하의 밝게 조명되어 확대된 시야에서 초고속 다이아몬드형 공기 드릴을 사용하고 정밀하게 석회화된 인대를 갈아낸다. 천천히 서서히 특수 드릴로 갈아내는데 나쁜 인대만 갈아내고 신경은 보호하는 기능이 있다. 앞쪽 몸통에 터널 모양의 뼈 구멍의 넓이는 좌우 넓이가 최소 1.5cm 이상 넓이로 시도해야 안전하다. 척추체를 갈아냄으로써 척추관이 확대되어 충분히 감압 효과를 발휘하게 된다.

현미경에 부착된 레이저로 정교하게 얇아진 인대를 신경을 보호하면서 제거하면 위험성은 거의 없다. 골화된 인대가 척수 경막과 붙어 있을 경우엔 현미경 레이저를 이용한다. 정상 척수를 기구로 보호한 채 한 방씩 레이저를 쏘아 석회화된 인대를 제거한다. 경막을 지나치게 당기면 신경 손상을 받을 수 있으므로 척수 경막과 완전히 유착돼 있는 골화증은 레이저로 정밀히 제거한다. 도저히 박리가 안 되면 경막과 함께 잘라내야 한다. 경막은 재생할 수 있기 때문이다. 때로는 경수 손상 위험이 커다면 얇아진 인대를 그대로 두어야 한다. 이차로 목 뒤쪽으로 가서 척추관 성형술로 신경관을 확장시켜준다.

고속 공기 드릴로 종이처럼 얇게 만든 다음에 그 인대를 제거할 때 레이저 같은 비접촉 기술(no-touch technique)을 사용하면 척수 손상 위험 없이 완전 제거도 할 수 있다. 척추체를 깎으면 그 빈 공간을 금속 원통 그물망인 메쉬(Mesh)에 인공뼈를 채워 경추를 재건시킨다.

당시 53세의 남자가 내 진료실로 찾아왔다. 그는 1986년 9월경부터 왼쪽 어깨 부위가 무지근하게 아프기 시작해 날이 갈수록 점점 더하면서 왼쪽 팔까지 아프더니 손가락 끝이 짜릿짜릿하게 저리는 증상까지 나타났다.

1989년 4월 초순경 왼쪽 어깨 부위가 아프기 시작해 4월 하순경부터는 팔까지 아프더니 5월 3일부터는 진통이 심해 도저히 견딜 수가 없어 5월 6일 우리들병원을 찾아와 X-ray를 찍고 CT MRI로 정밀 진찰을 받게 되었다. 나는 말했다.

"촬영상에 인대가 골화되고 경성 목 디스크로 자리를 잡았으니 수술을 해야 치유가 가능하겠습니다. 수술 여부는 경수의 확실한 병 상태와 뇌척수액의 움직임이 막혔는지를 알기 위해 신경 조영술 컴퓨터 촬영을 해봐야겠습니다. 오늘은 토요일이니 5월 8일 월요일 다시 와서 촬영해봅시다."

5월 9일 특수 신경 조영술 판독 결과가 나왔다.

"경추의 뒤세로 인대에 석회가 침착해 있는 경성 목 디스크 증세가 상당히 심합니다. 경추 3번, 4번, 5번, 6번에서 신경을 심하게 압박하고 있어 이미 부분 마비가 왔는데 전신마비로 발전되기 전에 빠른 시간 안에 곧 수술을 하지 않으면 안 되겠습니다."

이때 그가 받은 충격은 마치 죄수가 사형 선고를 받는 것과 같았다. 그는 자신도 모르게 본능적으로 "선생님, 살려주십시오. 아직 제가 죽을 수는 없습니다" 하고 매달렸다. 그는 이때처럼 삶에 대한 강렬한 애착을 느껴보기는 처음이었다. 그날 바로 입원하여 건강진단을 받았다. 나는 곧 수술 준비를 지시했다. 나는 약 6시간가량의 수술을 했는데 나쁜 목뼈 세 개를 갈아내고 새 뼈를 이식했다.

수술 후 그렇게도 고통이 심하던 어깨와 팔의 아픔은 깨끗이 사라졌으며, 부분 마비들도 돌아왔다. 3주 동안 입원 치료하고 거의 완치되어 퇴원하게 되었다.

# 노이로제인가,
# 목 디스크 병인가?

목 디스크 병의 증상은 초기에는 목이 한 자세로 있을 때 또는 움직일 때 통증을 느끼고 뻣뻣해진다. 그러다가 경추통과 더불어 팔이 저리고 등과 어깨가 아프다. 나중에 경추뼈의 변성, 디스크의 변성, 뒤세로인대의 변성이 심해지면 신경근이 본격적으로 압박당하여 목의 통증보다는 어깨와 팔의 통증이 더 심해진다. 어깨를 도려내 버리거나 팔을 끊어내 버리고 싶을 정도로 심한 신경통이 있을 수도 있다. 대개는 어깨와 팔이 저리고 당기는 만성 통증이며 손가락까지 저릴 수 있다.

목에 통증이 전혀 없는 사람이 의외로 많아 목 디스크 병이라고는 꿈에도 의심하지 않기 때문에 진단이 늦어진다. 엉뚱하게 다리가 이상해지고 걸음걸이가 균형이 안 잡혀 관절염이라 판단, 관절 치료도 받곤 한다. 손가락이나 팔이 저리고 시리고 차다고 말하기 때문에 상완에 피가잘 통하지 않는 레이노드씨병으로 오인되기도 한다. 어깨가 아프기 때문에 어깨 관절 부위의 관절염 혹은 오십견(견비통)으로 오해되기도 한다. 팔꿈치 부위가 아프다는 수도 있어 테니스엘보(외과염, 건초염)라고 생각되기도 하며, 손가락 류머티스 관절염으로 치료받기도 한다. 좌골 신경통같이 다리 이상이 허리 디스크 병이나 척추관 협착증이라고 판단, 허리에 주사치료를 하는 경향도 있다.

목 디스크 병 환자가 경추통은 없이 두통을 호소하고 현기증을 호소하고 등 뒤의 흉추부가 아프다고 말한다. 앞가슴이나 옆가슴의 통증을 호소하는 환자도 많다. 겉으로는 멀쩡하고 아무런 이상이 없어 보이므로 가족들과 때로는 친지들에게서 정말로 아픈 사람이라는 인정을 못받기도 한다. 신경성 노이로제로 오해되어 집안이나 직장에서 신경만 과도하게 쓰면 아프다고 칭얼대는 사람으로 취급되는 것이다. 심장, 위장이 약한 사람으로 오인되어 심장내과, 소화기내과 치료를 받는 수도 있다.

이곳저곳 구분 없이 여러 곳의 불편(팔, 다리, 어깨, 가슴, 옆구리, 등, 목, 손가락, 손, 머리)을 호소하기 때문에 목 디스크 병 환자들은 자주 신경성 노이로제 환자로 정신과 치료를 받기도 한다.

부산 의대를 나오고 수련 받던 한 젊은 의사가 외래 환자 예진을 할 때 나는 가르쳤다. 노이로제 환자처럼 이곳저곳이 아프다 하거나 머리, 목, 가슴, 등, 팔다리가 모두 불편하다 하면 먼저 목 디스크 병을 의심하고 조사 진단하라고 했다. 그는 1주에 네 명이나 목 디스크 환자를 발견했다.

제4, 5번 목 디스크 수핵 탈출증은 어깨 부위가 시리거나 저리고 통증이 온다. 제5, 6번 목 디스크 수핵 탈출증은 무지와 사지에 동통이 있을 수 있다. 고개를 앞으로 숙일 때만 어깨·팔·손가락이 저릴 수도 있고, 뒤로 젖힐 때만 저리는 수도 있다. 목 디스크 병으로 인한 증상은 한마디로 괴상하다고 말할 수 있다. 기괴한 증상을 보여 과학적으로 잘 이해되지 않는 수도 많다. 따라서 목, 어깨, 손가락, 머리, 팔, 손, 다리, 등, 가슴 등등 이곳저곳이 이유 없이 불편하고 고통을 느끼게 되면 목 디스크 병이 살짝 척수를 건드리는 상태의 경추 간판 탈출증을 의심해 봐야 한다.

일찍이 목 디스크 수술법을 정립한 미국 하와이의 신경외과 의사 클로와드는 국소마취에서 디스크의 섬유륜 각 부위에 전기 자극을 주거나 둔탁한 수술 기구로 눌러서 자극을 주어보았다. 앞쪽에서 디스크의 복판에 자극을 주니 환자는 "내 양쪽 어깨의 사이 지점, 내 등의 중심 지점이 아파요"라고 말했다. 디스크의 가족을 자극했는데 복판에서 약 2~3mm 옆일지라도 환자는 "내 어깨뼈(날개뼈, 견갑골)의 날이 아파요"라고 자극받는 쪽이 치우쳐서 아프다고 했다. 아래 목 디스크의 뒷면에서 연관통이 가는 곳은 어깨뼈의 안쪽 모서리 위쪽이었다. 또 등뼈 가시돌기 쪽, 등세모근의 앞쪽 모서리, 어깨 관절, 팔꿈치까지 아팠다. 앞쪽과 뒤쪽 섬유테의 복판을 동시에 자극하면 등의 중앙이 아프고 좌우 양측 어깨 뒤로 불편했다.

섬유륜이 찢어진 사이로 물렁뼈와 수핵이 빠져나간 수핵 탈출증으로 인해 척수 신경 조직이 눌린 경우는 신경 증상이 나타난다. 그러나 탈출 수핵이 육아종으로 자리 잡아 섬유륜 안에 갇혀서 속으로만 장애를 일으킨 목 디스크 내 육아 조직증 혹은 만성 목 디스크 변성증일 때는 여러 연관통이 나타나게 되는 것이다. 연관통은 팔꿈치 이하로는 내려가지 않는 특성이 있다.

두통, 현기증, 가슴 통증, 옆구리 통증도 연관통으로 나타날 수 있다. 먼저 경추 MRI를 찍어 진단하는 게 현명한 치료의 지름길이다. 나는 노이로제를 정신적 문제나 심리적 문제가 아니라 목 디스크 질환을 찾아내어 죽고 싶은 마음을 없애주고 우울증을 고쳐냈다.

# 경추 디스크 병에
# 현기증도 있다?

나는 목 디스크 병이 두통이나 어지럼증을 일으키는 것을 1980년대에 일찍 발견했다. 뇌에 올라가는 신경 통로가 경수에 있다. 탈출된 수핵이 중앙으로 탈출돼 있어 경수를 살짝만 누르고 있을 때 두통, 현기증, 어지럼증, 귀에서 소리 나기(이명증) 같은 뇌의 증상이 나타날 수 있다. 간단한 경피적 수술이나 경추뼈 몸통 사이 융합술로 수술을 해야만 낫는 경우이다. 경추 두통증이 심해 두통, 피곤, 현기증, 집중력의 장애, 청각 및 시각 지각의 지장, 인식력의 지장, 신경 조절의 교란이 함께 있으면 경추로 인한 뇌 증후군이므로 경추 뇌 증후군(Cervicoencephalic Syndrome)이라고 나는 부른다.

목을 다쳤을 때나 경추 간판 수핵 탈출증이 척수를 살짝 압박했을 때 이런 증상이 올 수 있다. 경추 뇌 증후군이 심한 사람은 고개를 앞으로 숙이고 일을 하고 있으면 두통, 현기증으로 몸의 균형을 잡지 못할 수도 있고 일에 집중할 수 없다. 뇌에 이상 없이 3개월간 두통이 계속되면 디스크 내부 장애증(Internal Disc Derangement)이거나 만성 목 디스크 변성증(Degenerative Cervical Disc Disease), 경추 간판 수핵 탈출증으로 인한 것으로 추정을 할 수 있다.

확진은 경추 간판 조영술(Discography)로 한다. 미국 신경외과 의사 블룸은 견딜 수 없는 경추 두통증이 보존요법을 6개월 이상 시행해도 계속될 때는 경추 간판 절제술과 경추 몸통 사이 융합술을 하면 낫는다고 보고했다.

MRI 촬영에서 디스크의 변성이나 수핵 탈출증이 있으면서 경추 간판 조영술로 통증이 유발되어 경추통, 현기증, 두통이 있으면 나는 경피적 경추 내시경 디스크 레이저 성형술(Percutaneous Cervical Endoscopic Discoplasty)로 고쳐주고 있다. 1년 이상 보존요법(운동·약물·치료요법)을 해도 효과가 없고, MRI상 경추 제2번과 3번 사이, 경추 제3번과 4번 사이 또는 경추 제4번과 5번 사이에 수핵 탈출이 있으면 경추 간판 조영술로 확진하고 경피적 경추 내시경 레이저 목 디스크 성형술을 하면 좋아진다.

한 성형외과 여의사가 있었다. 그분은 수년간 심한 두통과 이명증으로 고생했다고 토로했다. 진단 결과 목 디스크 병으로 판단되어 물리치료, 경막상 스테로이드 주사법을 받아왔다. 가장 괴로운 두통이 올 때는 골프를 칠 때와 수술을 할 때였다. 모두 고개를 숙일 때였다. 제4, 5번의 경추 수핵 탈출이 척수를 중앙에서 누르고 있었다. 나는 '경피적 내시경 레이저 목 디스크 부분 감압술'을 시행했다. 그분은 지금 전혀 지장 없이 환자 진료와 골프를 하고 있다.

# 목 디스크를 고친
# 어느 외국인 환자

목 디스크 수술을 해도 아파 계속 진통제를 복용해 하마터면 중독될 뻔한 이야기다.

하루는 미국 로스앤젤레스 남부 오렌지카운티에 사는 60대 남성이 한국에 있는 의사인 나를 찾아왔다. 인터넷을 통해 내가 있는 병원이 재수술이 가능한 걸 알고서 국제 클리닉을 통해 연락한 것이다.

그는 어깨부터 팔 그리고 손가락까지 따라 내려가는 신경통으로 밤에 잠을 못 이룬다고 호소했다. 그는 미국 로스앤젤레스 대학병원에서 목 디스크 수술을 했는데 아무 소용이 없고 불편하기만 하다고 말했다. 통증이 너무 심해 다시 찾아간 대학병원에서는 강한 진통제만 처방해 줬다. 이 병원, 저 병원을 방문해보았지만 소용이 없었다. 목 디스크는 재수술이 어렵다며 원인치료는 해주지 않고 모르핀 계열 진통제만 줬다. 그래도 정 못 참으면 통증 차단 전류기를 척추 내에 설치하는 통증 수술을 받으라고 말했다고 한다.

도저히 못 견디겠으면 목 디스크 재수술을 해볼 수 있지만, 목뼈 전체를 덜어내야 하는 큰 수술이라 하반신 마비 같은 부작용이 올 수 있다는 설명을 들은 환자는 재수술은 엄두도 못 내고 진통제만 먹어야 했다. 그렇게 6년간 진통제를 먹으면서 살았다. 거의 진통제 중독이 될 뻔한 것이다.

미국에서 가져온 자료 사진을 보니 CT가 없었다. 미국에서는 CT를 아예 찍지 않은 것이다. 현 상태를 정확히 진단하기 위해 환자를 설득해 CT를 찍었다. MRI는 신경과 디스크 같은 연성 조직이 잘 보이고, CT는 인대와 뼈, 석회 같은 경성 조직이 잘 보인다. 목 디스크가 심하면 MRI와 CT를 다 찍어 연성이냐 경성이냐를 구분한다. 이에 따라 수술이 완전히 달라진다. 물렁물렁한 연성이면 약 4mm의 내시경을 이용한 간단한 시술로 고치는 반면, 뼈가 돌출된 경성이면 최소절개와 전신마취가 필요하다.

미국인 환자의 CT를 보니 충격적이었다. 콩알만 한 문제의 뼈가 제거되지 않고, 하얗게 그대로 돌출돼 있었기 때문이다. 그 CT 사진은 한편으로는 기쁨과 희망이기도 했다. 비교적 작은 규모의 수술로 가능한 문제였기 때문이다. 가시처럼 생긴 뼈가 통증 원인일 수도 있는데 왜 디스크만 제거하고 돌출된 가시뼈, 한자로 골극(骨棘), 영어로 'bonespur' 또는 'osteophyte'라 불리는 것을 남겨놓았을까? 목 디스크를 수없이 본 의사로서 추정해보면 결론은 이렇다.

먼저 미국 보험이 MRI 촬영만 허용하고 CT 촬영을 못 하도록 한 것이 아닐까? CT를 못 본 미국 의사는 MRI 촬영 사진만으로 경추 신경을 압박하는 원인이 물렁물렁한 경추 간판 탈출이라고 단정했을 것이다. 그 미국 의사는 가시뼈 돌출은 상상도 안 했기에 디스크만 제거하고 빈

자리에 인공 디스크 골 융합통을 삽입했을 수 있다.

두 번째로는 미국에서 수술할 때 가시뼈의 존재를 알았다 해도 병소를 갈아낼 각도가 나오지 않았거나, 도구나 방법이 여의치 않아 그 뼈를 제거할 수 없었던 것이 아닐까 추측한다.

그런데 이런 목 디스크 수술 실패 사례는 미국인 환자뿐이 아니다. 영국 런던에 사는 73세 백인 여성 한 분도 서울로 찾아왔다. 영국 귀족인 환자는 런던의 한 병원에서 총 여섯 번을 수술했지만 효험이 없었다고 한다. 그렇게 팔과 날개뼈 신경통으로 잠 못 이루는 밤을 지새운 게 거의 10년 가까이 됐다고 했다. 짐작 가는 바가 있어 CT를 먼저 찍자고 했다. CT를 찍으니 뼈가 돌출되어 경추 신경을 누르고 있는 게 뚜렷하게 보였다.

환자는 너무 아파 재수술은 해야겠는데 영국에서 할 것인지, 서울에서 할 것인지 망설이고 있었다. 영국 병원에서는 목뼈를 통째로 건드리는 큰 수술법을 제시했다. 나는 이런 경우 작은 구멍만 낸 뒤 다이아몬드 고속 드릴을 사용해 나쁜 뼈만 갈아내는 간단한 수술을 하면 된다고 했다. 어떤 수술을 선택하겠는가? 나라도 당연히 간단한 수술을 택할 것이다. 영국에서 온 환자도 마찬가지였다. 환자는 병원에서 의료 수출 현장을 취재 중이던 한 방송국의 의학기자와 인터뷰도 했다. 기자가 '왜 영국에서 한국으로 왔느냐'고 묻자, 영국 환자는 이렇게 말했다. "영국에 있는 주치의가 말하길, 뼈가 돌출된 목 디스크는 내시경과 현미경을 이용해 최소한으로 절개해 원인을 치료하는 기술은 한국이 가장 앞서 있다고 했다"고.

두 외국인 환자는 치료 다음 날부터 증상이 바로 호전됐다. 돌출된 뼈를 제거했으니 통증이 사라지는 것이다. 그해 추석에는 두 외국인 환자가 각자의 고향에서 서울에 있는 내 병원으로 감사의 선물을 보내기도 했다. 그리고 작은 메모도 있었다. '목 디스크 치료는 한국이 최고라고 늘 알리고 다닌다'는 내용이었다. 디스크 수술 후에 통증이 지속적으로 있다면 약을 먹거나 치료가 불가능하다고 생각하지 말고, 병원을 꼭 찾도록 하자.

# 목 디스크 살리는
## 경추체 경유 신경 구멍 확장술

가시뼈가 돋아나 경추 신경근을 누르는 병을 경추 신경공 협착증이라고 한다. 목 디스크를 잘라내지도 않고 그대로 둔 채로 신경 구멍만 넓히는 최소상처 수술을 현미경으로 하는 경우에는 목 앞으로 한다.

목 디스크가 터져 신경 구멍으로 많이 흘러들어 갔거나 가시뼈가 크게 자라 앞쪽 경추 신경근을 누르면 보통 서양 병원은 목 디스크를 앞쪽을 통해 잘라내 없애고 그 후 돌출된 가시뼈를 갈아낸 다음에 인공뼈를 담은 디스크 통을 이식한다. 참새 한 마리 잡는 데 조그만 새총이면 충분한데 대포를 쏘는 격의 큰 수술을 한다. 손톱 크기 정도를 고치기 위해 손목을 다 잘라버리는 식의 수술이다.

나와 우리들병원 의사들은 디스크를 잘라내지 않고 경추 몸통뼈에 고속 공기 다이아몬드 드릴로 작은 구멍을 내고 그 속으로 현미경의 빛을 환히 비추면서 확대하여 보면서 정밀히 나쁜 가시뼈를 갈아낸다. 디스크와 경추 관절을 보관하니 수술 후 목 운동에 지장이 없다. 디스크를 안 잘라내고 골 융합술을 안 하므로 환자는 하루 만에 퇴원할 수 있고 여행이 가능해서 수술 다음 날 퇴원할 수 있다.

나는 미국에서 출판된《경추 텍스트북(Textbook of the cervical spine)》이란 영어 의학 전문 서적에 '앞쪽 경추 신경 구멍 확장술(Anterior cervical foraminotomy)'이란 제목으로 일명 하드 목 디스크 병을 고치는 미세침습 수술법을 우리들병원 연구팀과 함께 저술했다. 이 책을 읽은 영국 의사들이 수술로 원인치료해야 할 영국 환자들을 한국 서울 우리들병원을 추천한 까닭은 디스크를 안 잘라내고 골 이식을 안 하는 기법이기 때문이다. 이 수술법의 가장 큰 장점은 안전하고 부작용이 없다는 이유이다.

인도네시아, 말레이시아 의사들도 영국계 병원에서 트레이닝을 받았으므로 경추 척수증으로 신경 구멍 협착증 목 디스크 환자들을 한국 서울 우리들병원으로 보내주곤 한다. 유럽이나 미국으로 보내면 대부분 서양 의사들처럼 목 디스크를 전부 덜어낸 다음 그 텅 빈 넓은 공간을 통해 나쁜 가시뼈(bone spur)를 제거함으로써 어쩔 수 없이 골 융합술을 추가해야 하고 경추 안정화를 위해 금속판과 나사못 고정술을 해야 하기 때문이다.

일찍이 한국의 훌륭한 척추신경외과 의사 정환영, 조해동 두 분이 경추 앞쪽 가장자리 관절을 통해 신경 구멍 확장술을 하는 의술을 시행하고 논문 발표도 했다.

또한 일찍이 일본의 척추 의사들은 경추 관절을 통하지 않고 경추 몸통뼈를 통해 신경 구멍 확장술을 해 터진 목 디스크 조각들을 제거하고 후종인대 골화증 가시뼈를 제거하는 기술을 발표했다. 그 작은 구멍은 골 이식을 하지 않고 저절로 그 몸통 골세포가 다시 자라 막히는 걸 발표했다.

나는 일찍이 일본척추학회에 내시경 목 디스크 수술법 개발 덕택에 여러 번 초청되었다. 이때 이 일본 의사들의 발표를 들어 영향을 받았었다. 나와 우리들병원 연구팀은 위 두 가지 기법의 장점을 모아 앞쪽 목에서 목주름을 따라 최소절개를 한 다음 현미경을 이용해 경추 몸통에 1cm의 작은 구멍을 내어 이 구멍을 경유해서 신경 구멍 확장술을 개발한 것이다.

이 우수한 수술 성적과 결과를 2007년 유럽 척추 저널에 게재했다. 디스크를 덜어내면 재생하지 않는다. 경추 관절도 갈아내면 재생되지 않는다. 재생되지 않는 디스크나 경추 관절을 경유하지 않고 다시 자라고 재생되는 경추 골체를 경유해 병의 원인을 치료한다는 이 기술은 특히 프랑스, 영국 의사들에게 깊은 감동을 주었다.

경추체의 약 12%만 갈아내므로 경추가 그대로 안정적이라 인공뼈 이식이 필요 없으며 더구나 이 구멍은 몇 달이 지나면 스스로 뼈가 재생해서 다시 막힌다. 예를 들어보자.

58세 된 저명한 장관이 가시뼈가 자라 경추 신경근과 경수가 압박된 경추관 협착증으로 오른쪽 팔이 불편하고 힘이 약해졌다. 오른손으로 물건을 들면 떨어뜨리기도 하고 고개를 숙이면 팔에 전기가 내려왔다 (레미떼 증후군). 고개를 뒤로 젖히면 목과 팔에 방사통이 생겼다(스펄링 사인). 경추 자기영상공명술 MRI를 목을 뒤로 젖힌 채 시행하자 경추가 눌린 모습이 뚜렷이 나타났다. 두 곳에서 뼈가 자라나 경추 신경을 누르고 있었다. 경추 제4번, 5번이었다. 손목의 힘이 약해졌다. 그 두 곳의 경추 간판을 절제하고 그 빈 디스크 공간 속으로 골 이식을 하는 미국 병원식 큰 수술은 할 입장이 안 되었다. 하루도 출근을 안 하거나 쉴 수 없는 공직 자리였다.

그는 금요일 오후에 입원해 경추체 경유 신경 구멍 확장술을 받고 주말을 병원에서 보내고 월요일에 출근해 집무하고 국무회의에도 빠짐 없이 출석했다. 엄청난 큰 수술이 필요한 상태였는데 10분의 1의 작은 수술로 병의 뿌리를 뽑는 원인치료를 한 것이다. 그는 다시 젊은 남자가 되어 2011년에는 철인 3종 경기에 출전해 완주함으로써 일간지에 뉴스로 등장하기도 했다.

영국의 마틴 나이트는 내시경 레이저로 요추신경 구멍 확장술을 선두적으로 한 유명한 척추 의사이다. 이 마틴 나이트가 내가 쓴 경추 몸통 경유 신경 구멍 확장술을 읽고 73세 영국 부인을 나에게 보냈다. 지난 10년간 팔과 등에 신경통이 있어 잠을 잘 수가 없어 목 디스크 병으로 판된되어 여섯 번이나 수술을 했었다.

처음에는 경추 제3, 4, 5, 6, 7번과 흉추 제1, 2, 3, 4번을 목 뒤쪽과 등을 절개해 길고 크게 골 융합을 했다. 얼마나 고통스러웠을까.

그 수술은 너무 큰 골 융합술이었지만 너무 팔이 아파 시행할 수밖에 없었다.

두 번째는 목 앞쪽으로 들어가 경추 제5번과 제6번 사이, 제6번과 제7번 사이 두 디스크를 절제해내고 전방골 융합술을 시행했다. 첫 수술을 뒤쪽에서 해도 계속 아프니깐 앞쪽에서 수술치료를 시도한 것이다.

그래도 아프니깐 세 번째는 그 원인이 흉추 제1번과 제2번 사이 디스크 병으로 판단해 앞으로 접근해 흉추 제1번과 제2번 디스크를 절제하고 골융합을 했다.

네 번째는 앞쪽 목의 모든 나사못 금속판을 제거했다.

다섯 번째는 목 뒤쪽의 모든 금속 막대 나사못 제거 수술을 했다.

여섯 번째는 무슨 수술을 했을까? 환자는 답변을 잘 못했다.

그러나 그녀는 여전히 팔이 아프고 저려서 잠을 못 이루었다. 병이 흉추 제1번과 제2번 사이에 가시뼈가 신경을 찌르고 있는 걸 마틴 나이트가 발견해 통증 주사를 하니 일시적으로 좋아지는 걸 확인했다. 이미 흉추 제1번과 제2번 사이 디스크가 제거되고 금속 통으로 골 융합이 돼 있으니 의사들은 난감하다. 이곳은 목 뒤쪽에서도, 목 옆쪽에서도 접근이 안 되어 병을 못 고치고 몇 년씩 고통을 받는 곳이기도 하다. 영국에서 용하게도 흉추 제12번을 목 앞쪽으로 골 융합을 한 것이다. 이 환자의 목이 길고 가늘어 접근이 예외적으로 가능했었다.

그러나 이번에는 그 가시뼈를 제거하기 위해 척추 몸통을 갈아내야 한다고 판단해 병의 뿌리를 뽑는 원인치료를 하려면 쇄골을 자르고 복장뼈자루(sternum-manubrium)를 절개해야 하는 수술을 해야 했다. 너무 큰 수술이라 큰 합병증들이 발생할 수 있다는 설명을 듣고 이 영국 여성은 한국 서울행을 택한 것이다.

흉추 제1번과 제2번 사이 디스크를 잘라내거나 몸통을 절제하는 수술을 하려면 가슴을 통해 들어가야 하므로 대수술이 된다. 이 대수술도 영국에서는 거의 무료이다.

그러나 우리들병원에서는 약 3,000만 원의 경비가 든다. 왜냐하면 이동식 O자형 컴퓨터 단층 촬영기로 내비게이션을 이용해 이 병변 부위를 탐침할 수 있기 때문이다.

드디어 이 탐침으로 앞가슴을 열지 않고 목 디스크 병을 수술하듯이 목 앞에서 접근이 가능했다. 비스듬하게 각도가 나오는 기적을 우리는 이루었다. 흉추 제1번 몸통에 약 8mm의 아주 작은 구멍을 고속 다이아몬드 공기 드릴로 내 이 구멍을 경유해서 흉추 제1번과 제2번 사이의 가시뼈를 갈아내는 최소침습 미세수술을 했다.

수술 다음 날 아침 내가 영국 부인의 병실로 갔을 때 그녀는 앉아서 웃고 있었다. 여섯 번이나 목 디스크 수술을 받았어도 10년간 그녀를 괴롭히던 팔과 등의 통증이 사라진 것이다. 그녀는 나를 끌어안고 내 뺨에 키스를 했다. 10년간의 고통이 하룻밤 자고 나니 연기처럼 사라져 버렸다는 것이다. 어젯밤엔 푹 잤다는 것이다. 고통으로 잠을 설치지 않고 말이다.

그녀는 나이보다 젊어졌고 얼굴은 행복한 표정이었다. 그녀는 3일 후에 영국 런던행 비행기를 타고 집으로 퇴원했다. 일주일째 스카이프로 연결해 얼굴을 보면서 원격진료를 했더니 통증은 사라졌고 모든 건강이 돌아왔다고 해 나는 그녀의 주치의로서 행복하고 뿌듯했다.

여섯 번을 수술에 실패한 환자도 새로운 접근 방법으로 힘들지 않게 최소절개로 원인치료하여 고칠 수 있는 것이다.

일본에서 온 유명한 프랑스 요리 셰프의 증례는 이 최소상처 목 디스크 병 수술이 참으로 빨리 회복한다는 걸 보여주었다. 이분은 거위 간 요리를 신선하게 새로운 기법으로 개발해 프랑스 명예 훈장을 받았던 분이다. 프랑스 요리를 일본식으로 융합해 뉴욕 요리 대회에서도 대상을 받았다. 일본 후지 텔레비전 요리 콩쿠르에서도 대상을 받았던 분이다. 젊었을 때는 프랑스 유명 레스토랑 콩고드 광장 부근의 막심에서 일했었다. 일본에 약 50여 개의 프랑스 레스토랑을 경영하고 프랑스 예술 작품을 많이 소장할 정도로 대성공을 했다.

목을 뒤로 젖히면 목이 아프고 앞으로 숙이면 어지러워 두통도 발생했다. 오후가 되면 사지에 힘이 빠져 움직이기가 힘들 정도로 피곤해졌다. 한참 걷고 나면 다리가 후들거리는 것이다. 달리기는 힘들어 조깅을 할 수가 없었다. 자주 우측 팔과 어깨가 불편해 운전하기가 힘들었다. 저녁 즈음에 특히 날씨가 더우면 현기증이 났다. 오심과 구역질도 나 위장병인지, 심장병인지 내과 진료도 받았다.

그건 경추뇌증이었다. 경추에서 자란 가시뼈가 경수를 살짝 압박을 하면 마치 뇌졸중처럼 속이 메스껍게 머리가 아프고 집중력을 상실할 수 있다. 우측 팔의 힘이 자주 빠졌고 걸음걸이가 느리고 균형이 안 잡히고 뒤뚱거렸다. 마치 술 한잔한 것처럼 말이다.

그는 일본의 저명한 의사와 큰 종합병원을 여러 차례 방문했다. 그러나 그의 병의 원인은 안 밝혀지고 노이로제로 오인되었다.

나는 그분이 목을 앞으로 굽혀서 자기공명영상술을 하게 하고 이어서 목을 뒤로 젖혀서 자기공명영상술 MRI를 시행했다.

그의 병이 뚜렷이 나타났다. 일본에서 보통 그냥 경추 MRI를 찍으면 나오지 않던 병이 한국 우리들병원에서 고개를 앞뒤로 젖히는 다이나믹 MRI를 했더니 밝혀진 것이다.

경추 제4번과 제5번 사이, 경추 제5번과 제6번 사이에 가시뼈가 경수를 살짝 눌러 고개를 숙여서 요리하면 뇌 증상과 사지 약함이 나타났던 것이었다. 유럽, 미국, 일본식 방법은 먼저 두 디스크를 완전히 덜어내고 그 공간으로 가시뼈를 갈아낸 다음에 금속 디스크 통이나 인공 디스크 통이나 인공뼈 또는 자가뼈를 이식하는 수술법을 사용한다. 이 방법은 골 융합을 위해 3개월간 목 보조기를 차야 하므로 유명한 요리사로서 받아들일 수 없었다.

별로 커지도 않게 돌출된 가시뼈를 갈아내기 위해 큰 디스크 전체를 잘라내는 건 좀 억울하다. 정상 쿠션을 해야 하고 목 길이와 높이를 유지해야 할 정상 기능 디스크를 제거한다는 건 정상 조직을 너무 많이 희생하는 것이다.

나와 우리들병원 의사팀은 O자형 탐침 내비게이션으로 정확한 위치를 찾아내 경추 제4번 몸통과 경추 제5번 몸통에 각각 약 10mm의 구멍을 터널처럼 뚫어 정밀하게 그 나쁜 가시뼈를 갈아냈다.

얇게 남은 뼈를 스테인리스 펀치로 절제하려면 경수를 누늘 수도 있어 위험하다. 아주 얇은 작은 스푼을 그 아래에 삽입해 경수를 보호하면서 작은 구멍으로 들어가 남은 얇은 골과 주변 연조직을 제거하는 건 머리카락처럼 가는 빛의 칼 레이저이다. 10mm의 작은 구멍으로 스테인리스 수술 기구를 넣으면 시야가 가려 척수를 다칠 수도 있다.

밝은 조명 아래 척추수술 전용 독일제 자이스 현미경에 부착된 탄산가스 레이저로 얇게 남은 가시뼈를 기화시켰다. 척수를 보호하면서 레이저를 한 방씩 쏘는 정밀성은 손가락의 지문과 지문 사이를 지문 손상 없이 정확히 조준할 수 있다. 가시뼈 돌출로 압박되었던 경수가 맥박을 따라 잘 박동했다. 신경 감압 수술이 성공적이라는 뜻이다.

수술 3일 후 그는 일본 도쿄로 돌아갔다. 그는 가벼운 연성 목 보조기를 차고 일본 텔레비전에 출연하고 있었다. 일본 천황과 고위 공직자들 300명의 회식을 준비하고 요리하는 장면이었다.

이 최소침습 목 디스크 병 수술법은 목 보조기를 3주만 하면 충분하고 3일 만에 일을 할 수 있고 디스크가 정상 쿠션 역할을 하며 재발률이 거의 없다. 목을 움직이는데 어느 부위에도 부하가 많이 걸리지 않고 정상 움직임을 갖는다. 이에 비해 디스크를 절제하고 경추골 융합술을 하면 25%에서 그 아래위 디스크가 뒤늦게 부하가 많이 걸려 병이 되는 수가 있다.

이 경추 몸통 경유 경추 디스크 수술은 위로는 경추 제3번과 제4번까지 접근 가능하고 아래로는 흉추 제1번과 제2번까지 접근 가능하다.

# 목 디스크 수술을 받은 사실조차 잊다

합병증 없는 목 디스크 수술을 받으면 자신이 수술을 받았다는 사실 조차 잊는다.

H 씨는 50대 여성으로 교직에 몸담고 있었다. 처음 아프기 시작했던 때는 1999년경이었다. 처음엔 견갑골 부위가 아프다가 2000년 초에는 어깨, 팔, 손으로 통증이 퍼졌고 강도와 빈도가 강해졌다. 고개를 바로 할 수가 없었고, 통증이 너무 심해서 눈물을 흘릴 정도였다. 그녀는 직원회의 중 고개를 옆으로 돌리고 앉았는데 고개를 정면으로 할 수도 없었고 기울어진 고개를 바로 할 수도 없었다. 어깨와 팔이 아파서 쉬려고 누우려면 오히려 통증이 더 심해서 누울 수도 없었다.

그녀는 '메스를 사용하지 않고 절개하지 않는' 내시경 목 디스크 성형술을 받았다. 통증이 너무 심해서 절개하는 수술이라도 하려고 했는데 내시경 시술로 고친다니 더 안도하며 지푸라기라도 잡는 심정이었다.

내시경 목 디스크 시술은 보통 의사들이나 사람들이 생각하는 것보다 아주 간단하다. 물론 정밀성과 주의성을 요하지만 상한 디스크만 집게와 레이저로 성형하기에 시술 시간이 짧고 금방 끝난다. 그녀는 시술한 다음 날 보조기를 착용하고 퇴원했다. 진통제를 먹어도 견딜 수 없었던 통증은 곧 사라졌고 목을 바로 할 수 있음은 물론 누워서 잠도 잘 수 있게 되었다. 그러나 나머지 통증은 쉽게 가라앉지 않았지만 퇴원할 때 처방받은 일주일치 약 이외에는 진통제, 항생제, 소염제 어느 것도 복용하지 않았다. 치료 과정에서 신경 차단술, 물리치료 등도 중요하지만 그녀는 인내를 가지고 눌렸던 신경이 살아나도록 기다려주는 것이 무엇보다 중요하다고 생각했기 때문이다.

시간이 지나면서 남아 있던 통증도 사라졌다. 2년쯤 지난 후 그녀는 목 디스크 병으로 고생하고 병원에 입원해 시술 받았던 사실까지도 완전히 잊었다. 전에는 간간이 손이 저리고 누우면 불편함을 느낄 때도 있었으나 2년이 지나자 완전히 사라졌다.

그녀는 주 2~3회 등산을 하고, 2년째 요가를 꾸준히 하고 있는데, 모든 척추가 유연하고 근력이 향상되었다. 식사를 채식 위주로 하고 하루에 2잔 이상 녹차를 마시고 있다. 또 매사에 밝고 긍정적인 사고로 지내며 스트레스를 최대한 줄이려고 노력하고 있다.

그녀처럼 척추수술은 후유증이 없어야 하므로 기다림과 꾸준한 재활의 노력이 필요하고 시간이 좀 들더라도 금방 받지 않아도 최소상처 수술로 해야 한다.

# 목 디스크의 새로운 발견:
# 경추 디스크 섬유륜 찢어짐증

경추 간판 탈출증, 경추 뒤세로 인대 골화증, 경추관 협착증같이 신경을 압박하는 병리학적 이상은 검사상 보이지 않을 때 환자를 노이로제라 부르곤 한다. 나는 정상적인 디스크, 척추뼈처럼 보이면서도 경추통과 두통, 어지럼증, 상체 통증이 있을 때는 경추 디스크 내 섬유륜이 찢어져 그 속에 굳은살이 들어 있다는 것을 발견했다.

디스크 내부에 장애가 생겨 통증이 오는 것으로 이 내부 장애성 경추통 증후군은 섬유륜이 찢어져 디스크 수핵이 탈출되는 경추 간판 수핵 탈출증과는 다른 것이다. 이 증후군은 디스크 내부의 수핵 조직 위치가 이동하여 굳은 나쁜 살을 말한다.

목 디스크 섬유륜이 찢어져 수핵이 빠져나가 섬유화되는 경추 간판 내 육아종증은 생각보다 수핵의 물렁물렁한 용액 부분들이 어느 한쪽으로 과도하게 찢어져 이동되었다가 새 혈관과 새 신경이 자라 내부에 벌레처럼 자리 잡은 것이다.

보통 12세에서 55세 사이에 디스크 내부 장애성 경추통이 올 수 있다. 허리의 디스크 내부 장애성 통증은 젊은 10대에서는 거의 볼 수 없으나, 목에서는 10대의 젊은 층에서도 디스크 내부 장애를 볼 수 있다.

목뼈의 복판에 국소적 통증이 있으면서 또 어깨나 팔로 통증, 감각 이상, 저림증 등이 연관되어 나타난다. 오른쪽 목이 아프다가 왼쪽 목이 아프기도 하고, 하룻밤 자고 나면 오른쪽 견갑부가 아프던 것이 왼쪽 견갑부로 옮겨 가기도 한다. 다발성 이소성 통증이다.

자세를 바꾸거나 다른 동작을 하여 평소에 멀쩡하다가 어느 날 갑자기 목덜미 통증이 생겨 몇 시간 동안 또는 하루나 이틀 동안 아프다가 또 슬그머니 사라진다. 섬유증으로 증식된 것이므로 저절로 흡수되지 않는다. 10년도 계속 불편하다. 20년도 계속 불편하다.

뚜렷하게 목을 삐거나 다친 기억이 없다. 통증은 어느 한쪽 방향으로 움직이면 악화되고 그 반대 방향으로 움직이면 줄어드는 특징이 있다. 사람에 따라서 어떤 한 동작과 움직임은 디스크 내의 육아 증식 조직을 교란시키고 악화시킨다. 30분 정도 앉아서 글을 쓸 때나 앉아서 바느질을 하거나 컴퓨터를 하면 목 디스크 내부 나쁜 살에서 덧이 나듯이 염증이 다시 생겨 통증이 온다.

목 MRI나 목 CT상에서는 뚜렷한 이상 소견이 보이지 않는다. 잘못된 자세를 오랫동안 취해온 사람들에게 잘 온다. 목이 한쪽으로 기우뚱해져 사경이 되는 수도 있고 앞으로 숙여져 경추 후만증이 되는 경우도 있다. 뚜렷하게 다친 적도 없는데 갑자기 목의 움직임에 이상이 오고, 갑자기 목 관절이 잠겨져버린 것처럼 목의 변형이 나타난다.

목을 움직여주면서 오후가 되면 풀린다. 누워 있어도 편해진다. 목을 뒤로 젖히기가 힘들어진다. 통증이 퍼진다. 아침이나 오래 앉아 있을

때, 오래 숙여 있을 때, 목을 돌릴 때, 가만히 한 자세로 있을 때 더 아
파진다.

오래 앉아 있거나 고개를 숙여서 일하면 통증이 생긴다. 목을 앞으로
숙이면 통증은 어깨 쪽으로 가고 뒤로 젖히면 통증이 복판으로 온다.

목 디스크 내부의 섬유륜 내에 염증성 조직이 들어앉아 있어 수시로
경추통과 상체통, 흉통, 배부통을 일으킨다. 가령 목을 앞으로 숙이면
연관통은 없어지고 목만 아프다고 하자. 이럴 경우에는 목의 앞쪽 디스
크의 내부 장애로 생각되며 앞으로 숙이지 못하고 음식을 삼킬 때 이상
을 느낀다.

또 목을 뒤로 젖히면 어깨, 팔의 연관통은 없어지나 목이 아픈 경우
를 보자. 디스크의 뒤쪽에 내부 장애를 일으킨 경우에는 목을 뒤로 젖
히지 못한다.

목 디스크의 수핵이 탈출되지는 않고 내부에서 굳은 나쁜 살이 된 내
부 장애성 경추통은 어깨, 팔, 날개뼈 등의 불편이 생긴 지가 대개 6개
월 이상이다. 어깨와 팔이 불편한 상지 신경통이 괜찮다가 아프다가 하
는 간헐성이다.

밤에 잘 때와 오후에는 좋아지는 경향이 있다. 목 운동과 견인술로
90%가 좋아진다. 도수치료 요법에 반응한다.

디스크 수핵이 섬유테 바깥으로 탈출한 경추 간판 탈출증과 달리 상
지 신경통이 있다 없다 한다. 오후에 그리고 밤에 잘 때 통증이 심해지
는 경우가 잦다.

6개월 이상 2년까지 불편이 반복되면 절개수술은 필요 없고 경피적
목 디스크 부분 절제술을 내시경과 레이저를 이용하여 섬유륜을 성형
하는 수술을 받으면 경추통, 신경통이 없어진다.

만성 경추통, 두통, 어깨통, 견갑통 등이 생활에 불편을 주어 1주에

2~3번 이상 심한 통증으로 인해 생활을 할 수 없거나 30분 이상 앉아 있기가 힘들어 일이나 공부를 할 수 없거나, 2년 이상 계속된 통증이 있어 직장생활에 지장을 주면 먼저 경추 간판 조영술을 하여 그 증상의 섬유륜 내 찢어짐증 여부를 확인한다.

경추 간판 조영술을 시행하고 CT를 찍으면 디스크의 수핵이 어떤 모양으로 내부 장애를 일으켰는지가 잘 보인다. 불인성 통증으로 확진이 되면 대부분 경피적 내시경 레이저 목 디스크 성형술로 수술해도 좋아진다.

미국의 화이트 클라우드는 경추 간판 조영술(디스코그래피)을 통해 확인한 34명의 내부 장애성 경추통 환자(평균 나이 35세)를 절개하는 목 디스크 병을 수술로 디스크를 절개한 후에 뼈 융합술을 했는데, 70%의 성공률을 보였다고 보고했다.

# 목 디스크 수술에 레이저를 쓰면
# 치유 효과가 높다

1991년 나는 한국에서 최초로 레이저를 척추 디스크 치료에 사용했다. 그 덕에 나는 대한의학레이저학회장과 이사장을 역임했으며 나아가 국제근골격레이저학회장으로도 선출되었다. 레이저는 아주 섬세한 빛의 칼이므로 내시경과 현미경을 밝게 조명 확대한 가운데 반드시 식염수를 뿌려 정상 조직을 보호하고, 정밀한 기구로 혈관과 신경을 보호한 상태에서만 병변에 레이저를 명중시켰다. 한 발씩, 한 발씩 또는 연속 발사로 사용했다. 레이저는 퍼지지 않고 직선으로 진행하는 응축된 빛의 에너지이기 때문이다. 레이저 칼은 스테인리스 스틸로 된 칼이나 전기로 된 칼보다 훨씬 더 정확하기 때문이다.

컴퓨터 디지털로 정밀하게 그 레이저 빔의 굵기, 에너지, 파장이 조절된다. 현미경으로 크게 확대된 손가락의 지문 사이에 지문을 전혀 다치지 않고 0.1~0.3mm 직경의 점을 레이저로 쏠 수 있다. 우리들병원에 신경외과 전문의, 정형외과 전문의가 척추 전임의로 합격하면 제일 먼저 연습하는 것이 현미경으로 사과를 확대하고 조명한 가운데 한 방씩 레이저를 쏘는 것이다. 자신의 이름을 깨끗이 정밀하게 사과 껍질에만 새겨질 때까지.

레이저는 종래의 메스, 가위, 집게 같은 스테인리스 스틸 수술 기구보다 우수하다. 뼈를 포함한 단단한 조직, 연부 조직들, 디스크 모두를 정밀하게 자르고, 제거하고, 잘 기화시키고 수축시킬 수 있으며, 수술하는 동안에 출혈이 훨씬 적다. 또한 조직들에 부종이 거의 생기지 않는다.

말초신경 말단에 흉터 같은 신경종이 생기지 않아 수술 후 아프지 않다. 정상 조직의 손상이 적다. 레이저는 식염수를 통과하지 못하기에 정상 조직을 완벽히 보호하기 위해 식염수를 뿌리며 레이저를 쏘기 때문이다.

탄산가스 레이저, 홀뮴야그 레이저가 디스크 수핵 제거술이나 섬유륜 수술에 쓰인다. 홀뮴야그 레이저는 가시뼈 제거술, 신경 수술, 디스크 수술에 이용된다. 병든 디스크 조직을 수축시켜 디스크 주변 조직이 강화되어 안정된다.

현미경 레이저를 이용하면 두터워진 뒤세로 인대의 절개와 제거를 보다 정밀하게 할 수 있다. 신경 경막과 유착돼 있는 뒤세로 인대 골화를 레이저로 절개·분리시킬 수 있다. 척수와 바싹 붙어 있는 유착 조직들과 뒤세로 인대와 섬유테를 스테인리스 스틸 집게나 펀치, 칼로 절개·제거하는 것은 너무 아슬아슬하고 위험하다. 정신이 바짝 긴장되고 손에 땀이 난다.

만약 경추 뒤세로 인대 비후증이나 경추 뒤세로 인대 골화증일 때는 현미경 시야 아래에서 사용할 수 있는 정밀한 디지털 레이저가 없으면 수술이 너무 지나치게 광범위해지고 또 후유증의 위험성과 합병증의 가능성이 높아진다.

레이저가 있으면 경추 디스크 조직에 메스를 사용할 필요 없이 정밀하게 최소침습으로 기화시켜버리고 수축시켜버릴 수 있다. 미세수술 현미경은 사람보다도 키가 훨씬 크다. 이 큰 현미경에 부착된 탄산가스 미세 레이저는 미세 조정기가 있고 컴퓨터로 조작이 되며 그 레이저 광선의 굵기는 머리카락처럼 가늘다. 300μ, 즉 0.3mm이다. 대낮처럼 밝은 빛이 현미경으로부터 수술 부위를 환하게 비추고, 경추의 연골, 섬유륜, 뒤세로 인대 두 겹, 신경 경막들은 크게 확대되어 0.3mm의 레이저 점이 뚜렷이 크게 보이게 된다.

5와트 이하의 낮은 에너지로 세 가지 파장의 레이저를 사용한다. 연속 파동, 간헐 파동, 단발 파동으로 상태에 따라 레이저의 발사는 컴퓨터로 조정된다. 초점 거리는 40cm로 미세수술 현미경이 비정상 조직과 보존해야 할 정상 조직 사이를 뚜렷이 확대시켜 보여준다. 목 디스크 수술에서 레이저를 처음 사용하는 곳은 근막을 자를 때이다. 근막을 자를 때 레이저를 사용하면 메스로 자를 때마다 출혈이 적고, 섬세하고, 근육 손상이 없다. 또 수술 후 흉터 형성이 보다 적게 생긴다.

가시뼈, 연골이 커진 것, 뼈가 두터워진 것, 골화된 뒤세로 인대를 큐렛이나 펀치 또는 론저 같은 쇠로 된 큰 기구를 사용하지 않고 레이저로 정밀히 제거할 수 있다. 5와트에서 레이저를 발사하면 뼈의 바깥층만 뚫고 뼛속의 판 사이 혈관에 도달할 수 있다. 안쪽 뼈는 관통되지 않아 안전하다. 그리고 나서 뼈를 고속 공기 드릴로 갈면 뼛속의 판 사이 혈관이 이미 지혈이 되어 피가 나지 않는다. 또 뼈를 제거하는 데 최소한의 힘만이 필요하므로 신경을 건드릴 위험성이 없어진다.

경추 뼈의 뒤 가장자리 뼈가 커져 튀어나오는 경추 척추증일 때도 먼저 다이아몬드 드릴로 뼈를 종이처럼 얇게 만든다. 미세수술용 1mm 스푼으로 신경 경막을 보호한 다음 얇아진 뼈 돌출을 레이저로 기화시킬 수 있다. 신경근을 바싹 다가가 누르고 있는 뼈 돌출을 제거할 때 가장 도움이 된다. 레이저는 뼈를 연기로 기화시켜버리지만, 레이저를 쓰지 않으면 손을 사용해 스테인리스 스틸 펀치로 지루하고 장황하게 제거해야 한다. 레이저로 하는 신경 감압술은 보다 안전하고 효과적이 된다.

디스크 파편 자체도 레이저로 수술할 수 있다. 뒤세로 인대를 열면 빠져나간 디스크 수핵 조각이 보인다. 이 뒤세로 인대를 메스로 절개하려면 힘이 많이 든다. 찢어진 인대와 신경 경막 사이에 1mm 스푼으로 보호한 뒤 뒤세로 인대에 레이저를 쏘면 안전하게 열린다.

미세수술 현미경에 부착된 레이저는 이 탈출된 디스크 파편을 뒤세로 인대를 통해 연기로 만든다. 섬유륜이 팽창한 것, 뼈의 돌출 조각 등 척수 신경을 누르는 여러 가지 조직을 정밀하게 레이저로 기화시킨다. 물론 전체의 디스크도 레이저로 제거할 수 있다. 그러나 이렇게 큰 조직을 제거할 때는 집게를 사용해도 안전하기 때문에 기구를 사용한다. 특히 신경 경막과 유착된 디스크 파편, 신경 경막에 딱 달라붙은 뒤세로 인대 석회 또는 골화는 레이저만이 신경 경막을 보호한 채 척수 자체를 노출시키지 않고 제거할 수 있고 기화시킬 수 있다.

경추부의 경막상 척추 종양 제거술에는 레이저가 안성맞춤이다. 혹이 신경 경막이나 이웃 조직에 붙어 있을 때 척수 신경이나 혈관에 충격이나 손상을 주지 않고 기화시킬 수 있다. 직접적인 레이저 에너지는 척추 종양만 사라지게 하고 바로 옆의 정상 신경 조직은 잘 보존된다.

신경 경막과 종양의 경계 분리, 종양이 생긴 신경근의 부분 절단에도 레이저는 사용된다. 이때 레이저로 잘라낸 신경에는 나중에 나쁜 신경종이 생기지 않는 장점이 있다.

물론 스테인리스 스틸로 된 미세수술 기구로도 가능하지만 다만 기구를 넣으려면 현미경 시야가 손이나 기구에 가려지므로 크게 절개하는 수술을 해야 한다. 그러나 현미경 레이저를 사용하면 레이저는 허공을 날아가는 빛이므로 시야를 가로막는 아무런 장벽이 없어져 좁은 공간에서, 또는 최소상처에서, 최소절개에서 수술이 가능해진다.

레이저는 무엇보다도 피가 안 나는 수술이라서 수혈이 필요 없어 좋다. 또 메스의 굵기보다 훨씬 가느다란 $300\mu$의 점이므로 보다 정밀하다는 점이 수술의 완벽성을 높인다. 경막상 혈관에 병이 있어 동정맥 기형이 보이면 레이저를 90밀리와트의 에너지로 레이저 빔의 굵기를 약 $350\mu$로 하여 쏘면 동정맥 기형이 수축된다.

신경 경막 절개도 레이저로 하면 훨씬 용이하다. 먼저 조그만 틈을 경막에 만들어 그 사이로 미세수술용 스푼을 넣어 척수를 보호한 다음에 한 방씩 천천히 레이저로 절개하면 정말로 안전하다. 척추 손상이 전혀 생길 수 없다. 2와트를 사용하면 신경 경막의 오그라듦도 최소화되면서 깨끗하고 안전하게 절개된다. 경추부 신경 경막 내의 종양 제거에는 최소 손상, 적절한 지혈을 위해 레이저가 사용되어야 한다. 특히 척수 자체, 신경근, 중요 혈관 바로 옆에 발생돼 있는 척수 종양도 이 컴퓨터 정밀 레이저는 섬세하게 제거한다.

결론적으로 레이저가 밀리와트의 저출력으로 섬세하게 에너지가 조절 가능하고 미세 현미경 하에서 컴퓨터 디지털화된 정확한 조준으로 발사되는 고성능일 때 경추 디스크 부위 수술에서 그 정확성과 섬세함 때문에 중요한 수술 도구이며, 어려운 경추부(목 디스크) 수술을 통한 병과의 전쟁에서 승리할 중요한 무기다.

3장

# 후유증 없는
# 등 디스크 치료

# 까다로운 흉추 질환,
# 등 뒤에서 미니 내시경으로 치료한다

다리가 당기고 저리거나 발끝 감각이 둔해지면 보통 '허리 디스크'를 떠올린다. 무릎에 힘이 잘 들어가지 않아 땅바닥을 짚어야 일어설 수 있다면 보통 '관절 이상'을 의심한다. 그러나 이 증상들은 흉추 디스크 때문일 수 있다. 흉추 디스크는 최근 늘고 있다. 대부분의 병원이 요추(허리) 질환을 의심하고 MRI 촬영을 해도 경추(목), 흉추(등)를 추가로 스캔하기 때문에 발견이 늘었다.

이 모(39·남) 씨 역시 MRI 추가 스캔 과정에서 흉추에 문제가 있다는 것을 알게 됐다. 흉추 인대가 뼈처럼 단단하게 굵어진 후종인대 골화증으로 인해 척수 마비가 왔다. 유명 병원들을 찾아갔지만 "수술 실패율이 높으니 일단 포기하고 살거나, 부작용 가능성을 감수하고 수술을 하라"고 했다. 흉추 수술은 일반적으로 전신마취를 하고 등 뒤쪽으로 절개한다. 시야 확보를 위해 갈비뼈를 잘라내고, 많은 신경을 젖히고 병소에 접근하므로 마비의 위험성이 크다. 3년 가까이 고통받던 이 씨는 결국 하반신 마비와 소변장애까지 와서야 나를 찾아왔다. 우리들병원에서 내시경 흉추 수술을 한다는 얘기를 듣고 찾아온 것이다.

그러나 후종인대 골화증과 척수증까지 겹친 상태여서 내시경 수술은 불가능했다. 수술팀은 대신 후방 접근이 아닌 측방 접근 방식으로 수술 계획을 세웠다. 등허리 중앙에서 6cm 정도 떨어진 옆구리 쪽을 절개하고 들어가면 신경 손상의 위험을 낮출 수 있기 때문이다. 수술 후 이 씨는 "마취에서 깨어나 눈을 떴을 때 가장 먼저 동상이 걸린 듯했던 발의 감각이 돌아왔음을 느꼈고, 잘 걸을 수 있게 됐다"고 했다.

내시경을 이용한 요추 디스크 치료는 보편화됐지만 흉추는 우리들병원에서 거의 유일하게 시행하고 있어 전 세계 척추 의사들이 배우러 오고 있다. 흉추 디스크 시술은 전신마취가 필요 없고, 크게 째지 않는 작은 상처 치료법이다.

흉추 질환 치료는 이제 난공불락의 영역이 아니다. 진단법이 발전했고, 내시경 시술 등 안전한 신의술이 좋은 결과를 내고 있다. 풍부한 임상 경험과 수술 기법, 첨단 치료 시스템을 갖춘 병원을 선택할 필요가 있다.

다행히 최근에는 흉추 디스크를 비교적 안전하게 치료할 수 있는 흉추 디스크 내시경 시술이 가능해졌다. 전신마취 없이 국소마취를 하고 왼쪽이나 오른쪽 옆구리를 7mm 정도 절개해 영상 장치와 내시경관을 넣는다. 이후 화면을 보면서 탈출된 추간판을 레이저와 고주파로 제거한다. 시술은 짧게는 20분, 길게는 1시간 이내에 끝난다. 환자가 내시경 치료 중 느끼는 불편감도 크지 않다.

시술 후 거의 즉각적으로 증상 완화 효과를 볼 수 있어 대부분 다음 날 퇴원하고, 당일 퇴원해 바로 일상으로 돌아가는 환자도 있다.

# 앞가슴 사이 흉강경으로
# 등 디스크를 완치하다

프랑스 여배우 브리지트 바르도는 다른 많은 유럽인처럼 동물 실험을 허용하지 말고 막아야 한다고 주장했다. 그러나 새로운 의료 기술을 환자에게 시행하기 전에 동물에게 생체 실험을 하는 것은 불가피하다. 수의사에 의해 전신마취를 한 후에 동물 실험을 하므로 동물은 아픔을 느끼진 못한다.

갈비뼈 사이에 약 2cm만 절개하고 흉강 내시경을 넣어 흉추를 환하게 확대하여 보면서 다른 작은 구멍으로 다이아몬드 바를 장착한 긴 고속 공기 드릴, 전기 소작기들을 넣어 나쁜 흉추체와 상하고 터져 나온 디스크 조직을 제거한다. 이 수술은 가슴을 크게 절개하고 갈비 한 대를 제거하고 가슴을 열던 개흉술에 비하면 정말 최소절개, 최소상처이다. 수술 후 흉터가 거의 보이지 않을 정도이다.

이 흉강경을 이용한 흉추 간판 탈출증 수술은 프랑스의 베나제 교수,

독일 괴테 의대의 다니엘 로젠탈, 미국의 다니엘 킴 등이 유명했다. 나는 미국식, 독일식, 프랑스식을 다 방문해 훈련을 받았다. 훈련은 사체로 하지 않고 돼지를 이용한 생체 동물 실험들이었다.

각 나라마다 각각 저들의 의료 기구를 만들어내서 각각 사용되는 의료 기구가 달랐다. 독일은 되풀이 사용하는 스테인리스 기구가 많았고 미국은 1회용 디스포저블 기구가 많았다. 프랑스는 그 양쪽 방법을 다 받아들였다.

흉강경 척추수술은 혁신적으로 센세이션을 일으켰다. 흉곽을 열 때 갈비 한 대를 툭 잘라내고 20cm 이상 크게 절개할 때는 흉터도 커서 가슴을 드러내고 싶지 않을 정도이고 그 상처의 통증이 크고 오래갔다. 늑골 신경통도 심했다. 흉강경은 흉터도 없어 가슴을 드러내도 문제가 없고 상처가 아주 작아 수술 후 통증이 없고 빨리 직장에 복귀하고 회복이 빨랐다.

이 내시경 기술은 너무 어려워 동물을 희생하는 실험을 통해 익혀야 했다. 독일의 투틀링겐, 프랑스의 파리 변방, 미국의 미네소타, 호주의 브리스반 등을 돌아다니고 흉강경의 장점을 확인했다. 특히 독일 괴테 의대 병원에서 로젠탈이 하는 흉강경 수술을 처음부터 끝까지 관찰하며 배웠다. 환자에게 적용하기 전에 완벽한 수술 기법을 익히고 연습하는 것은 특히 내시경 수술에서 아주 중요하다. 왜냐하면 흉수는 그 경도가 아주 약해서 안전 범위가 1~2mm밖에 없어 정밀한 수기를 요한다. 그렇지 않으면 수술 후 척수 손상이 올 수도 있다.

1996년 프랑스 파리 제6대학교 의과대학의 베나제 교수와 그의 친구 흉부외과 의사를 한국에 초빙했다. 동물 실험만으로 인간에게 적용하면 위험할 수 있기 때문이다. 우리들병원에 도착하자 먼저 개와 돼지를 이용해 수술을 연습했다. 베나제 교수는 나와 나이도 같고 스위스

ISMISS의 같은 멤버였고 프랑스 GIEDA의 같은 패컬티였다. 그의 집을 방문하고 부인과 딸과 함께 저녁 식사도 했다. 대한미국 최초로 흉강경을 이용해 흉터 없이, 후유증 없이 흉추 간판 탈출증을 완치시켰다.

# 흉추 디스크를
# 안전하게 치료하는 법을 개발하다

　　지금도 흉추 디스크 탈출증(등 디스크 병)은 진단이 쉽지 않다. 의사들이나 환자들이나 주로 허리만 조사했기 때문이다. 석회가 침착하거나 오랜 시간이 지나서 증상이 악화되어 보행장애나 하반신 마비가 생겨서야 뒤늦게 발견되었다. 그런데 이렇게 진단이 되어도 개방형 절개수술을 해야 했고 수술 후 하반신이 잘 움직여지지 않는 후유증 또는 합병증이 있었다.

　　요즘 MRI 진단 검사에 흉추를 포함시키고 있다. 조기에 흉추 디스크 탈출증을 발견해 간단한 미니 시술만으로 치료하려고 애쓰기 때문이다.

　　경피적 내시경 등 디스크 시술은 운동신경 마비나 심한 감각장애, 대소변장애가 오기 전에 흉추 간판 탈출증을 안전하고 효과적으로 고치는 방법으로 세계 최초로 나와 우리들병원 연구팀이 개발했다.

　　등 디스크 병 증상은 요통, 흉배부통, 가슴 통증, 옆구리 통증을 일으킨다. 다리에 저림증이나 이상 감각을 일으키는 등 디스크 병, 그리고 아직 하반신 마비나 대소변장애가 오지 않았으나 우둔하게 걷거나 보행이 원활하지 않은 등 디스크 병도 있다.

등 디스크 병은 드문 척추 디스크 질환으로 중추신경인 척수를 직접 누르는 병이기 때문에 그 증상이 모호해 척추 전문의들도 진단을 내리기 어렵다. 흉추통, 흉부통, 등배부통, 요통, 다리 저림증, 좌골 신경통, 간헐적 파행성 보행 증상이 있으면 흉추 디스크 탈출증인지 혹은 다른 원인인지 정확하게 감별 진단하는 것이 매우 중요하다. 이 등 디스크 병은 MRI가 가장 좋은 진단 촬영법으로, 요통으로 허리 MRI를 찍을 때 흉추 쪽으로 CTL 방식으로 추가해달라고 요청해야 한다. C는 경추, T는 흉추, L은 요추란 뜻이다.

치료도 매우 까다롭고 위험한 병이다. 갈비뼈 안에 폐, 심장, 간 등 중요 장기가 위치해 있고, 중추신경이 지나가기 때문에 안전 범위가 1mm밖에 안 되기 때문이다(목 디스크 병은 2mm, 허리 디스크 병은 5mm). 이런 이유로 심장과 폐, 그리고 간 등 중요 장기들을 안전하게 젖히는 방법의 절개수술이 많이 시행돼왔다. 하지만 절개수술 시 중추신경을 건드리게 되면 두 다리가 마비되는 심각한 합병증이 올 수 있다.

세계적으로 이 병을 안전하게 후유증 없이 고칠 수 있는 병원은 정말 손에 꼽을 정도로 드물다. 50례 이상의 풍부한 시술 경험과 정밀한 시술법을 보유한 곳은 손에 꼽을 정도밖에 되지 않는다.

전통적 수술은 등 쪽에서 시행했는데 성공률이 58%에 불과하고, 무려 28%에서 더 악화되었다. 또 최근의 가슴 절개 방법으로 현미경 또는 내시경을 이용해도 14.4%에서 합병증이 있다. 따라서 하반신이 마비된 최악의 경우만 흉곽 절개술을 시행하고 흉통, 요통, 다리 저림 증상만 있을 경우에는 내시경 경험이 풍부한 척추 전문의에게 보다 안전하고 효과적인 내시경 등 디스크 성형술을 받는 것이 개방형 절개수술의 합병증과 후유증을 피하는 방법이다.

내시경으로 고칠 수 있는 등 디스크 병은 파열되지 않고 섬유륜 속에 내포돼 있는 연성 등 디스크 수핵 탈출증(Contained Disc Herniation)과 디스크 뒤쪽 섬유륜이 찢어져 그 틈으로 수핵이 흘러들어 갔거나 신생 혈관과 신생신경을 동반한 육아 조직이 성장해 통증을 일으키는 등 디스크 내부 장애증(Internal Disc Derangement)이다. 디스크의 수분이 줄고 까맣게 상해 디스크 주변 연골까지 변성을 일으키는 등 디스크 변성증(Degernerative Disc Disease) 역시 내시경 등 디스크 성형술로 좋은 결과를 기대할 수 있다.

파열된 등 디스크 병은 최소상처 현미경 수술이 더 안전하다. 등 디스크 병 환자는 등배부통이 잦고 가끔 흉부통을 호소한다. 여성의 경우 등배부통이나 흉부통이 브래지어 압박 때문이라고 착각하기 쉽다. 왼쪽 가슴이 불편한 경우에는 심장 쪽의 협심증으로 의심하기 쉽다. 가슴 한복판이 불편해지면 식도염으로, 옆구리 통증이 오면 콩팥 이상이나 늑골 신경통으로 잘못 의심하기 쉽다.

등 디스크 병은 환자의 임상 증상만으로는 다른 질환과 혼동하기 쉬워 목이나 허리 부위에 비해 진단이 쉽지 않기에 척추 건강진단 시 흉추를 포함해달라고 요청하는 게 필요하다.

# 내시경, 현미경
# 앞쪽 흉부 경유 흉추 질환 수술법을
# 개발하다

2005년 41세 남성인 말레이시아 안과 의사 데니스 공 박사는 서 있기 힘들고 보행이 어려운 흉추 디스크 병에 걸렸다. 내가 있는 우리들병원에서 내시경하 앞쪽 흉추 디스크 수술을 받고 일주일 만에 안과 진료를 시작했다.

그는 직업상 장시간 앉은 자세로 많은 수술을 하는 사람이고 격렬한 운동을 즐긴 탓에 매우 드문 흉추 디스크 질환인 흉추부 후종인대 골화증으로 고생해왔다. 다리에 힘이 빠지고, 저리고 쑤시는 증세가 있었지만 고국의 신경내과에서는 별다른 이상이 없다는 진단을 받았고, 약 2년 전에야 비로소 자신의 병명을 알게 되었다고 한다. 뒤늦게 병명을 알게 되었지만 매우 드문 병인 탓에 말레이시아와 영국에서는 경험 많은 척추외과 의사를 찾기도 어려웠다. 또 기존 절개 방식의 수술은 몇 달 간의 요양 기간이 필요하다는 부담감 때문에 무엇보다 후방 수술 후 신경 손상이 와 하반신 마비가 영구적일 수 있다는 합병증이 겁이 나 수술 결정을 미루어왔다. 결국 양다리가 약해지고 감각이 둔하고 걸음 거리가 약간 우둔해졌을 때 그를 친동생처럼 여겨온 말레이시아 정형 외과 주치의가 보다 확실히 안전한 방법을 시행하는 의사와 병원을 찾아주기로 했다. 말레이시아 쿠알라룸프르 공항에서 그 둘은 인천행 비행기를 탔다.

청담동 우리들병원에 도착했을 때 공 박사의 등 디스크는 단단한 석회가 침착해 척수를 누르고 있었다. 만약 고성능 내시경, 고성능 현미경, 수술실 영상 안내 디지털 내비게이션, 고속 다이아몬드 공기 드릴, 섬세한 현미경 부착 레이저 같은 것이 없는 전통적 표준 수술을 한다면 1~2mm의 오차가 수술 중 발생할 수도 있는데 그런 불가항력적 합병증이 발생하면 환자는 다시는 걷지 못하게 될 것이다. 자기공명영상 진단술로 본 척수 신경 촬영술에서는 압박 정도가 심해서 뇌척수액과 혈액 영양은 이미 상당히 차단되어 그 척수의 병변은 연약해서 보통 수술 기구들로는 그곳에 정밀히 미치기 어렵게 보였다. 그래서 내시경-현미경 겸용 밝은 시야 아래에서 정상 흉추는 그대로 보존하고 늑골도 그대로 보존한 채 갈비뼈 틈으로 내시경과 현미경을 이용해 탈출되고 돌출된 이상 병변 부위를 선택적으로 미세 제거를 했다. 이 수술을 한 뒤에 공 박사는 그다음 날 당장 등 디스크로 인해 생겼던 하반신 부분 마비가 모두 호전되었다.

데니스 공 박사는 수술 후 일주일이 안 되어 본국으로 돌아가 다시 안과 진료를 시작할 수 있었다. 자신과 병원의 욕심을 버리고 오직 환자를 자신의 육신으로, 가족의 몸으로 간주한 정형외과 그 주치의의 한국 우리들병원 선택은 공 박사를 다시 봉사하는 안과의로 재탄생시켰다. 이 성공담은 사랑에서 오는 정성이기에 공 박사의 아내와 자식들, 그리고 그 부모들의 가족뿐만 아니라 안과 환자들에게 기쁨과 희망을 안겨주었다.

흉추부 후종인대 골화증은 증세가 모호해 진단 자체가 늦어지는 경우가 많다. 또 일반적인 디스크 치료법보다 더 정밀하게 신경을 박리해야 하는 까다로운 수술인 탓에 자의 반 타의 반 치료 시기를 늦추는 경우가 많다. 데니스 공은 의사였기 때문에 보다 적극적으로 치료 방법을 찾아 마비가 진행되기 전에 치료를 받을 수 있었다. 그는 치료 후 이런 편지를 보내왔다.

"저희 부부 내외, 박사님께 깊은 감사의 인사를 전합니다. 저의 흉추 디스크 병은 고난도 수술로 일본, 싱가포르, 홍콩, 미국에서는 모두 수술 후 하반신도 마비가 될 위험성이 50%라고 했는데 우리들병원에서는 99.9% 괜찮다고 했었습니다. 불과 0.1%의 위험성이라면 받아들일 만하다고 판단하여 저는 한국행 비행기를 탔습니다. 박사님 덕분에 저는 까다롭고 복잡한 흉추 디스크 질환을 최상의 흉추 디스크 수술을 받아 치료할 수 있었습니다. 신의 은총이 함께하시길 바랍니다."

등 디스크 병은 등과 가슴 부위에 통증이나 답답하거나 눌리는 불편이 있다가 나중에 다리에 마비 증상이 발생해 걷기 힘들어지는 증상이 나타난다. 나는 흉강경을 이용하거나 현미경을 사용해 가슴 흉부 쪽으로 접근해서 흉추 간판 탈출증, 흉추 결핵, 척추측만증, 척추후만증에 이 안전한 수술을 해 합병증으로 오는 하반신 마비를 예방했다.

등 디스크 병은 흉추 제1번에서부터 흉추 제12번 사이의 디스크가 터져서 신경을 누르는 병을 말한다. 등 디스크 질환은 다른 디스크 질환에 비해 발생이 적고 발견 또한 힘이 들었다. 그러나 최근에는 MRI 등 최신 검진 장비의 발달로 등 디스크 환자가 적지 않게 발견되고 있다. 흉추의 등 디스크는 심장과 대동맥, 폐 등의 중요 기관과 근접해 있어 보다 전문적인 치료가 필요한 질환이다. 등 디스크의 주요 증상을 보자.

첫째, 다리 힘이 빠진다. 많이 쓰면 더 힘이 빠진다. 다리가 끌린다. 계단 내려가기가 힘들다.

둘째, 등이 아프다. 조금만 일하면 등이 뻐근하다. 등을 대고 비비면 시원하다.

셋째, 감각이 무디다. 허벅지, 사타구니가 남의 살 같은 느낌이다. 발바닥에 두꺼운 양말을 신은 것 같다. 옆구리가 무디다. 냉온 감각이 떨어진다. 동통 감각이 떨어진다.

넷째, 대소변장애가 온다. 못 참는다(마려우면 빨리 가야 한다). 끝에 방울이 진다.

다섯째, 옆구리가 아프다. 말썽 난 디스크가 옆구리 신경을 건드릴 때 흉통, 복통도 온다.

여섯째, 다리가 불편해진다. 진행된 상태에서는 냉온 감각이 없고 동통 감각도 없어지고 살짝 닿은 느낌은 아나 다리가 끌리거나 뻣뻣해진다.

정상 조직을 건드리지 않는 흉강경하 흉추 디스크 수술 및 뼈 융합술은 앉아 있을 때는 증상이 없다가 서거나 걸으면 불편을 느끼는 신경병변에 매우 효과적인 치료법이다. 나는 한국에서 1993년 우리들병원에서 최초로 흉강경을 이용한 디스크 절제술과 뼈 융합술에 성공했다. 이후 이 수술 방법으로 척추 결핵, 척추 종양, 척추측만증, 척추후만증을 치료해 좋은 수술 성적을 거두었다.

이 수술법은 가슴을 작게 1cm 정도 절개 후 3~4개의 작은 구멍을 낸다. 내시경 또는 현미경으로 밝게 빛을 비추고 확대한 영상을 정밀히 보면서 수술하므로 흉터가 거의 없고 회복이 빠르며 수술 후 통증이 적어 효과가 뛰어난 치료법이다. 등 쪽에서 접근하는 기존의 수술은 수술 후 피가 나갈 통로가 없고 척수 손상의 위험이 높은(10~30%) 반면, 늑골뼈 사이로 내시경과 현미경의 도움으로 가슴을 통해 수술하면 혈종이 빠져나갈 공간이 충분해 신경마비가 없이 안전하게 수술에 성공할수 있다. 뒤쪽으로 수술하다 하반신 마비가 된 증례들을 나는 학회, 법원에서 본 적이 있다.

# 디스크 '수술 혁명'을
일으키다

"다시 설 수 있게 해줄 수 없나요? 마지막 강의를 할 수 있다면 좋겠는데…. 오래 앉아 있거나 서 있으면 허리, 엉덩이, 다리가 불편해서 도저히 강의를 할 수가 없어요."

정년을 3년 앞둔 한 대학교수가 나를 찾아왔다. 이미 두 번씩이나 허리 수술을 받았던 환자인데 병원의 인습적 의견은 디스크 수핵 탈출증이 재발하면서 신경 유착과 퇴행성 척추관 협착증이 겹친 경우이므로 큰 척추수술이 필요한데 환갑을 지난 나이에 협심증까지 있어 전신마취를 할 수 없으므로 수술이 불가능하다는 것이었다. 관찰을 해보니 첫 수술의 흉터가 무려 30cm나 되었다. 두 번째 수술도 거의 15cm가 절개돼있었다. 두 발로 서서 강의하고 명예롭게 퇴직하는 것도 중요하지만 먼저 서서 걸어 다닐 수 있어야 심장의 건강을 유지할 수 있겠다 싶었다.

그가 말한 인습적 수술법은 척추의 뒤쪽 고리판을 광범위하게 절제하고 디스크를 모두 제거한 후에 금속 디스크 통이나 금속 나사못을 삽입하고, 골반에서 뼈를 채취해 자가뼈 이식 수술을 하는 것이었다. 이런 수술은 4시간 이상 걸리고 대개는 수혈을 해야 한다. 신경 손상 등 여러 합병증이 생길 확률이 5% 정도 된다는 것이다. 그의 몸은 이런 큰 수술을 견딜 수 있을 것 같지 않았다. 따라서 수술 시간이 짧고 좀 더 안전한 방법을 찾아야 하는데 그것이 바로 최소상처 디스크 수술이라는 첨단 기법이었다.

수년 전부터 디스크 수술 분야에 일대 혁명이 일어났다. 독일 프랑크푸르트의 괴테 의대, 베를린의 자유 의대, 스위스의 취리히 의대, 프랑스 파리 제6의대, 미국 하버드 의대, 테네시 의대, 캘리포니아 의대, 뉴욕 마운트 시나이 병원, 일본 교토 의대를 중심으로 여러 병원에서 기존 수술에 대한 반성과 함께 거의 10년에 걸쳐 혁신된 개념을 도입한 것이다. 한 번 수술할 때 여러 부분을 모두 건드리는 기존의 적극적 수술법은, 만약 문제가 생기거나 재발했을 때 다시는 손쓸 수 없을 정도의 광범위한 수술이므로 가능한 한 처음에는 하지 말자는 것이다. 그런 광범위한 수술은 치명적인 척추암이 있거나 도저히 서거나 앉지도 못하는 최악의 경우에만 하자는 것이다.

가능한 한 척추를 그대로 보존해야 한다는 개념의 핵심은 디스크를 극히 일부만 고치고 직접 신경을 누르지 않는 디스크의 주변 부위와 디스크의 정상 부분들은 상처를 주지 말고 보존하자는 것이다. 디스크는 모양이 좀 변했다 하더라도 여전히 충격을 흡수하며 허리를 유연하게 지켜주고 키가 작아지지 않도록 척추 구조를 지지해준다. 따라서 척추를 받치는 디스크를 가능하면 보존하는 최소상처의 수술을 먼저 시도해야 한다는 이론이다. 이를테면 자동차가 고장 났을 때 보닛을 열고 모든 녹슨 부분을 다 뜯어내고 고장 부분을 고치는 것이 인습적인 방법이라면, 새 방법은 보닛도 열지 않고 기구를 원격조종, 핵심 고장 부분만 고치는 것이라 할 수 있다.

　재활 운동요법, 자연요법, 영양요법 등으로 요통과 좌골 신경통을 견뎌낼 수 있다면 가장 좋겠으나 만약 수술해야 하는 경우라면 수술 10년 후보다 더 긴 세월 후에 초래될 결과를 생각해보고 위험성이 낮고 부작용이 심각하지 않으며 디스크를 보존해주는 최소상처 수술법을 고려해봐야 한다. 그래도 안 될 때 디스크를 완전 절제하고 금속 나사못이나 통을 이용하는 뼈 융합술을 고려하는 것이 첨단의 디스크 수술 철학이다. 과학의 발달로 정밀하고 안전한 레이저와 확대 현미경, 인체 내시경을 이용할 수 있게 되었다. 이에 따라 최소한의 출혈로 수술이 가능해졌다. 수혈이 필요 없기 때문에 에이즈 감염 위험성이 없고 신체적 충격을 거의 주지 않는 최소상처 수술법이 우리나라에서도 가능할 뿐만 아니라, 우리는 현재 경험이나 세밀한 기술도 미국이나 일본보다 상당히 앞서 있다. 대개 입원 기간은 3~4일 이내이며 10일~2주면 대부분의 일상생활이 가능하다.

　내게 찾아온 대학교수는 재발 척추 디스크 병이었지만 1.5cm만 절개하는 최소상처 수술법으로 미세 현미경과 컴퓨터화된 정밀한 레이저를 이용해 1시간 정도 걸린 탈출 디스크 제거술과 신경 구멍 확장술을 받고 하루 만에 자기 발로 걸어서 퇴원했다. 10일 후에는 학교에 나갔으며 6개월 후에는 아무도 그분이 허리에 이상이 있었는 줄 알지 못했다.

　최소상처 디스크 수술법은 크게 두 가지로 나눌 수 있다. 하나는 독일의 마이어와 후글랜드, 스위스의 슈라이버와 로이를 중심으로 개발된 최소상처 수술법이다. 이것은 2mm 이하의 가늘고 잘 휘어지는 내시경을 아주 작은 구멍(직경 6.5mm)을 통해 넣고 작은 집게와 레이저를 이용해 수술하는 방법이다. 이와 비교할 수 있는 수술로 널리 알려진 것은 내시경과 레이저를 이용해 전립선을 수술하는 비뇨기과 수술이다.

다른 하나는 독일의 로젠탈, 미국의 딕맨, 프랑스의 베나제가 주도하는 최소상처 수술법으로 몸속에서는 기존 수술법과 거의 같은데 열쇠 구멍처럼 작게 절개한다. 육안이나 현미경으로 직접 들여다보는 방법 대신에 작은 구멍으로 1cm 굵기의 단단한 내시경을 넣어 카메라를 통해 모니터에 나오는 화상을 보면서 수술하는 법이다. 일반외과에서 복강경으로 담낭 수술을 하거나 흉부외과에서 흉강경을 통해 폐나 심장을 수술하는 것과 비슷한 방법이다. 이런 최소상처 디스크 수술법은 목 디스크, 등 디스크, 허리 디스크 병에 모두 시술할 수 있다. 그럼 그 구체적인 내용을 개괄해보자.

먼저 목 디스크 병을 보자. 목이야말로 수술 합병증이나 위험성이 가장 높은 부분이다. 이 목 디스크를 전신마취나 절개 없이 국소마취해 간단히 주사 놓듯이 시술하는 목 디스크 내시경 레이저 수술법이 1992년부터 개발되었다. 앞목을 5cm 절개하는 기존 수술 대신에 0.5cm의 작은 구멍을 통해 0.4cm의 가는 관을 넣어 수술하므로 입원 기간이 2주에서 하루로 줄었고 시술 뒤 3시간이면 집으로 돌아가 1주 이내에 일상생활이 가능하다. 탈출 수핵을 포함해 디스크의 극히 일부만 집게나 레이저로 없애주면 대개 통증이 즉시 없어진다. 약 400여 명이 이 수술을 받았고 성공률은 90%이다.

등 디스크 병의 경우 가슴 부위를 앞뒤로 길게 절개하고 갈비뼈를 자르는 대신에 열쇠 구멍처럼 작게 절개한다. 직경 1cm 내시경을 한 구멍으로, 레이저나 긴 집게를 다른 구멍으로 넣어 정밀하게 디스크 탈출 수핵 일부분만 절제해낸다. 많은 부분을 그냥 두므로 척추 불안정증이 생기지 않고 금속 디스크 통이나 뼈 이식술을 할 필요가 없다. 세계적 논문으로 보고된 증례가 약 200여 명으로 성공률은 약 90%이다.

독일 프랑크푸르트 괴테 의대의 로젠탈은 기존의 인습적인 등 디스크 수술법이 약 6주 정도 지나야 회복되는 데 비해 최소상처 수술법은 약 2주 이내에 회복이 가능했고 입원 기간도 기존의 2주에 비해 단지 2~3일로 짧아졌다고 보고했다.

허리 디스크 병은 허리 복판에 1.5cm 정도만 최소절개한 뒤 그 속으로 현미경을 이용해 머리카락처럼 가는 레이저를 정밀히 발사해 탈출 디스크 수핵을 기화시킨다. 깊은 곳이나 반대편을 제거해야 할 경우에는 자동 흡입기인 뉴클레오톰을 넣어 흡입해낸다. 성공률 95%로 약 2,000명이 시술받았다.

디스크 수핵 탈출이 완전히 악화되지 않고 척추의 뒤세로 인대 아래에 디스크 수핵이 내포돼 있으면 약 0.5cm만 허리 측배면에서 절개하면 된다. 뼈, 신경을 건드리지 않고 근육을 통해 가는 관을 삽입, 측면에서 바로 디스크에 접근해 내시경이 달린 레이저와 집게를 이용하는 내시경 레이저 병용 수술법은 전신마취가 필요 없다. 기존 수술이 10일 정도 입원해야 하는 데 비해 내시경 레이저 병용 디스크 수술법은 24시간 이내에 퇴원이 가능하며 약 6주 정도 걸리던 회복 기간을 2주 이내로 줄일 수 있다.

최소상처 디스크 수술은 본래의 신체 기능을 그대로 보존하면서 허리 조직들을 가능하면(암 같은 병이 아니라면) 그냥 두고 핵심 부위만 손대는 수술을 해 기능을 회복할 수 있다. 5~20cm 사이로 크게 피부를 절개해놓고 육안이나 돋보기, 확대경으로 보는 육안적 수술법에서 3~5cm 정도로 조금만 절개해 미세 현미경으로 보는 수술법, 여기서 다시 1cm 정도로 최소 피부 절개만을 한 뒤 내시경으로 보는 내시경 수술법으로 발전해온 것이다.

1997년 3월 2일 올랜도에서 열린 미국척추신경외과학회에서 괴테 의대의 로젠탈과 바로우 신경수술센터의 딕맨 그리고 신시내티 의대에서 마운트 시나이로 옮긴 페린은 입을 모아 말했다. "최소상처 내시경 수술법은 시술하는 의사는 더 고생이지만 환자에게는 큰 도움이 됩니다"라고.

대개 90%의 디스크 병은 디스크 수핵을 그대로 보존하는 각종 보존요법으로 낫는다. 3개월 이상 치료해도 잘 낫지 않는 디스크 병은 약 10%가 되는데 그중 심한 통증이나 마비가 오는 경우에는 상한 디스크 수핵을 없애주는 수술 방법을 고려하게 된다. 디스크 수술 방법 중에서 특히 척추 레이저 디스크 수술이 안전하면서 효과적인가에 대해 많은 논란이 있다. 새로운 레이저 디스크 수술이 시행착오라거나 안정성이 규명돼 있지 않다고 주장하는 경우가 있었다. 종래의 수술은 스테인리스 스틸 칼로 절개해 육안으로 보면서 하기 때문에 드물기는 하지만 약 5%에서 신경 유착 같은 합병증을 일으킬 수도 있고 허리를 약하게 만들 수도 있다는 것이 잘 알려져 꼭 수술을 해야 하는 환자들은 어떤 방법을 택해야 하나 하고 혼란스러울 것이다.

1986년에 내시경이 달리지 않은 단순 레이저로 디스크 수술에 성공했다는 미국과 오스트리아의 보고 이래 레이저 공학은 눈부시게 발달했다. 그러나 광학의 발달로 우수한 내시경 아래에서 레이저를 사용하게 된 1992년 이후 비로소 레이저를 제대로 사용할 수 있게 되었다. 1992년 이후 현재의 레이저는 아날로그가 아니고 고도의 디지털로 컴퓨터화돼 있고 또 내시경이 부착되어 훤하게 보면서 사용하게 돼 있어 손가락의 지문 사이에 지문을 건드리지 않고 점을 찍을 정도로 정밀하고 안전하다. 1991년 미국 FDA가 장기적인 안정성을 검토한 후 척추 디스크 수술에 이용하는 레이저를 효과적이고 안전하다고 공인한 지 7년이 지났다.

디스크 수술을 할 때 크기가 큰 스테인리스 스틸로 만들어진 기구들보다 직선으로 뻗는 아주 가는 빛(보통 0.3mm의 굵기)인 레이저를 주로 사용하면 수술 상처가 최소화된다. 최근 의학의 경향은 디스크 수술뿐만 아니라 모든 외과 수술이 꼭 필요한 경우에 한해서 시행되며 그것도 가능하면 최소상처로 주위 세포를 보호해야 한다는 방향으로 가고 있다는 것은 일반적인 상식이다. 내시경 레이저를 이용한 최소상처 척추 디스크 수술도 성공률이 높으며 입원 기간이 짧고 일상생활로의 복귀가 빠르다. 당뇨병이나 고혈압 등 기왕에 병증이 있어 전신마취가 어려운 환자들의 경우 마취 사고를 예방하고 수혈을 하지 않기 때문에 많은 이점이 있다.

후유증이 없으므로 이탈리아에서 온 한 여성 예술가는 등 디스크 성형술을 받은 다음 날 광주 비엔날레에 참석했다. 그녀는 6개월 전부터 간간이 허리 통증이 시작되더니 나중에는 엉덩이와 다리마저 불편해졌다. 오래 앉았다가 일어설 때면 허리가 잘 펴지지 않았다. 특히 아침에 일어날 때는 더욱 불편했다. 30분 정도 앉아 있거나 숙일 때도 통증이 찾아왔다.

그녀는 이탈리아에서 등 디스크 수핵 탈출증이라는 진단을 받은 후 다시 영국과 독일로 가서 유명한 척추 전문의에게 진료를 받았다. 의사는 물리치료와 약물치료를 받으면서 견뎌보든지, 가슴 쪽을 절개하는 수술을 받든지 선택해야 한다고 했다. 하지만 전신마취를 해야 하는 절개수술은 두려워 우선은 물리치료와 약물치료로 견뎌보기로 했다. 하지만 증상은 호전되지 않았고 나중에는 예술 활동과 업무에 지장이 생길 정도로 통증이 심해졌다.

그러던 중 이탈리아 의사에게서 그녀의 병을 치료할 수 있는 최상의 방법이 있다는 얘기를 듣게 되었다. 그 의사는 최소침습 척추수술에 관한 내 강의를 들었던 경험을 얘기하며 한국의 우리들병원을 추천했다.

나를 찾아온 그녀에게 직접 내시경 등 디스크 성형술을 했다. 그녀는 즉시 왼쪽 다리의 통증이 많이 줄었음을 느낄 수 있었다. 놀랍게도 그녀는 시술 받은 다음 날, 그것도 걸어서 퇴원했다. 그녀는 광주 비엔날레에도 차질 없이 참석할 수 있었다.

# 4장

# 후유증 없는
# 허리 디스크 치료

# 만성 요통을
# 내시경으로 완치시키다

앉아 있기가 힘든 사람들이 있다. 방바닥에 앉아 있으면 허리가 아파져 안절부절못하는 분들이 일어서면 얼른 허리가 펴지지 않아 허리를 좀 추스러야 바로 되는 사람들이 있다. 무거운 물건을 들기가 힘들고 들고 나면 허리가 아파져 나중에는 물 한 잔도 들기가 싫어지는 사람들이 있다. 일을 조금 무리하거나 운동을 심하게 하면 다음 날 허리를 꼼짝 못하는 사람들이 있다. 이는 허리 디스크가 말라 쿠션의 능력을 잃어버려 뼈와 뼈가 맞닿을 때 생기는 디스크성 만성 요통이다.

다리는 아프지 않고 엉치나 허리만 불편한 사람의 허리를 후방 골 융합술로 수술하면 뒤쪽에서 허리뼈를 자르고 허리 근육을 손상하고 허리 신경을 건드리게 되어 낫기는커녕 오히려 더 허리가 아파지는 경우가 잦다. 그러나 앞쪽 복부를 통해 나쁜 디스크를 덜어내고 새로운 인공뼈를 채운 금속 디스크 통으로 대체하면 요통이 금방 사라지고 허리에 힘이 들어가 3개월이 지나면 중노동도, 스포츠 활동도 가능해진다. 삶의 질이 향상된다.

허리를 고치려고 배를 약 15cm, 20cm, 25cm, 30cm를 절개하면 환자들, 특히 여성들은 너무 싫어한다. 죽고 사는 문제로 배를 열면 받아들일 수 있는 긴 흉터였지만 만성 요통을 고치려고 배를 길게 절개하는 것은 잘 받아들이지 못한다. 남편이 흉터가 큰 배를 만질까 봐 싫어한다.

요통을 고치려면 허리를 손 안 대고 배를 통해 수술해야 하는데 단 흉터가 안 남거나 맹장 수술보다 작아야 한다. 최소상처, 최소절개로 복부 척추수술을 하려고 척추 의사들은 복부외과 그리고 산부인과의 복강경을 도입하려는 아이디어를 냈다. 척추 의사가 복부외과 전문의의 도움을 받아야 했다. 게다가 복부를 통해 디스크를 고치려면 복부의 혈관을 움직여야 하기에 숙달되지 않은 의사에게는 힘든 수술이라 우리들병원처럼 척추 전문 복부외과 전문의 또는 혈관외과 전문의가 없으면 보통 병원에서는 전혀 할 수 없는 수술이다.

나는 신경외과 척추 의사로서 복부를 절개하는 수술을 위해 특별한 동물 실험, 사체 실험을 했다. 1985년 프랑스 파리 제5대학 르네 데카르트 의과대학 해부학 연구실에서 사체 해부를 했고 1991년 미국 베데스다 국방의과대학 사체 실험실에서 사체 해부를 했다. 복부를 통해 요추 디스크에 접근을 하는 사체 해부는 구조를 익히는 데 도움을 주었다.

그러나 그건 생체 수술이 아니라 생체 동물 실험을 필요로 했다. 흉터를 안 생기게 하는 방법은 복강경 또는 후복막강경이다. 복강경은 배 속에 가스를 주입해 공간을 만들고 오른쪽, 왼쪽에 대칭으로 조그만 키홀을 만들어 수술 도구를 오른손, 왼손에 각각 사용하고 배꼽을 통해 복강경을 삽입하고 디스크 바로 위쪽 복부에 조그만 통을 삽입해 나쁜 요추 디스크를 긁어내고 새 인공 디스크로 바꾸어준다. 이는 복막을 관

통해 요추 제5번과 천추 제1번 사이 디스크로 접근한다. 좌우 장골 동정맥 사이로 접근하므로 혈관을 다칠 위험은 거의 없다.

후복막강경은 옆구리에 키홀 크기의 작은 구멍을 내고 가스를 주입해 내장을 복막과 함께 앞으로 밀어내고 척추와 복막 사이에 공간을 만들어 내시경으로 측면의 요추 디스크를 보면서 요추 제3번과 제4번 그리고 제4번과 제5번 사이의 나쁜 디스크와 상한 연골을 갈아내고 새 인공뼈를 담은 디스크 통을 삽입해주는 걸 말한다.

내려앉은 디스크 높이를 다시 높여주므로 신경 구멍이 넓어져 척추 신경절을 더 이상 압박하지 않으므로 2년 이상 10년을 괴롭히던 지긋지긋한 요통이 사라진다. 다시 골프도, 테니스도 할 수 있다. 다시 농사일도 할 수 있고 무거운 물건도 들 수 있다. 허리에 힘이 들어가기 때문이다.

1975년 국립의료원 복부외과 인턴을 하면서 나는 매일 밤낮을 가리지 않고 여러 복부 수술을 따라 들어가 수술 조수를 섰다. 1977년에는 신경외과 레지던트로서 신경외과장님과 후복막강으로 접근해 교감신경 절제술을 자주 했다. 버거씨병이라고 흡연으로 인해 다리 혈관이 좁아져 발가락이 상하는 것을 치료하는 목적이었다. 1978년에는 신경외과 치프로서 복부를 열고 복부 속에 뇌실과 연결된 카테터를 집어넣었다. 뇌수두증일 때 뇌의 넘치는 물을 복부 속으로 이동시켜 뇌수두증을 호전시키는 수술이었다.

1978년부터 나는 신경외과장과 함께 복부를 비스듬히 약 20cm 정도 절개해 썩어버린 디스크, 결핵으로 망가진 물렁뼈, 암이 전이돼버린 요추뼈를 잘라내는 수술을 했다. 1980년 군의관으로 일동 야전병원에서 병원장의 특별 허락을 받아 일반외과 군의관과 함께 어긋난 요추뼈를 복부를 통해 수술했다. 이때 요통을 고친 사병들이 무려 30년이 지나 멀쩡한 허리로 나를 찾아와 말했다.

"제가 벌써 나이가 50대가 되어 고혈압이 생기자 군대에서 완전 새로운 치료로 복부로 허리 수술을 해주셔서 평생 건강한 허리로 일 잘하고 살아 이상호 박사님께 죽기 전에 감사 인사드리고 얼굴이라도 뵙고자 찾아왔습니다."

나는 1980년에 복부로 앞쪽 요추체 사이 골 융합술이 30년이 지나도 멀쩡하다는 걸 내 눈으로 다시 한 번 확인했다.

1982년 부산 동래에서 우리들병원 전신인 이상호 신경외과를 개원했을 때 가끔 기적을 이루었다. 당시에 아직도 드물지 않았던 질환이 척추 결핵이었다. 척추뼈가 녹고 결핵 고름은 척추 신경을 압박해 대소변을 조절하지 못하고 제대로 걷지 못하는 불완전 하반신 마비로 휠체어를 타거나 사람이 부축해야 설 수가 있는 불구가 된다. 이 척추 결핵은 허리 뒤로 후궁뼈를 절제하고 감압 수술하고 고름을 씻어내는 후방 감압술 및 골 융합술을 하면 하반신 마비가 잘 안 돌아오고 병도 낫는 데 오랜 시간이 걸린다.

복부로 접근하면 복부 근육 내로 파고든 고름도 잘 씻어내고 파괴된 디스크 물렁뼈 척추체를 모두 잘 걷어내고 새 뼈를 이식하면 마비가 풀려 앉은뱅이가 일어서는 기적이 생긴다. 다시 걷는 기쁨, 대소변을 조절하는 능력도 생긴다.

부산뿐만 아니라 인천, 서울, 광주, 목포, 순천, 여수, 울산, 마산, 김천, 대구, 대전, 안동, 영천, 정읍, 고흥, 전주, 청주, 충주 전국 방방곡곡에서 이 기적을 구전 받은 환자들이 부산 우리들병원으로 모여들었다.

너무 먼 서울에서 오는 환자들을 위해 1992년 서울 우리들병원 전신인 우리들 신경외과를 역삼동 삼부빌딩 19층에 개원했다. 르네상스 호텔과 연관된 건물로 르네상스 호텔 오너인 삼부토건이 그 호텔 옆쪽에 연결해 지은 빌딩이었다. 나는 자연히 점심 식사와 커피를 마시러 병원에 연결된 르네상스 호텔로 가서 하게 되었다. 그곳 로비층에는 엘리제라는 라운지 카페가 있었다.

여기서 부산대학교 영문학과를 졸업하고 서울로 시집온 한 여성을 만났다. 부산 의대를 다닐 때 모임에서 만난 적이 있어 인사를 나누었다. 함께 커피를 마시는데 안절부절못했다. 가만히 앉아 있질 못하고 엉덩이를 자주 들썩이고 뒤로 기대기도 하고 불편해했다.

"허리가 아프시나요? 바로 앉아 계시질 못하네요? 혹시 30분 이상 앉았다 일어서면 허리가 금방 안 펴지고 추슬러야 되나요?"

그녀는 대학 졸업반 시절에 허리 디스크가 탈출되어 좌골 신경통을 앓았는데 세월이 지나 다리는 안 아픈데 이사를 한다든지 무리한 일을 하고 나면 며칠간 꼼짝 못한다는 것이다. 그리고 한 일주일 지나면 언제 허리가 아팠느냐는 듯이 전혀 안 아프다가 남편과 함께 잠자리를 하면 이상하게 복부가 불편했다고 한다.

나는 우리들병원 복부외과 의사와 함께 복강경을 이용한 요추 간판 탈출증 제거 및 디스크 삽입술을 생체 돼지로 실험하기 위해 동물 실험실을 찾아다녔다. 프랑스, 독일, 미국, 호주 4개국을 방문했다.

나는 요추 제5번과 천추 제1번 사이의 상한 디스크와 물렁뼈를, 호주 브리스반, 독일 투틀링겐, 프랑스 파리 근교, 미국 텍사스 등 미국, 호주, 독일, 프랑스를 다 방문해 복강경 연습을 했다. 당시 같이 받은 한국 의사 한 분은 흉부외과였고 한 분은 정형외과였다.

이제는 환자에게 직접 수술하는 일본 도쿄의 데자와 교수를 찾았다. 데자와 교수는 복강경이 아닌 후복막강경을 사용한 앞쪽 요추골 융합술을 보여주었다.

나는 독일, 프랑스, 일본, 미국의 방법들을 다 검토, 융합해 아주 작은 절개로 복부 정중앙 배꼽 중심으로 약 4cm 정도 절개하는 후복막경 수술을 개발했다.

1996년 미국 신경외과는 내시경 디스크 치료는 아직 인정하지 않고 만성 요통을 근본 원인치료를 하는 최소침습 전방 요추체 사이 골 융합술을 인정했다. 1996년 시애틀에서 열린 CNS(congress of neurosurgery) 척추학회에서 나는 만성 요통을 원인치료하는 맹장 수술 크기만큼 작게 앞쪽 복부 정중앙을 절개하는 신의료 기술을 구두 발표하여 우레와 같은 박수를 받았었다. 미국에서 신경통이나 하지 방사통은 없고 순전히 허리만 아파서 괴로워하는 만성 요통일 때, 뚜렷한 치료 방법이 별로 없을 때 확실한 치료법을 발표했기 때문이다.

이 수술법의 혜택은 유명한 골프 선수 타이거 우즈가 받았다고 한다.

# 록스타 조니 할리데이와
# 윤도현의 허리 디스크

프랑스에는 유명한 록스타 조니 할리데이가 있다. '프랑스의 엘비스 프레슬리'라 불리며, 음반이 1억 개 이상 팔렸다. 한국 록스타 중에는 윤도현이 있다. 윤도현은 2002년 월드컵 응원가 〈오 필승 코리아〉를 불렀다.

록스타는 무대에서 신체 활동이 많다. 관중을 위해 노래만 하지 않는다. 기타 연주도 하고 춤도 추며, 온몸을 움직인다. 록스타가 허리에 탈이 나면 어떻게 될까? 재미없는 공연이 될 것이다.

2009년 11월, 파리와 서울에서 두 록스타는 큰 공연을 준비하고 있었다. 그때 파리와 서울을 오가며 학술 활동을 하던 나는 프랑스어 신문을 보다가(서울서 한국말만 해온 내가 파리에 가면 당장 프랑스어로 말해야 하기 때문에 미리 내 두뇌를 프랑스어로 적시기 위해서였다. 일부러 영화도 프랑스어 더빙된 것만 골라 볼 때다) 깜짝 놀랐다. 척추를 보는 의사로서 '허 참' 하는 탄식이 나왔다. 신문 톱 기사의 주인공은 록스타 조니였다. 비행기에 태워 미국으로 급히 후송되는 사진이 실려 있었다. 기사를 읽어보니 디스크가 그의 목숨을 위협하고 있었다.

조니는 2009년 11월 26일 파리의 의사 스테판 델라주에게서 절개식 허리 디스크 수술을 받았다. 그는 수술 후 합병증이 생겼고, 수술 일주일 후 로스앤젤레스의 시다스 시나이 병원으로 비행기를 타고 옮겨 가게 된 것이다. 공연은 취소됐다. 표 환불 금액이 10억 원 이상이었다. 혼수상태에 빠진 그는 12월 14일이 되어서야 정신을 차리고 "나는 그 의사의 손 사이에서 거의 죽을 뻔했다. 그리고 정말 죽었다 다시 깨어났다"고 말했다. 그는 2011년이 되어서야 활동을 재개했다. 그가 절개수술을 받은 지 2년 만이었다.

이때만 생각하면 나는 자연스럽게 록스타 윤도현이 떠오른다. 2009년 서울과 파리를 왕래하던 시절 두 사람은 같은 시기, 같은 부위에 디스크 탈출 증상이 왔다. 두 스타의 허리병을 비교하지 않을 수 없다. 두 사람의 디스크 탈출 부위는 요추 제5번과 천추 제1번 사이였다. 허리 제일 아랫부분이다. 록스타들은 무대에서 이 부분에 충격을 많이 받는 행동을 하는 걸까? 콘서트를 앞두고 허리를 이유로 병원에 방문한 것도 동일했다.

두 사람은 큰 차이점이 있다. 조니는 전신마취를 하고 절개하는 관혈적 디스크 수술을 받았고, 윤도현은 국소마취에 절개하지 않는 비관혈적 내시경 디스크 치료를 받았다. 두 사람의 치료 후 경과는 큰 차이가 있다.

윤도현이 수술 후 회복하는 데 걸린 시간은 2주였다. 콘서트도 취소하지 않았다. 이후에 스케이트보드를 탈 정도였다. 종종 '조니가 내시경 디스크 치료를 받았다면 그해 콘서트를 취소하지 않았을 텐데'라고 생각한다.

내시경 디스크 치료는 결혼식을 앞둔 사람, 입시를 앞둔 학생, 업무가 바빠 3일 이상 자리를 비울 수 없는 사람에게 알맞다. 나는 실제로 이러한 사람에게 내시경 디스크 치료를 많이 시행했고, 이들은 조기에 업무나 학업에 복귀했다. 심지어 야구나 축구, 테니스, 골프 등 수많은 스포츠 선수도 이 치료를 통해 정상적으로 스포츠에 복귀했다.

2015년에 2만 명의 임상 결과를 추적해 세계적 SCI 의학 저널인 《신경외과학》에 발표했다. 논문의 임상 분석에 따르면, 절개식 허리 디스크 수술은 재발률이 10%대인 데 비해 내시경 치료는 4%였다.

절개식 수술은 척추 관절 등 일부를 갈아낼 뿐만 아니라 섬유륜에 낸 절개 부위가 막히지 않고 계속 뚫려 있다. 내시경 치료는 뼈를 갈지 않을 뿐 아니라 섬유륜도 벌리기만 한다. 1992년에 절개와 전신마취 없이 허리뼈도, 허리 관절도 자르지 않고 디스크를 보존하면서 탈출된 병소만 정밀하게 제거하는 내시경 레이저 병용 치료법을 세계 최초로 정립했을 때, 당시 미국은 이 치료법을 공인하지 않고 보험 적용도 해주지 않았다. 많은 근거와 검증된 논문으로 우리 정부는 1996년부터 내시경 치료법을 공인해 우리 국민들은 올바른 치료를 받아왔다. 미국은 2017년에 비로소 보험 적용 코드를 부여했다. 현재 미국은 물론 일본에서도 의사들이 의료 기술을 배우러 온다. 이 디스크 치료에서는 우리나라가 미국 의료진보다 20년 이상 앞서 있다고 본다. 명실공히 우리나라 의료가 수출되고 있는 것이다.

나 역시 허리 디스크 수술을 내시경으로 받았다. 정상으로 활동하고 운동하는 나 자신을 보여주면서 의사들에게 환자를 '내 몸', '내 가족'으로 여긴다면 어려워도 내시경 디스크 수술법을 배워야 한다고 강의한다.

의사에게 절개수술은 쉽다. 장비 기구도 적게 든다. 그러나 새로운 수술법을 배워서 환자에게 좋다면 의사로서 더 보람될 것이다.

　디스크에 문제가 있어서 내시경으로 치료하고 싶다면 가능한 한 빨리 병원을 방문해야 한다. 척추 신경은 3개월 이상 탈출된 디스크에 치이면 다시 정상으로 돌아가기 어렵다. 늦어지면 절개가 불가피해질 수 있다.

# 신경 압박이 3개월을 지나면
# 원인치료를 해야 한다

가능하면 약물치료, 물리치료, 운동요법, 교정요법 같은 보존요법을 시도해야 한다. 실제 통계를 내보았더니 그런 방법으로 좋아진 사람들이 약 90%였다. 우리들 척추건강연구소가 2,000명의 디스크 병 환자를 추적한바 그중 8%의 환자만이 아픔을 견디지 못해 수술을 받았다. 나머지 2%는 아파도 수술이 두려워 그냥 견디고 있을 뿐이었다.

그러나 아주 중요한 상식 중 하나가 3개월 이상 척수 신경이 탈출 디스크 수핵으로 압박될 경우 신경에 돌이킬 수 없는 흉터가 생길 위험성이 있다는 것이다. 척수 신경근 내부에 흉터가 한 번 생기면, 그 후 자연 치유가 되거나 수술을 잘 받아 통증이 없어진 경우라 하더라도 흔히 뒤 끝이 이상한 감각으로 남기 때문이다. 물리치료나 운동요법 같은 보존 요법을 3개월까지 해도 디스크 병이 낫지 않는 경우에는 근본적인 치료법을 선택하는 것이 좋은 이유가 바로 이것이다. 탈출된 디스크 수핵에 의해 3개월 이상 척수 신경근이 압박당하면 설사 그 후에 저절로 아픔이 낫는다 하더라도 신경에 흉터가 생겨 그 후로도 오랫동안 수시로 다리가 시리고 저린 이상 감각이 지속되기 때문이다.

3개월 정도 좌골 신경통이 계속되면 신경의 흉터를 예방하기 위해 디스크 병을 근본 치료해야겠는데 수술을 하지 않는 안전한 방법은 없는가 하고 우리는 묻게 된다. 관혈적 수술 방법의 합병증이나 후유증을 환자들이 두려워하기 때문에 그 전통적 수술법을 보완하기 위해 칼로 절개하지 않는 비관혈적(비개방적) 시술법이 여러 가지 개발되었다.

디스크 내시경 시술 후 빠른 시간 내에 요통과 다리의 통증이 없어져야 되는데, 3개월간 방치된 사람은 뒤늦게 치료해 신경 유착이 남아 무언가 불편이 남는다.

실패의 가장 많은 이유는 3개월 이상 파열된 디스크 수핵의 조각이 척추관 내로 이동되어 신경을 눌린 경우이다. 이때는 디스크 수술로써 파열된 조각을 찾아 덜어내 주어야 한다.

많은 실패 이유는 오래된 척추관 협착증으로 뼈에 의해 신경이 3개월 이상 졸려져 있는 것이므로, 역시 척추수술로써 구멍을 확장시켜주어야만 한다. 투병기를 보자.

### 파열성 요추 디스크 탈출증, 관혈적 절개 디스크 수술을 받고

내가 병원에 오게 된 것은 우연한 기회에 고모부와 이모님의 권유에 의해서였다. 어머니께서는 의사 선생님께서 수술을 권하신다면 당장이라도 수술시킬 뜻을 밝히셨기 때문에 수술이라는 것은 진짜 생각조차 해보지 못했던 나로서는 병원 문을 들어서기가 두려웠던 것이 사실이다. 그러나 결국 수술해야 할 몸이었기에 수술 일시를 결정하게 되었다. 그동안 많은 물리치료, 약물치료, 민간요법 등 나을 수만 있다면 뭐든 가리지 않고 해본 나로서는 그 결정이 오히려 마음을 한층 가볍게 해주었다.

마취 주사가 놓여지고 다시 깨어났을 때 곁에 계시던 고모님들과 부모님들은 내게 큰 힘이었다. 나는 회복실의 간호사 누나들에 의해 자리를 지켜야 할 병실로 옮겨졌다. 그리고 그날 나에게는 새로운 별명이 붙여졌다. 신경외과 과장님이 나를 곰이라고 불러주신 것이다. 감당하기 힘든 고통을 오랫동안 곰처럼 잘도 참아왔다는 뜻으로 붙여진 별명이기에 쑥스러웠다. 수술 후 하루가 다르게 몸이 좋아졌다. 베어내고 싶을 만큼 아프던 다리가 곧은 자세로 아무런 통증도 느끼지 않고 설 수 있게 됐으니, 내게 있어서 그 사실은 환희였다. 그 기쁨을 놓치고 싶지 않아서 나는 더욱 조심을 했다.

학교에 다닐 적엔 1시간만 더 잘 수 있으면 하는 게 소원이었는데 막상 이렇게 누워 세월을 보내니 참으로 힘들었다. 하루빨리 다시 공부해야겠다는 조바심도 났다. 자연히 장난을 치며 그 시간을 소비할 수밖에 없었다. 간호사 누나들은 짖궂은 장난을 잘 받아주었고, 때로는 궁금증이 생길 때 시원스레 답변을 해주었다. 2주가 지났을 때는 돌아다닐 수 있게 되어 간호사 누나들을 따라다니며 놀래키기도 하고, 여하튼 심심하지 않게 지냈다.

한 달이 지나고 요양을 하며 운동 연습을 하고 있지만 아프다거나 불편한 곳은 없다. 가끔씩 간호사 누나들과, 한 방을 쓰던 아저씨들이 그립다.

## 현미경 레이저 디스크 수술을 받고 나서

"인간이 명예를 잃으면 인생의 반을 잃고 건강을 잃으면 인생의 전부를 잃는다" 라는 글을 어디선가 보고, 난 그저 남의 일이려니 생각했다. 그러나 나이가 50대에 들어서면서 허리가 심하게 아팠다. 지금부터 8개월 전쯤 모 종합병원에서 진찰을 받았는데, 그 결과 디스크니까 수술을 해야 한다고 했다. 약 6개월 이상을 고통 속에서 생활하며 건강이야말로 인생의 전부임을 실감했다. 뒤늦게나마 철이 드는 것인지….

나는 어려서부터 운동을 좋아했고 남 못지않게 잘했다. 그 덕인지 대학을 졸업하고 3~4년 후인 26세에 TV와 영화의 액션 스타가 됐다. 운 좋게 큰 고생 없이 젊은 나이에 물 좋은(?) 세상을 만나서 천방지축이었으니 생활의 리듬이 고를 리 없었다. 바쁜 촬영 스케줄에 낮과 밤이 있을 리 만무했고, 시간과 장소도 일정치 않았다. 한마디로 고삐 풀린 망아지처럼 이리 뛰고 저리 뛰면서 하고 싶은 대로 자유분방하게 살았다고나 할까.

그러면서 세월이 지나 30대 중반의 어느 날 촬영을 하다가 허리를 약간 다쳤는데, 기(氣)를 넣는다고 친구들이 2~3회 주물렀더니 곧 괜찮아졌다. 그 후 4~5년별 불편 없이 지냈다. 그러다가 40대 초반에 골프를 하면서 1년에 한두 번씩 심하진 않지만 허리 통증이 왔다. 그러나 그때마다 기(?)를 넣는다며 친구들이 몇 번씩 주무르면 또 괜찮고 해서 별다른 큰 고통 없이 골프를 즐겼다.

50대에 접어들면서 조금 미심쩍은 생각이 들어 1991년에 종합진단을 받았는데, 허리가 좋지 않으나 수술할 정도는 아니니 운동을 해서 치료하라고 했다. 골프를 계속하면서도 자세 교정 따위는 생각지도 않았다. '뭐 그 정도야' 하고 대수롭지 않게 생각한 것이 문제였다.

드디어 1992년 6월 어느 날, 평상시와 다르게 골프를 좀 심하게 했다. 그리고 그것도 부족하다는 듯이 저녁에 헬스클럽에 가서 하체 운동을 했다. 그다음 날부터 허리에 고장이 난 것이다. 그 후 약 6개월 이상을 서울(여러 곳), 포항, 인천(카이로 프락틱이라고 허울 좋게 간판을 걸어놓고 한다) 등 전국의 유명하다는 곳은 거의 다 찾아갔다. 심지어 침술원(맹인, 중국인) 또는 기를 넣는 곳(지압과 같으나 '기'라고 모호하게 이름 붙임), 정말이지 안 가본 곳이 없다.

그때마다 그 유명하다는 분들의 얘기, "그 나이에 수술을 하면 안 됩니다. 그러면 영원히 불구가 됩니다"라는 소리에 수술할 생각은 아예 엄두도 못 냈다.

허리의 고통이야말로 아파보지 않은 사람은 모른다. 시간이 갈수록 그 유명하다는 사람들이 만지면 만질수록 아픔의 고통은 점점 더 커져갔다. 진통제가 듣지 않으니 술을 먹어야 잠이 왔다. 밤을 뜬눈으로 지새운 적이 한두 번이 아니었다. 그런데도 그 유명하다는 명의(?)들은 무책임하게, 고칠 수 있으니 염려 말라는 말뿐이었다. 난 그들을 원망했고 또 공개석상에서 신랄하게 비판도 했다. 이 무렵 나는 많은 것을 느꼈다. 한의든 양의든 또는 침술의든 기든, 인술 내지는 시술을 하는 분들이야말로 어느 분야보다 전문성이 확실히 보장돼야 하고 양심을 팔지 말아야 한다는 것이다.

드디어 나는 결심했다. 수술 후 불구가 된다고 해도 어쩔 수 없다고 생각했다. 어느 병원을 선택할 것인가만 남았다. 그 무렵 TV에서 새로운 수술법을 개발했다는 보도를 보는 순간 저 병원에서 수술을 받으면 살겠구나 하는 직감이 스쳤다. 며칠 후 병원에서 수술을 받았다. 그야말로 손톱만큼 절개하는 현미경 레이저 수술이었다. 의사들이 혼잣말로 "진작에 오셨으면 덜 고생하셨을 텐데…" 하는 소리를 들으며 수술 후 3시간 만에 집에 왔다. 만 이틀 후 거짓말같이 통증이 사라졌다.

수술하기 전에 간호사가 수술하면 며칠간은 수술 전보다도 더 아픈 것이 정상이라고 했는데, 거짓말처럼 통증이 없었다. 난 아프지 않은 것이 이상이 있는 줄 알고 수차례 간호사에게 전화를 했다. 내일 아플 것인가, 모레 아플 것인가를 확인하기 위해…. 그러나 고통은 찾아오지 않았다.

지금 이 글을 쓰면서 꼭 한마디 하고 싶은 말이 있다. 그것은 보사부의 허가를 받은 병원인지를 꼭 확인하라는 것이다. 우리 주변에는 무책임한 행동을 하는 사람들도 많다. 아파서 고통을 당하고 있는 사람들에게 의학적인 근거도 없이 적당히 주물러서, 또는 여기저기 수십 개의 침을 꽂아서 병이 나으면 다행이고 안 나으면 그만이라는 무책임하고 비인간적인 짓을 하는 사람들은(물론 개중에는 낫는 사람도 있다고는 하지만) 속된 말로 고통 주고 시간 뺏고 돈 뺏는, 양심이 마비된 사람들이라고 감히 말하고 싶다.

디스크 얘기만 나오면 나도 모르게 흥분을 한다. 지금은 지나간 얘기지만. 내 스스로의 무지를 탓하고 말아야지…. 그러나 또 이 병원 의사들과 같이 훌륭한 분들도 있기에 세상 살 맛이 나는 것 아니겠는가. 병원 모든 직원에게 감사드리며….

## 18년간의 긴 고통, 수술로 깨끗이

나는 스물넷에 결혼해 1년 후 첫아이를 갖게 되었다. 그러나 아이를 낳을 때 너무 고생을 해 젊은 나이에도 불구하고 몸이 만신창이가 되었다. 산후가 좋지 않아 이웃 사람들이 저 새댁 아무래도 죽겠다고 했을 정도이다. 다행히 조금씩 회복돼가는 과정에 가끔 허리에 통증이 왔다. 어른들께서는 아이를 허리로 틀었기 때문이라며 시간이 지나면 괜찮아진다고 했다. 그러나 세월이 갈수록 일을 조금만 해도 허리가 끊어질 듯이 아팠다.

지금으로부터 18년 전, 나는 스포츠를 좋아해서 닥치는 대로 테니스, 농구, 수영, 에어로빅을 즐겼다. 그 후론 저녁이 되면 통증이 심해졌다. 처음엔 좌골 신경통인 줄 알고 민간요법에다(침술, 벌침, 지압, 한약 등) 무엇이든 좋다고 하는 것은 다 해보았다. 그러나 조금 좋아지는 듯하더니 며칠이 지나고 나니 또 통증이 왔다.

스스로 좌골 신경통이라 단정, 절대 낫지 않는 병이라고 포기하고 통증을 조금이라도 잊으려고 열심히 운동하고 운전하며 마구 쏘다녔다. 그러다 보면 잠자리에 누울 때는 두 다리를 치켜들고 뒹굴어야 했다. 너무 아파서 혼자 울기도 많이 했다. 그때까지 미련하게도 병원 찾는 일은 생각지도 않고 지내던 어느 날, 아는 사람의 권유로 척추 사진을 촬영했는데 병명이 시원스럽게 나오지 않았다. 그 병원에서는 그냥 다리가 많이 아프겠다고 하며 물리치료를 좀 받아보라고만 했다.

그런 식으로 세월만 보냈다. 본격적으로 병원을 찾아다니기는 1987년도가 처음이었다. 특수 촬영을 하고 나자 의사 선생님이 수술을 권했다. 그러나 그때까지도 병명을 뚜렷하게 말해주지는 않았다. 어쨌든 수술하려고 예약을 해놓고 집에 오니 모든 사람들이 척추수술은 하면 안 된다고 말리는 것이었다. 너무나 겁에 질려 박사님과의 약속을 어기고 말았다. 그리고 몇 년이란 세월이 또 흘러 최근까지 고통 속에서 살아왔다.

그러던 어느 날 반상회에 갔다 오다가 앞집 아주머니께서 친척 조카가 허리 디스크 수술을 받았는데, 칼을 쓰지 않고 대신 레이저라는 좋은 기구로 수술해 일주일 만에 퇴원해서 걸어 다닌다고 했다. 그 말을 들으니 뭔가 모르게 가슴에 와 닿는 것이 있었다.

그 사실을 남편에게 말했더니 남편이 당장 진전이 어느 정도 되었는지 촬영이나 한번 해보자고 해서 6월 말 병원을 찾게 되었다. 상담한 후 특수 촬영을 했는데 그 결과를 박사님께서 속 시원히 말씀해주셨다. 척추 협착증이 동반된 요추 디스크 수핵 탈출증이 나의 병명이었다. 병명을 알고 나니 오히려 마음이 편해졌다. 마음속으로 이제 수술을 받아도 되겠다고 믿게 되었다.

현미경 레이저 디스크 수핵 자동 흡입술이란 수술에 대해 박사님의 상세한 설명을 들었다. 의술이 이렇게 발달된 줄 모르고 그동안 고통을 참고 살아온 내가 얼마나 어리석었는지….

가벼운 마음으로 수술을 하고 나니 통증이 전혀 없어서 금방이라도 걸어보고 싶은 충동을 느꼈다. 박사님은 일주일 만에 퇴원해도 좋다고 하셨다.

요즘 나는 박사님의 지시대로 허리 신전 운동과 목욕을 하면서 물리치료를 받으러 집에서 통원치료를 하고 있다. 하루가 다르게 나아가는 것을 볼 때 너무나 신기해서 부처님께 감사한다.

여러 박사님들, 신경외과 과장님을 비롯해 수간호사 언니들이 친절하게 잘 돌봐주어서 너무 고마웠다. 나는 이제 허리 아픈 사람들을 보면 서슴없이 이 발달된 수술법을 권하곤 한다. 죽음을 두려워하거나, 혹시 잘못되어 병신이나 되지 않을까 하는 미련하고 어리석은 생각일랑 말라고, 특히 병명이 뚜렷하게 디스크 병이나 협착증이라고 판명되면 수술을 해야만 낫는 경우도 있으니 빨리 병원을 찾으라고 말하고 싶다. 회복도 빠르고 얼마나 좋은지 모른다는 걸 나 스스로 직접 경험을 해봤으니까.

## 현미경 레이저 디스크 수술을 받고

지난 연말에 허리에 반갑지 않은 손님이 찾아왔다. 지난 몇 년간 겨울이면 찾아오는 손님이었다. 약국에서 약을 지어 먹으면 뻐근했던 증세가 곧 사라지곤 했지만 지난해 손님만은 달랐다. 사람들이 일러주는 대로 침도 맞으러 다녔고 매일같이 동네 병원에 가서 물리치료도 받았다. 극기에 가까운 노력을 두 달간 계속했지만 아픔은 마치 숨바꼭질하듯이 때로는 희망을 주고, 때로는 절망을 주었다. 급기야는 좌측 다리 전체에 심한 통증과 마비가 왔다. 사리돈을 연속적으로 먹었지만 그 무서운 통증을 이겨내기 어려웠다. MRI 사진을 찍어 동네 정형외과에 가져갔더니 한 달간 입원을 하라고 했다. 움직이지 않고 다리에 무거운 추를 달고 한 달만 견디면 희망이 있을 것이라고 했다.

재활의학 계통에서 가장 우수하다는 모 대학병원 전문가에게 전화를 걸어 사정을 설명했다. 그분 역시 동네 병원의 제안에 따르는 것이 좋겠다고 말했다. 수술은 마지막 수단이라는 것이었다. 그러나 성난 파도처럼 밀려오는 아픔은 감당할 수 없는 것이었다.

그때 주변의 많은 사람들이 척추 전문병원을 추천했다. 나를 치료해주던 물리치료사도 척추 디스크 전문병원을 추천했다. 나는 MRI 필름을 가지고 박사님을 찾아가 "기어 들어왔으니 서서 나가게 해달라"고 떼를 썼다. 박사님이 필름을 판독했다. 다른 의사들은 디스크가 어느 정도 튀어나왔는가에만 관심을 가졌지만 이 박사님은 신경이 어느 정도 눌려 있으며 얼마나 상처를 받고 있는지를 지적해주며 이는 수술 이외의 수단으로 해결하기 어렵다고 했다.

나는 도저히 하루도 더 기다릴 수 없으니 빨리 통증만 없애달라고 하소연했다. 마침 계획됐던 다른 수술이 취소되는 바람에 나는 엄청난 행운을 얻을 수 있었다. 오후 내내 여러 가지 정밀검사가 시작됐다. 시험 절차를 관장하는 분들은 매우 신속하고 정확하고 친절했다. 아픔 때문에 생략되는 검사비는 정확하게 반납 조치해주었다. 이튿날 아침 나는 참기 어려운 통증을 느꼈다. 무슨 수술이건 제발 빨리만 해주었으면 좋겠다고 생각했다.

드디어 수술이 시작됐다. 두 사람의 마취의들이 매우 초조하고 진지한 모습으로 마취 상태를 점검했다. 하반신 마취였다. 나는 의사들의 요청에 따라 엎드렸다. 수술이 언제 시작됐는지도 모르는 사이에 나는 50분 만에 수술실 입구 쪽으로 옮겨졌다.

그때 어느 미인 의사가 나의 양쪽 엄지손가락을 부드러운 손으로 감싸주었다. "수술이 정말로 깨끗하게 잘 됐어요." 그 행동은 20분간의 회복 시간 내내 계속됐다. 그동안 여의사는 허리를 어떻게 보호해야 하는지에 대한 많은 상식과 주의 사항들을 말해주었다. 그녀는 수술로 잘라낸 디스크 조각들을 병 속에 넣어주었다. 다른 사람들보다 3배나 많은 양이었다. 디스크가 흘러내렸다는 것이다.

나는 미국에 있을 때 이비인후과 의사에게 사내 녀석인 우리 꼬마를 수술시킨 적이 있었다. 그 녀석이 수술하는 동안 미국의 여의사는 10분마다 자동문 가까이 다가와 밖에서 초조하게 기다리던 나에게 두 손가락을 동그랗게 지어 보이며 윙크를 해주던 모습을 기억하고 있다. 수술이 잘 돼간다는 사인이었다. 나는 이것을 하나의 전설처럼 기억하고 있다. 그런데 그보다 더 아름다운 전설이 한국의 척추 디스크 전문병원에서 탄생했다. 아직도 그 따스한 말씨와 부드러운 손길에서 체온을 느끼는 것만 같다.

수술이 끝난 다음 가장 중요한 것은 의사와 간호사가 알려준 준수 사항을 엄격하게 지키는 것이었다. 나와 똑같은 내용으로 수술을 받은 사람을 우연히 재활 운동실에서 만났다. 그는 허리가 다시 아프다고 했다. 이야기를 들어보니 그는 수술 직후부터 착용해야 할 벨트를 매지 않았던 것이다.

나는 박사님의 권고에 따라 컴퓨터를 높이 설치하고 수술 이후 두 달간 벨트를 매고 일어서서 컴퓨터 작업을 했다. 처음엔 20분간씩 일하고 누워서 쉬었다. 식사 시간도 눕는 시간이었다. 나는 두 달이 넘도록 누워서 식사를 했다. 그러나 수술이 끝난 지 70일이 지난 지금은 2시간씩 일하고 누워서 쉰다.

수술 후 6주가 지나면서부터 나는 일주일에 두 번씩 병원에 나가 재활 운동을 하고 있다. 한 달에 30만 원이라는 헬스클럽 회비인 운동료가 8회분 16시간의 운동량에 비추어 다소 비싸다는 생각이 들었지만 나는 의사의 지시에 철저히 따랐다. 결론적으로 보면 그 비용은 결코 비싼 것이 아니었다. 매일매일 나의 근육 상태를 체크하고 운동 지도사가 일일이 계획을 짜가지고 붙어 서서 지도해주었기 때문이다. 그 비용은 운동기구의 사용료가 아니라 전문지식에 대한 서비스 요금이었던 것이다.

수술 후 내게는 실로 신기한 현상들이 나타났다. 나는 봄철만 되면 심한 알레르기 때문에 고생을 했다. 아침마다 재채기가 나고, 콧물이 흐르고, 눈꺼풀이 가렵고, 입천장이 가려웠다. 여름에도 약간의 실바람이 불면 양말을 신어야 했다. 양말만 벗으면 재채기가 났다. 그런데 수술 후에는 그런 현상들이 일시에 사라졌다. 지금은 겨울에도 양말을 신지 않고 지낸다. 얼굴색이 투명하게 좋아졌다. 다리가 전보다 더 딴딴해졌다. 56세의 나이에도 피부에 윤기가 흐르고 있다. 실로 신기한 현상들이 발생한 것이다.

사실 나는 30세부터 운동을 쉬면 다리를 잘라내고 싶을 만큼 저려움을 느꼈다. 그래서 언제나 조깅을 했다. 그 열성으로 나는 56세에 이르기까지 비교적 부지런한 삶을 살 수 있었던 것 같다. 그러나 지금 생각해보면 그때부터 내겐 디스크 문제가 잠재해 있었던 것 같다. 허리의 건강이 얼마나 중요한가와 어떻게 하면 허리병을 예방할 수 있는지에 대해 학교에서 교육시켜주었더라면 얼마나 좋았을까. 이러한 지식을 왜 학교교육은 무시해왔을까.

만일 지금처럼 수술이 발달되지 않은 옛날에 수술을 받았더라면 어떻게 됐을까. 레이저 수술은 $CO_2$라는 기체에서 발생한 레이저 빔을 이용해 디스크를 절단해 내는 것이다. 탄산가스에서 발생하는 레이저 광선은 엔디야그라는 고체에서 발생하는 광선보다 수술 목적에 더 유리한 특성을 가지고 있다. 고체에서 나온 레이저 빔은 주로 군사 무기의 조준 장치에서 많이 이용되지만 기체에서 발생되는 레이저 빔은 의료용으로 많이 이용된다.

레이저 빔을 이용한 수술에서 가장 중요한 것은 컴퓨터의 소프트웨어와 의사의 숙달이다. 숙달되지 못한 사람이 레이저를 사용하거나, 정교하지 못한 소프트웨어가 들어 있는 컴퓨터를 가지고 수술을 하면 오히려 전통적인 수술을 받는 것보다 더 위험하다. 수술 부위는 전통 수술 부위의 10%에 불과했다. 나의 수술 부위는 겨우 1.5cm였다. 그래서 아침에 수술을 받고 저녁에 퇴원할 수 있었다.

척추 전문병원에 정이 가는 또 하나의 이유는 간호사들의 친절하고 밝은 표정 때문이다. 바쁠 때에는 친절을 보이기가 어려운 것이다. 그래서 바쁠 때의 친절이 감동적일 수 있다. 친절한 의사와 간호사, 그리고 극기의 노력으로 의술을 익힌 의사는 절망에서 절규하는 환자와 그 가족들에겐 실로 '하느님' 그 자체인 것이다.

병원의 벽에는 친절 봉사와 스마일이라는 의미가 담긴 표어들이 붙어 있다. 그 스마일이 보다 더 깊은 구석에까지 확산되고 환경과 절차를 조금만 더 시스템화 시키면 척추 디스크 전문병원이 가지고 있는 수준급 의술에 더욱 어울릴 것이다.

## 요추 간판 탈출증, 척추관 협착증 수술을 받고 나서

옛말에 "아내 자랑은 온 미치광이, 자식 자랑은 반 미치광이"란 말이 있지만, 제자 자랑은 해도 좋을 것 같다. 자식 농사는 비록 잘못 지었다 해도 제자 농사는 그렇지 않았다고 생각되기 때문이다.

신경외과 전문의인 이상호 박사는 고등학교 시절 나의 제자였다. 내가 시를 평생 업으로 삼은 것처럼 제자인 이상호 박사도 의사이면서 시인이 되었다. 미당 서정주 시인이 《현대문학》에 추천했다.

나는 허리와 왼쪽 다리가 견딜 수 없도록 아파서 S병원, N병원, K병원 등에서 진찰도 받고, 입원도 하고, 격통이 시작되면 진통 주사를 맞고, 이곳저곳 용하다는 침술원에 가서 침도 많이 맞았고, 한약과 양약도 복용했지만 허사였다. 내가 허리 때문에 고통스러워한다는 소식을 듣고 미당 선생이 전화를 거셨다.

"집사람이 척추수술을 이 박사 병원에서 했어. 이 박사는 많지 않은 척추의 권위자 중 한 사람이니 안심하고 수술 받아도 좋을 거야."

한국 시단의 원로의 이 말씀을 듣고 난 참으로 등잔 밑이 어둡다는 생각을 했다. S병원에서 찍은 MRI 사진, CT 사진 등을 가지고 이 척추 전문병원에 갔더니, 이 박사는 한참 동안 사진을 지켜보다가 "선생님 안 되겠습니다. 현미경 레이저 디스크 절제술을 받으셔야겠습니다. 이대로 두면 나이 드실수록 점점 더 고통스럽습니다"라고 수술을 권유했다. 그러나 나는 선뜻 결정하지 못하고 "수술하지 않고 다른 방법으로 고쳐보다가 도저히 가망 없으면 다시 오리다" 하곤 병원을 나온 뒤 몇 달이 지난 어느 날 말로 다 할 수 없는 아픔을 겪었다. 이렇게 아프느니 차라리 극약이라도 먹고 죽는 편이 낫겠다는 생각을 하며 일산에서 그 먼 척추 전문병원까지 구급차에 실려 갔다.

이 박사의 설명에도 불구하고 반신반의하며 레이저 수술을 받고 난 뒤 그 무시무시한 격통이 그 자리에서 멎었다. 마음속으로 그 탁월한 수술 능력에 놀랐다. 디스크 수술을 받고 4주간 입원해야 한다는 S병원과는 달리 수술 받은 다음 날 퇴원하라고 하니 기적 같았다. 내가 입원해서 수술할 즈음, 이스라엘에서 날아온 어느 정형외과 전문의도 이곳에서 레이저 수술을 받고 다음 날인가 귀국했다. 선진국에서는 이 새 수술을 높게 평가들 하는 모양인데 한국에선 아직 두렵게만 여기는 형편인 것 같다. 첨단의 수술 방법이고 보면 두려운 것도 당연하다고 생각되지만, 오랫동안 연구에 연구를 거듭한 데다 충분한 훈련을 거듭한 분(의사)들이고 보면 미당 시인의 말씀처럼 믿어도 좋겠다고 생각됐다.

이제 와 생각하니 MRI 사진을 찍어 판독한 뒤 수술하지 않고 물리치료를 권유하기도 하는 사람들이 모인 곳이니 여러 의사들의 깨끗한 양심에 경의를 표하고 싶다. 이렇게 시원하게 고통에서 해방되었으니 그저 의술(醫術)은 인술(仁術)이란 말만 되씹고 있다.

# 무조건 '비수술 치료'만 고집하다
# 허리 망친다

## 치료법 판단은 의사에 맡겨야, 수술 피하려다 시기 놓칠 수도

척추 비수술 요법만큼 환자의 귀를 솔깃하게 하는 것도 없다. 주사 등을 이용해 간단하게 고칠 수 있다는데 굳이 수술을 받으려는 사람이 있을까? 그래서인지 '비수술 전문'을 표방하는 척추 병원들이 크게 늘었다. 비수술 요법은 발병 초기, 급성기 환자에게 적당한 좋은 치료법이지만 요즈음 '비수술' 자체가 과대 광고되면서 효과를 기대할 수 없는 환자에게까지 남발되는 경향이 있는 것 같다.

가장 흔한 비수술 요법은 염증이 생긴 신경근에 국소마취제와 스테로이드제를 함께 주사해 염증과 부기를 가라앉히는 것으로 흔히 '신경 차단술'이라 한다. 특수 바늘이나 풍선 등을 이용해 눌려 있거나 들러붙어 있는 신경을 정상적으로 회복시켜주거나, 척추 주변 인대와 근육을 자극 또는 강화시켜주거나, 디스크 수핵을 응고시키는 등의 비수술 요법들도 널리 사용되고 있다.

　이런 비수술 요법들은 대부분 국소마취를 하므로 전신마취로 인한 후유증이나 부작용이 적으며 당뇨병, 심장질환, 골다공증 등 만성질환이 있거나 고령인 경우에도 안전하게 시술이 가능하다는 매력이 있다. 그러나 이미 만성기에 접어든 환자에게는 효과가 별로 없기 때문에 아주 제한적으로 적용돼야 한다.

　허리가 아프면 환자들은 일단 약물이나 물리치료, 운동요법 등 보존적 요법을 시도하게 된다. 대부분의 환자가 보존적 요법으로 정상을 회복하지만 그렇지 않은 경우도 있다. 문제는 여기서부터다. 의사를 찾아가 비수술 요법으로 치료가 가능한지, 수술이 필요한 상황인지에 대한 의학적 판단을 구하지 않고 많은 환자가 비수술 전문병원을 찾는다. 비수술 치료를 받고 정상으로 회복되는 환자도 물론 많다. 그러나 시술 직후 좋아지는 것 같다가 다시 증상이 재발하는 환자도 수없이 많다. 비수술 요법이 효과가 없으면 이때라도 수술을 고려해야 하지만 상당수 환자는 다시 비수술 요법에 집착한다. 어떻게 해서든 수술을 피하고자 하는 마음이 너무 앞서기 때문이다.

　최근 전신마취 척추수술을 받은 환자 김 모(58) 씨가 그런 경우다. 그는 2003년 산행 중 요통이 시작됐으나 오랜 기간 참고 살았고, 통증이 심해진 최근 2년간은 반복적으로 스테로이드 주사치료를 받았다. 하지만 일시적인 통증 개선 효과만 보았을 뿐 주사 부작용으로 척추 신경이 지나는 구멍에 지방층이 두터워져 심한 척추관 협착증으로 발전했다. 조금 더 일찍 왔더라면 간단한 국소마취 수술로 해결됐을 텐데 10여 년간 고생하다 결국 꺼리던 전신마취 수술을 받아야 했다.

　척추 질환도 조기에 치료할수록 효과가 좋다. 2~6주의 보존요법으로도 좋아지지 않고, 영구적인 후유증이 남을 것으로 예측되는 경우엔 서둘러 근본 원인을 제거하는 수술이나 시술을 해야 한다. 전체 척추 환자의 약 10%가 여기에 해당한다. 수술을 피하려 오랫동안 이 병원 저 병원을 전전하면서 돈은 돈대로 쓰고, 고통은 고통대로 당한 뒤 결국 꺼리던 수술을 받는 환자를 지금껏 너무 많이 봐왔다. 중증 척추관 협착증, 뼈가 어긋나 있는 척추 불안정증, 심한 요추 간판 탈출증, 걷다 보면 허리가 꼬부라지는 척추 변형증같이 척추수술이 필요한 상황에서도 비수술 요법에만 집착할 경우 신경 자체가 주변 조직과 엉겨 붙어 나중에 수술을 받더라도 저리고 시린 신경병증이 영구적으로 생길 수 있다.

## 척추 질환 완치법은 수술뿐… 최소침습으로 부작용 줄여

내가 한평생 작게 째서 신속·간편하게 수술하는 '최소침습 수술'의 연구와 확산에 몰두한 이유는 척추병을 '제대로' 치료하기 위해서다. 의사 생활을 시작한 1980년대에만 해도 척추 의사에 대한 환자의 불만과 불신은 매우 컸다. 예를 들어 디스크 환자는 수술을 받으면 '당연히' 정상인처럼 완벽하게 회복될 것으로 기대한다. 그러나 '수술이 성공적으로 끝났다'는데도 여전히 힘을 못 쓰거나, 통증을 달고 사는 경우가 많았다. 의사는 수술 전 마비와 통증이 해소된 것을 토대로 수술 성공을 말하지만 환자가 생각하기에 그것은 '성공적 수술'이 아니었다.

어떻게 하면 환자를 만족시키는 제대로 된 척추수술을 할 수 있을까? 파리 유학길에 오르며 현재 수술법의 문제점과 합병증을 획기적으로 개선하는 수술법을 연구하고 돌아오겠다고 결심하던 모습이 어렴풋이 생각난다.

잠깐 척추수술의 과정을 살펴보자. 척추 간판 탈출증(디스크)의 표준 수술법인 개방형 추궁 절제 디스크 수술의 경우 문제가 된 디스크에 접근하는 것조차 쉽지 않다. 피부와 허리 근육을 절개하고, 추궁(척추 관절과 얇은 판 뼈)의 일부 또는 전부를 잘라내고, 인대를 뜯어내고, 그 밑에 있는 신경을 당겨 벌려놓은 상태에서 디스크에 구멍을 뚫어 수핵과 디스크 파편을 제거한다. 수술 즉시 마비 등의 증상은 사라지지만 수술이 크고 복잡해서 각종 합병증 가능성이 클 뿐 아니라 척추뼈와 뼈 사이의 쿠션이 사라져 만성 요통을 겪게 되는 경우가 많다.

척추관 협착증의 경우도 디스크 수술과 같은 방법으로 척추뼈에 접근해서 신경을 누르고 있는 뼈, 인대, 척추 관절 등을 갈아내거나 잘라낸 뒤 척추 불안정증이 있는 경우 인공 디스크를 삽입하고 척추와 척추를 나사못으로 고정하는 골 융합술을 한다. 신경 경막상 혈종, 신경 손상, 척추 극돌기뼈 골절 등의 합병증 가능성이 크고, 만성 요통의 재발 확률은 약 25%이다. 특히 이 수술은 척추의 정상적 구조를 손상시키기 때문에 뼈의 밀도가 낮은 노인의 경우 일상생활로 복귀하기까지 오랜 시간이 걸린다. 이로 인해 75세 이상 수술 환자의 약 10%에게 심각한 합병증이 생긴다는 미국의 조사 결과도 있다.

간접 경험을 통해 이런 사정을 너무나 잘 아는 환자들은 꼭 수술이 필요한 상황에서도 '완강하게' 수술을 거부하곤 했다. "허리에 칼 대면 반 병신 된다"는 말을 철썩같이 믿으며 '수술 없이 낫는다'는 비수술 요법 전문 의사나 한의원을 찾아 전전했다. 물론 병이 가벼운 경우 비수술 요법만으로 회복될 가능성은 있다. 그러나 비수술 요법 자체가 병을 완벽하게 해결하지는 못한다. 척추의 구조적 문제가 남아 있기 때문인데 구조적 문제를 해결하는 방법은 수술뿐이다. 결국 현재 수술법의 합병증이나 부작용을 획기적으로 줄이는 혁신적 수술법이 등장해야만 했었는데 그것이 바로 최소침습 수술이다.

　최소침습 수술법으로 디스크를 수술하면 피부나 근육을 크게 절개하지 않고 인대나 뼈도 건드리지 않고 터져 나온 디스크 수핵만 제거할 수 있다. 척추관 협착증의 경우도 조직 손상 없이 인대를 재건시켜 정상을 회복할 수 있다. 처음엔 이 수술법이 많은 비판을 받았으나 지금은 어느 병원이나 최소침습을 선전하고 있다. 최소침습 수술을 도입한 1세대 의사로서 자부심을 느낀다.

# 신경 구멍 요추 디스크 수핵 탈출을
# 내시경으로 고치다

디스크 수핵이 디스크의 뒤쪽 가장자리 바깥쪽, 척추 사이 신경 구멍으로, 더 그 바깥쪽으로 탈출하는 경우(Extra foraminal, far-lateral disc herniation)에는 대부분 증상이 극심해 잠을 잘 수 없을 정도의 통증과 무릎 마비(요추 제4번과 제5번 사이 디스크 수핵 뒤 바깥쪽 탈출 때) 또는 발목 마비(요추 제5번과 천추 제1번 사이 디스크 수핵 뒤 바깥쪽 탈출 때)가 와서 보행이 불편해진다. 대체로 물리치료로는 잘 낫지 않아 특별한 치료를 요해 수술을 하게 된다.

진단도 어려워 CT와 MRI 모두를 찍어서 척추 전문의가 철저하게 봐야 찾을 수 있다. 많이 아파도 병이 별로 없어 보여서 물리치료를 하면 낫게 된다고 오진되는 수가 잦다. 신경 조영술은 정상으로 나타나기 때문이다. 요추 간판 조영술을 한 후에 CT를 찍는 CT 디스코그래피를 해야만 정확한 진단이 붙는 경우도 있다.

수술은 뒤 바깥쪽 접근법으로 미세수술 현미경을 사용하는 것이 좋다. 허리 복판에서 약 3~4cm 떨어진 뒤 바깥쪽에서 3~4cm 정도 피부를 절개한 다음에 허리의 근육들, 즉 뭇갈래근과 가장긴근, 엉덩갈비근 사이를 벌리고 들어가 1cm 넓이의 카스파 견인기를 넣어 벌린다.

반드시 질이 좋은 수술 현미경으로 확대해서 봐야 하고, 밝은 조명이 필요하다. 가로돌기와 가로돌기 사이를 정밀히 탐색하면 척수 신경근과 등쪽 신경절이 근육과 인대층 사이에 있는 것이 보인다. 먼저 등쪽 신경절에서 나오는 등쪽 신경가지를 허리 근육들 사이, 뭇갈래근과 가장긴근 사이에서 찾아내면 수술이 용이해진다. 대개는 뼈를 자를 필요가 없어 척추 불안정이 초래되지 않는다. 성공률은 90%이다.

그러나 이 최소 절개수술보다는 국소마취 하에서 경피적 내시경 레이저 수술법을 사용하는 것이 보다 안전하고 효과적이다. 약 99% 정도가 좋아진다. 나는 1993년에 절개수술보다 내시경 치료가 더 경과가 좋다는 걸 SCI급 논문으로 보고했다.

## 허리 디스크 수술 실패 증후군

디스크 수술 후에 증상이 좋아지지 않고 그대로이거나 또는 악화되는 것을 디스크 수술 실패 증후군(Failed back Disc Surgery Syndrome)이라고 부른다. 10%라고 생각된다.

여기에는 세 가지의 원인이 있다. 수술 전에 진단이 잘못된 경우, 수술의 적응증이 부적절한 경우와 기술적 문제점이 그것이다.

디스크 내부 장애증은 뒤쪽 후궁판으로 수술하면 더 나빠진다. 파열된 디스크 수핵 파편이 6개월 이상 이동돼 있었던 경우처럼 애초 수술 전에 내린 진단이 수술에 부적절했던 때에는 수술 직후에도 좋아진 느낌이 없다.

척추관 협착증이 동반된 디스크 병을 디스크를 수술하면 불편이 남는다. 디스크 수핵 파편이 숨어 있거나, 병의 위치가 틀린 경우에도 수술 직후 아무런 변화를 못 느낀다.

일시적으로 좋아졌다가 다시 아픈 경우로는 감염, 수막 낭종, 지주막염, 신경 유착, 신경 흉터, 척추 불안정증, 척추 간판이 내려앉음으로 인한 이차적 신경 구멍 협착증이 있다.

디스크 수술 실패 증후군은 그 원인을 찾아 그에 따라 재활 운동요법, 허리 경막외 주사요법, 신경 성형술, 내시경 신경 구멍 성형술, 배꼽 경유 앞쪽 척추뼈 융합술, 현미경 이용 재수술을 하면 좋아질 수 있다.

# 재발성 요추 디스크 수핵 탈출증을 내시경으로 치료하다

수술을 했는데도 디스크 수핵 탈출이 재발되는 재발성 요추 디스크 수핵 탈출증(Recurrent Lumbar Disc Herniation)의 비율도 5~15% 보고되고 있다. 절개하는 수술이 내시경 수술보다 재발률이 좀 높다.

일단 수술 후 좋아진 경우에도 좋은 자세 취하기, 허리에 무리한 충격 줄이기, 허리 근육 인대 강화하기, 칼슘 섭취로 골다공증 예방하기, 올바른 자세로 물건 들어올리기, 적절한 체중 유지, 금연을 통해 꾸준히 재발 예방을 해야 된다. 수술을 받았던 사람이 상태가 괜찮다가 다시 재발되는 경우는 크게 세 가지가 있다.

첫째, 같은 곳에서 수핵이 다시 탈출되는 경우로 진정한 의미에서 재발성 요추 디스크 수핵 탈출증이다. 절개해 재수술하는 것은 성공률이 50~80%이다. 그러나 더 나빠지는 경우도 상당수 있기 때문에 경피적 내시경 레이저 디스크 수핵 절제술이 가장 좋다. 절개를 하지 않으므로 신경 손상, 근육 손상, 관절 손상이 전혀 없다. 성공률도 절개하는 재수술보다 높다. 80~90% 정도가 전신마취도 필요 없는 이 간단한 내시경 레이저로 좋아졌다는 것을 나는 1997년 봄에 미국신경외과학회에 보고한 바 있다.

둘째, 신경 유착이다. 신경근 주위가 뼈, 인대, 주변 연조직에 달라붙는 것으로 대개 운동요법으로 신경의 유연성을 늘려줌으로써 치료할 수 있다. 그러나 시간이 지나면서 더욱더 아파지는 경우에는 수술을 해야 할 수도 있다. 내시경을 이용하여 보면서 홀뮴야그 레이저로 신경 유착을 박리해주는 최소침습 수술은 영국의 나이트가 최초로 성공했다. 절개한 후 시행하는 유착 박리술은 성공률이 낮다.

셋째, 만성 척추 불안정증이다. 디스크 수술 후에 디스크의 높이가 더 낮아지고 변성이 심해져 불안정하게 되어 신경 구멍에서 척추 신경절이 건드려져 요통과 신경통이 재발하는 경우이다. 근육과 인대를 강화하여 200~300% 힘을 키워 허리 안정을 시키는 방법으로도 효과가 없고, 10분 이상 앉아 있거나 10분 이상 서 있지 못하고 걷지도 못하며, 허리 굴신 때 심한 통증이 자주 계속 되풀이되면 후복막 경유 앞쪽 척추뼈 사이 융합술을 요한다. 허리 뒤에서 시행하는 융합술은 허리 근육과 허리뼈를 건드리게 되어 요통이 좋아지는 비율이 낮기 때문이다. 전방, 즉 배 쪽에서 시행하는 무수혈 최소침습 앞쪽 척추뼈 융합술이 적합한 경우가 더 많다. 타이거 우즈가 디스크 병이 여러 번 재발된 후 이 앞쪽 척추 융합 수술 후 2019년 마스터스에서 다시 우승했다.

디스크가 재발이 되었더라도 대부분 절개하는 수술은 하지 않아도 된다. 허리 경막외 주사요법이나 보존요법으로 좋아질 수 있다. 나는 요추 디스크 수핵 탈출증이 재발되었을 경우에는 수술이 복잡하므로 내시경 수술을 우선 고려해야 한다는 것을 SCI급 논문으로 발표했다.

# 허리 디스크 환자는
# 어려운 내시경 치료가 훨씬 좋다

요추 간판 탈출증 디스크 병을 칼로 절개해서 수술하는 건 어렵지 않다. 쉬운 수술이므로 개인의원에서도 하고 군 통합병원에서도, 시·도립병원뿐 아니라 대학병원에서도 하는 쉬운 수술이다. 왜냐하면 피부를 길게 절개하고 근육을 넓게 벌리고 척추 후궁뼈에 구멍을 내고 척추 관절을 일부 갈아내므로 시원스레 신경이 잘 보이기 때문이다. 신경을 견인기로 당기면 그 밑에 탈출된 디스크가 보이므로 접근이 쉽다.

디스크 내시경 수술은 우리들병원 같은 전문병원에서만 하는데 그 이유는 어렵기 때문이다. 피부도 길게 절개하지 않고 근육도 벌리지 않고 뼈도 안 자르고 척추 관절도 손 안 되니깐 신경이 어디 있는지, 디스크 파편이 어디 있는지 몸 밖에서는 전혀 보이지 않으므로 어렵다. 정확히 병변 부위를 탐침해서 그곳에 내시경을 삽입하려면 아주 어렵다. 혈관도 안 다치고 신경도 안 다치고 허리도 안 다치고 병변 부위에만 과녁을 조준하는 게 정말 어렵다. 적어도 내시경 워크숍을 세 번은 참석해야 하고, 사체 또는 동물 실험을 세 번 이상 해보야 하고, 50번 이상 라이브 수술의 조수를 해보아야 하고, 전문병원에서 척추 전문의로서 전임의 과정을 2년은 마쳐야 하고, 6년 동안은 배워야 가능한 어려운 수술이다. 의사에게는 참 어렵다.

환자들이 나에게 질문을 하곤 한다. "내시경 레이저 디스크 수술은 대학병원에서는 왜 하지 않죠?" 그러면 "그건 홀뮴야그 레이저, 고주파열 같은 특별한 장비와 내시경 수술용 특별한 기구를 구매해야 가능한데 그런 걸 구매하지 않고 그런 내시경 수술 훈련을 받질 않아서 그렇죠"라고 나는 대답하곤 한다.

의사에게 어려운 이 내시경 수술이 환자에게는 부담 없고 참 간단하게 여겨진다. 실제 디스크를 현미경 또는 루페(확대경)를 이용한 디스크 절개수술보다 내시경 수술이 훨씬 좋다는 걸 환자들이 느끼므로 환자들은 자꾸 우리들병원으로 몰리게 된다. 측면, 후방 내시경으로는 디스크 탈출 파편만 제거하고 많이 남겨둔 디스크 수핵이 정상적 쿠션 역할을 해주기 때문으로 생각된다.

절개수술을 하면 섬유륜에 구멍이 영원히 남기 때문에 그 구멍으로 또 재발될까 봐 의사들은 디스크 수핵을 가능한 많이 긁어내게 된다. 디스크 쿠션을 소실하게 되어 약 18%는 실제로 척추 디스크가 높이 내려앉아 좁아진다. 이 중에 약 반수(8~9%)가 만성적이며 지속적인 요통으로 고생한다. 이분들은 이 디스크 수술 후유증을 고치기 위해 2차로 전방 척추뼈 융합술을 필요로 한다.

요추 간판 탈출증으로 디스크를 수술로 제거하면 디스크가 내려앉아 그 사이가 좁아져 결국 심한 불구가 된다고 믿었던 하와이의 신경외과 의사 클로와드를 중심으로 척추 의사들은 디스크를 절제해낸 후 요통의 재발을 막기 위해 뼈 융합술을 시행했다. 후방 척추 몸통 사이 융합술이나 척추 뒷가쪽 융합술이 있다.

그러나 이렇게 척추뼈 융합술을 한 사람들에게서 자주 인근 척추에 척추관 협착증이 생겼다. 13년 후에는 20%가 생겼고 20년간 추정해보니 무려 40%에서 만성 요통증과 척추관 협착증이 생겼다.

이런 척추수술 후유증을 안 생기게 하려면 전문 의사를 찾아내 내시경으로 디스크 수핵 절제술을 하는 게 좋다. 미국이나 일본에는 내시경 디스크 절제를 아는 의사가 40여 명밖에 없다. 그중에 10명은 우리들병원에 유학하러 온 분들이다. 한국에는 우리들병원 내 제자 출신들이 전문이다.

특히 젊은이는 내시경 시술이 확실히 성공률이 높아 절개수술이 99.9%에서 필요 없다. 요추 디스크 수핵 탈출증으로 수술 받는 전체 수술 환자 중에서 21세 이하도 있다. 요사이는 청소년 환자의 대부분은 절개수술을 하지 않고 전신마취가 필요 없는 비관혈적 경피적 내시경 레이저 치료를 해야 잘 낫는다.

허리병 진단에서 괄목할 만한 정확성을 보인 것은 CT와 MRI 덕택이다. 이로 인해 디스크의 수핵이 어디에서 어떻게 어떤 모양으로 이상이 있는지를 정확하게 진단할 수 있으므로 디스크 병의 수술은 내시경을 이용하여 더욱 정밀해졌다. 따라서 크게 절개하는 종래의 수술은 청소년에게 거의 필요 없어졌다. 디스크 수핵이 섬유테를 뚫고 많이 빠져나갔다 하더라도 청소년들의 뒤세로 인대는 탄력적이어서 대부분 찢어지지 않으므로 절개수술이 필요 없다. 전신마취 필요 없이 0.6cm 정도 굵기의 관을 넣어 내시경으로 보면서 레이저 시술이 가능하다.

# 젊은 디스크 환자는
# 절개수술보다 내시경 치료가 훨씬 좋다

디스크 수핵 절제술에는 여러 방법이 있다. 허리를 통해 하느냐, 복부를 통해 하느냐, 육안으로 하느냐, 미세수술 현미경으로 하느냐, 내시경으로 하느냐, 현미경 내시경 겸용으로 하느냐에 따라 상처와 절개 범위가 달라진다. 또한 스테인리스 스틸 칼로 하느냐, 레이저란 빛의 칼로 하느냐에 따라 뼈 제거량이나 수술의 범위, 그리고 흉터의 정도가 달라진다. 35세 이하 젊은이는 내시경 시술이 확실히 성공률이 높다.

절개수술로 탈출된 수핵을 중심으로 일부의 후방 수핵을 제거한 다음에 척추의 불안정증을 예방하기 위해 가시돌기 사이를 인공인대로 묶어준다. 다리 통증보다도 허리가 더 많이 불편한 경우와 척추 불안정증이 있을 때도 인공인대로 허리를 강화시켜준다.

내시경으로 디스크 수핵 절제술을 하며 요통이 심하면 배꼽 주변을 통해 척추 몸통 전방 융합술을 할 수 있다. 요추 디스크 수핵 탈출증으로 수술 받는 전체 수술 환자 중에서 21세 이하는 약 1~3%이다. 1945년 와렌이 12세 소년을 디스크 수술한 이후 청소년에게 행하는 절개수술의 성공률이 대부분의 보고서에서 높았지만, 요사이는 청소년 환자의 대부분은 절개수술을 하지 않고 전신마취가 필요 없는 비관혈적 경피적 내시경 레이저 치료를 해야 잘 낫는다.

허리 디스크 병이 생긴 대부분의 청소년에 대한 보고를 보면 허리가 아프면서 다리가 불편한 증상은 있으나 신경마비나 건반사 소실 같은 신경학적 소견은 드물다. 지나치게 오랫동안 성과 없는 보존요법을 과도하게 연장하다가 결국 청소년들이 신경 압박으로 오는 통증 때문에 정신적·육체적으로 불구자가 되는 수도 있었다.

디스크 수핵 탈출증의 원인은 크게 두 가지다. 첫째는 대부분 건강하고 온전한 디스크를 가지고 태어났으나 심한 허리 손상을 되풀이 받음으로써 생기는 경우, 둘째는 선천적 이상 혹은 인지되지 않는 디스크 이상이 숨어 있다가 허리에 가벼운 손상들이 가중되어 생기는 경우이다. 드물지만 이행성 척추 혹은 척추 구멍 좁아짐이 있는 형태적 이상이 있어 선천적으로 허리가 약하게 태어난 경우에 청소년에서 디스크 수핵 탈출증이 잦다. 가족의 체질적인 경향도 있는 것 같다고 주장하는 의사들도 있지만 내가 보기엔 환경적 인자가 크다.

허리병 진단에서 괄목할 만한 정확성을 보인 것은 CT와 MRI 덕택이다. 이로 인해 디스크의 수핵이 어디에서 어떻게 어떤 모양으로 이상이 있는지를 정확하게 진단할 수 있으므로 디스크 병의 수술은 내시경을 이용해 더욱 정밀해졌다. 따라서 크게 절개하는 종래의 수술은 청소년에게 거의 필요 없어졌다. 디스크 수핵이 섬유테를 뚫고 많이 빠져나갔다 하더라도 청소년들의 뒤세로 인대는 탄력적이어서 대부분 찢어지지 않으므로 절개수술이 필요 없다. 전신마취 필요 없이 0.6cm 정도 굵기의 관을 넣어 내시경으로 보면서 레이저 시술을 하면(내시경 레이저 디스크 수핵 부분 절제술) 성공률이 93%나 된다. 7%에서는 앞에서 말한 선천적으로 척추관이 협착된 척수 구멍의 좁음이나 가쪽 오목의 좁음이 숨어 있거나 뒤세로 인대의 파열로 파편 조각이 숨어 있어 미세 현미경 레이저 수술이 요구된다.

청소년들이 다리에 좌골 신경통이나 요통을 호소하면 정말로 디스크 병이 있는 경우이다. 변성이 없는 청소년은 허리가 아플 수가 없다. 허리 근육의 약화나 노이로제로 요통과 신경통이 생기는 경우는 거의 없기 때문에 꾀병은 드물다. 침상 안정, 약물치료, 물리치료, 운동요법 등을 3개월 동안 시행해도 낫지 않는 경우에만 수술요법을 고려한다. 청소년 수술 시에는 허리뼈의 고리를 가능한 한 작게 절제하고, 디스크 수핵도 일부만 절제하여 정상적 쿠션 역할을 하도록 하면 뼈 융합술 같은 큰 수술은 하지 않아도 된다.

청소년 디스크 병에서는 대개 한쪽 다리가 심하게 불편하고, 다리를 뻗은 채 들어올리면 허리나 종아리, 허벅지, 엉치부에 통증이 오며 앞으로 허리를 숙이면 다리가 당긴다. 허리 근육의 뭉침도 보이고 허리 굴절의 제한도 있으며, 허리가 한쪽으로 기우뚱하기도 한다. 신경마비로는 엄지발가락을 위로 당기는 힘이 정상 쪽보다 약해지고, 발목 건반사가 약해진다. 그러나 방광장애나 성적 장애는 없다.

청소년들은 무거운 물건을 들어올리거나 잡아당길 때 또는 스키, 농구 같은 힘든 스포츠나 뛰어내리기 등에서 허리 디스크를 다치게 된다. 또한 평소 책상에 앉아서 공부만 하는 학생들이 오히려 더 다칠 가능성이 높은 이유는 허리 디스크를 받쳐주는 허리 근육이 지나치게 약화돼 있기 때문에 조금의 무리가 디스크를 다치게 하기 때문이다.

내시경 레이저 수술 합병증은 거의 없다. 절개하지 않는 경피적 내시경 레이저법이 가장 좋다. 어쩔 수 없이 절개하면 수술 현미경을 사용해 정밀하게 시행해야 신경 경막의 손상을 막을 수 있을 것이다. 입원은 내시경 레이저 수술일 경우 1일 이내, 현미경 수술일 경우 3일 이내이면 충분하다. 종래의 수술을 시행하는 경우는 7일 정도 입원한다. 대개 수술 후 6주 이내에 요통과 좌골 신경통이 없어진다.

21세 이하 청소년기의 디스크 병에도 절개해야 하는 경우가 하나 있다. 바로 허리 연골 형성 부전증(endplate failure) 혹은 연골 뒤테두리 골절증(endplate fracture)이다. 디스크 수핵과 섬유테를 아래위에서 덮고 있는 물렁뼈(디스크 연골판)의 형성이 잘못되어 발생된 틈 속으로 서서히 디스크의 수핵이 빠져들어 가 척추 몸통의 뒤테두리가 디스크 수핵과 함께 탈출되는 것을 말한다. 많은 의사들이 선천적 형성 부전이 아니라 허리의 다침으로 인한 연골 뒤테두리의 골절이라고 믿고 있다. 일단 연골판에 골절이 생기면 그 속으로 디스크 수핵이 탈출된다.

이런 경우는 내시경 레이저 디스크 수핵 부분 절제술 같은 경피적 방법의 성공률이 낮다. 15세 이하에서는 뼈의 형성 문제로 인해, 그래도 절개하는 수술을 결정하기 전에 경피적 내시경 레이저 시술을 시도해보는 것이 좋다. 15세 이하에서 이 최소침습 수술법으로 상당수 좋아지기 때문이다. 15세 이상에서는 칼로 절개하고 개방하여 수술 현미경에 레이저를 부착하여 돌처럼 딱딱하게 튀어나온 뼈를 기화시키면 좋다. 끌을 사용하지 않으므로 2cm 정도 최소한의 상처만으로도 치료가 95% 정도 성공적이다.

다리 감각의 이상도 청소년은 빨리 좋아진다. 뉴욕 사우스타운 신경외과 병원의 실버르스가 수술을 받은 청소년을 10년 후에 추적 조사해보니 85%가 만족하고 있었으며 일상생활이나 직업에 지장이 없었다.

그러나 보존요법을 해도 낫지 않음에도 불구하고 수술이 겁나 지나치게 늦게 수술한 경우에는 수술 성적이 좋지 않았다. 그 이유는 척수 신경근이 눌려서 졸린 채 3개월 이상 지나면 신경 내부에 흉터가 만들어질 수도 있기 때문이다. 신경 내부의 신경 섬유가 엉키고 설키는 유착성 흉터가 일단 생기면 디스크 수핵 절제술이 아무리 잘 되어도 다리와 허리에 이상한 느낌을 남기기 때문이다. 어른과 달리 청소년은 빨리 고쳐주지 않으면 앞날이 창창한 몸과 마음을 약하고 우울하게 만든다.

수술 현미경을 사용하지 않으면 신경 경막의 찢어짐을 모르고 그냥 두는 경우가 있다. 종래의 돋보기 확대경을 이용한 디스크 수핵 절제술 후 약 9~10% 정도 신경 경막의 찢어짐이 생길 수 있다는 보고가 있으므로 20배 확대의 현미경으로 수술을 하는 것이 보다 안전하다.

# 왜 내시경으로
# 디스크를 고쳐야 하는가

수술용 미세 현미경과 수술 내시경 등의 발달과 더불어 그에 맞는 현미경 수술 기구와 내시경 수술 기구들이 특별히 개발되어 사용되고 있다. 이런 새로운 광학 장치와 그에 적합한 새로운 수술 기구를 사용하는 수술은 과거에 피부를 크게 절개해 돋보기안경 또는 맨눈으로 수술하는 것을 축소한 것이 아니다. 내시경, 특히 척추 관절 내시경이 도입되던 초기에는 '왜 그런 필요 없는 재주를 피우느냐'는 논란이 많았다. '마차 타면 충분한데 왜 위험한 자동차를 타느냐', '기차 타면 되는데 왜 비행기를 타야 하느냐'는 식이었다. 하지만 요즘은 내시경을 사용하는 방법이 주류를 이루고 있다.

디스크 수술에서도 1980년대 초에는 현미경 사용에 대한 논란이 많았고, 현미경 수술 시 반드시 필요한 초고속 다이아몬드 드릴의 진동이 척추에 좋지 않은 영향을 미친다는 논문이 나올 정도였다. 그런데 어느 새 현미경, 그것도 미세 현미경 추간판 수술이 표준이라는 주장이 정설로 받아들여지고 있다.

1990년대 초에는 '내시경 레이저가 왜 필요하냐고, 불요불급한 낭비가 아니냐'고 했지만 이제는 전 세계적으로 첨단 의술로 인정받고 있다. 앞으로 돋보기나 맨눈을 사용하는 수술은 사라질 것이다. 자동 흡입기를 이용한 미세 현미경 허리 디스크 수술(AOLD), 그리고 내시경 수술 가운데 어떤 수술 방법이 표준이 될 것인가가 던져진 물음이다. 누구나 예측 가능하다.

이제 터진 디스크에 신경이 눌려서 아프다는 추간판 탈출증의 병인론에 기반을 두어, 디스크는 맹장처럼 잘라내어도 괜찮다는 잘못된 개념을 버려야 한다. 신경이나 근육을 최대한 다치지 않고 터진 디스크의 파편 조각만을 정교하게 치료하여 정상적 디스크 조직은 가능하면 보존하고 오로지 병적인 디스크만 정교하게 제거해야 된다는, 디스크는 중요한 장기이므로 절대로 보존해야 한다는 의사들의 끊임없는 노력의 결과가 고주파열, 레이저, 자동 흡입기, 고밀도 초음파, 하이드로제트 등 첨단 기구의 개발로 나타났다. 비록 일시적 비용이 들어도 이 같은 특수 재료를 사용하는 이유는 입원과 사회 복귀에 걸리는 시간을 단축시키고, 건강한 정상인의 상태로 회복시키기 위한 것으로, 결과적으로는 개인적·가정적·국가적으로 의료 소모 비용이 훨씬 절약되는 효과를 거둘 수 있기 때문이다.

제1세대 레이저 디스크 시술은 엔디야그(Nd:YAG:Neodymium: Yttrium-Aluminum-Garnet) 레이저와 케이티피(KTP) 레이저였다. 이 초기 레이저는 조직에 너무 깊이 투과하여 디스크의 중앙에 레이저를 쏘고, 정작 병변이 있는 뒤쪽 디스크에는 신경 손상을 우려해 쏠 수 없었다. 더구나 내시경 없이 디스크 복판 부위에 레이저를 쏘는 시술이었다. 이 시술은 내시경으로 디스크 내부를 보지 않고 맹목적으로 레이저를 쏘기 때문에 정확도가 떨어질 뿐 아니라 사용된 레이저의 투과 범위가 4~10mm라서 시술은 간단하지만 연골 괴사 같은 부작용이 우려되었고, 시술 성공률은 아주 낮았다. 1986년 초이(Choi) 등은 엔디야그 레이저를 사용했고, 1995년까지 9년간 389명에게 수행한 결과 75%의 성공률과 1%의 부작용을 보고했다. 1992년 데이비스는 케이티피 레이저를 사용해 요추 디스크 치료술의 결과가 80%의 성공률을 보였다. 이 시술은 초기의 경증 디스크 환자에게만 해당되는데, 한국인은 경증일 경우 6주 이상 고통이 있어도 한방요법과 물리치료 같은 보존요법을 오랫동안 받으므로 우리나라에서는 이런 적응증이 거의 없는 데다 심한 디스크에는 효과가 없어 한국에서는 비판을 받아온 시술법이다. 그러나 프랑스, 독일 같은 유럽이나 일본, 북미, 남미, 러시아, 우크라이나 등에서는 여전히 중요한 미세 치료로 여겨지고 있다. 이 시술은 수술을 받아야 할 전체 디스크 환자의 5%에서만 적용이 가능하다.

제2세대 레이저 디스크 시술은 내시경을 통해 병변 부위를 직접 확인하면서 홀뮴야그 레이저를 사용하는 것이다. 1992년 고틀로브 등은 홀뮴야그 레이저를 이용하여 수핵을 제거했다. 밝고 뚜렷하게 보는 내시경 아래에서 홀뮴야그 레이저의 투과 범위는 0.4mm로 섬세하고 안전하다.

홀뮴야그 레이저는 제1세대 레이저와 달리 디스크 중앙이 아니라 병변이 있는 뒤쪽 부위만을 선택적으로 쏘는 방법이다. 따라서 제2세대 레이저는 병변 부위에 더 가깝게 접근함으로써 시술 성공률이 85%가 되었다. 현재 미국, 유럽뿐만 아니라 국내 척추 전문병원에서 이용하는 방법이다. 복판의 정상 디스크 수핵을 전혀 건드리지 않고 오직 섬유륜 속의 나쁜 디스크 조각만 선택적으로 치료하므로 요통도 좋아진다. 하지만 신경을 직접 볼 수 없기 때문에 시술 부위에 사각지대가 존재해 심하게 탈출된 디스크 병의 시술에는 어려운 점이 있다. 수핵이 섬유테를 뚫고 나가는 큰 크기의 탈출 수핵은 적응증이 되지 못한다. 만성 요통이 심해 오래 앉지 못하고 일어서면 허리가 얼른 펴지지 않는 디스크성 요통에는 효과가 크다. 시술 받아야 할 전체 디스크 환자의 약 25%에서 적용이 가능하다.

제3세대 레이저 디스크 시술은 영국의 나이트, 미국의 영, 독일의 후글란트, 스위스의 로이, 한국의 우리들병원 척추 디스크 수술팀이 동시에 협조적으로 개발했다. 제3세대 레이저 디스크 시술법은 내시경을 통해 디스크 뒤쪽 섬유테뿐만 아니라 척추 신경강과 신경까지 보면서 머리카락처럼 가늘고 정밀한 홀뮴야그 레이저를 식염수 속에서 발사하는 것이다. 이 시술에서 사용되는 홀뮴야그 레이저는 광섬유를 이용해 휘어지는 레이저(Flexible Laser)와 90도로 꺾이는 레이저(Side Firing Laser)로 발달되어 제2세대 레이저에서는 시술이 어려운 환부의 사각지대도 효과적으로 치료가 가능하도록 한 획기적인 시술법이다. 내시경을 통해 병변 부위뿐만 아니라 척수 신경까지도 면밀히 관찰하면서 휘어지고 꺾이는 레이저를 이용, 신경에 최대로 접근하여 정확히 환부에 투과율 0.4mm 레이저를 사용하기 때문에 안전할 뿐만 아니라 성공률도 95%로 높아졌다. 무엇보다 큰 중증의 파열성 디스크 탈출증에도 적용이 가능해 수술 받아야 할 전체 디스크 환자의 50%까지 이 방법이 적용된다.

이 시술의 적응증은 연성 디스크 환자이며 국소마취와 수혈이 필요 없어서 당일 시술과 퇴원이 가능하다. 그래서 경추통, 흉추통 그리고 요통으로 고생하는 당뇨 환자나 노인 환자와 장기간 입원이 힘든 직장인과 학생 등에게 적용되는 시술이다. 또한 레이저를 이용한 시술로서 첫째 정밀 절제 효과(내시경 하에서 작고 좁은 공간인 신경 구멍에 들어가는 머리카락 굵기의 빛의 칼), 둘째 통증 차단 효과(뒤쪽 섬유테에 분포된 통증 신경 차단), 셋째 디스크 수 및 강화 효과(팽창 돌출된 디스크의 수축, 디스크 조직의 콜라겐을 리모델링), 넷째 지혈 효과(응고) 등의 장점이 있다. 요사이는 내시경을 통해 외측 협착증도 치료가 가능해져 65세 노년층에서도 성공적인 신경 구멍 확장이 가능하다.

# 내시경 수술의
# 힘

이 씨는 창원에 사는 40대 회사원이었다. 여느 직장인들과 마찬가지로 그는 너무 바쁜 일정으로 평소 몸 관리에 소홀한 편이었는데 결국 무리해서 허리 디스크 병이 찾아왔다. 걸을 때 엉덩이 부분이 찌릿찌릿 당기더니 점점 심해져 결국 허벅지와 종아리까지 저려 걷기가 불편해졌다. 디스크가 삐져나와 허리의 신경을 누르고 있기 때문이었다. 주로 앉아서 생활하고 운동이 부족한 것이 원인이라고 생각한 그는 우선 물리치료와 약물치료 그리고 운동치료를 해보았다.

그렇게 두 달을 부지런히 치료받았다. 그런데 이렇다 할 효과도 없고, 걸을 때 저린 다리도 문제지만 이러다가 걷지도 못하는 게 아닌가 하는 생각에 마음이 조급해졌다. 누구나 아프면 그렇듯이 그도 허리 디스크에 대해 주변 사람들에게 묻기도 하고, 책이나 인터넷을 찾기도 했다. 여러 사람들이 한 번 손댄 허리는 평생 병원 신세를 지며 살아야 하니 허리 수술은 가급적 하지 말라고 했다.

그는 후유증이 생기는 척추수술은 하지 않겠다는 생각이었다. 그래서 한방치료를 시도해보았다. 몇 달간 약을 먹으면서 침을 맞았는데, 그것도 이렇다 할 진전이 없었다. 걸을 때 저린 다리는 여전히 저리고 200여 미터를 걷다 보면 더 이상 걸을 수도 없거니와 나중에는 다리가 마비되는 듯했다.

한번은 통증 클리닉을 찾았다. MRI도 찍고 체온 조영 검사도 받고 통증 치료도 받았다. 통증 치료로 허리에 주사를 맞으면 다 나은 것처럼 다리가 저리지 않아 곧잘 걷기도 했다. 그런데 그것도 2~3일 지나면 다시 원래대로 아파서 몇 번을 다시 찾아가 주사를 맞았지만 그때뿐이었다.

그러던 중 그는 허리 디스크의 원인치료 방법 가운데 최소상처 척추치료가 있음을 알게 되었다. 그리고 수술을 해도 아주 작게 하기 때문에 그다음 날이면 퇴원할 수 있다는 이야기를 들었다. 그는 그간 치료받았던 자료를 모두 가지고 왔다. 몇 가지 추가로 검사를 시켰다. 나는 디스크가 삐져나온 부분을 볼펜심 같은 가는 관을 이용해 레이저로 수축시키는 내시경 시술이라는 설명을 했다.

이 시술 후 다른 후유증이나 계속적인 진료가 크게 필요치 않다는 얘기를 들은 그는 내시경 허리 디스크 성형술로 최소상처 수술을 받았다. 국소마취를 하는 중이란 설명도 하고, 관을 삽입하는 중이란 설명도 하고, 레이저로 삐져나온 디스크를 태우면 약간 허리가 울릴 것이니 놀라지 말라는 설명도 했기에 그는 마음을 놓을 수 있었다.

그는 시술을 받은 당일에는 입원실에 누워서 일어서기가 힘들었지만 다음 날부터는 일어서고 움직이는 데 약간의 불편이 있을 뿐 크게 지장을 받지 않았다. 그날 저녁에는 혼자서 화장실을 왔다 갔다 할 정도로 좋아졌다.

옆에서 자리를 지키던 그의 어머니께서 도대체 무슨 수술이기에 이렇게 빨리 회복이 되는 것이냐고 물었다. 수술을 했다는데 수술 부위가 1cm도 안 되는 작은 자국밖에 없는 것을 보고 "이런 내시경 수술 참 좋네요"라고 하셨다.

그다음 날 그를 퇴원시키면서 당분간은 시술 부위에 물이 닿지 않도록 하라고 당부했다. 허리 운동에 대해서도 설명했다.

그는 한 달 정도 허리 보호대를 하고 조심히 생활하면서 '과연 이 시술로 나을 수 있을까' 하며 의심도 했다고 한다. 그런데 걸을 때 당기던 다리가 점차 그 정도가 약해지더니, 3개월 정도 지나니 거의 못 느낄 정도였다. 그가 시술을 받은 지 1년이 지나서는 허리 디스크 때문에 척추 수술한 것도 모를 정도로 호전되었고, 정상인처럼 걸을 수 있었다.

그는 저녁마다 아내와 함께 운동도 하고 산책도 하며 최소상처 수술 이야기를 자주 한다고 한다. 그리고 시술 후 영국 여행을 하는 데 아무런 후유증을 못 느꼈다고 했다.

# 최소상처 척추 치료는
# 정상인으로 만든다

내가 개발한 최소상처 척추수술은 상태를 호전시키지만 남은 불편이나 후유증이 있는 전통적 수술과는 다르다. 사람을 정상인으로 만들고, 스포츠 선수가 다시 잘 복귀하게 하고, 골프를 더 잘할 수 있게 하고 야구나 테니스와 유도를 더 잘하게 해준다. 휴학과 휴직하는 게 아니라 정상적으로 등교하고 정상적으로 근무하게 해준다. 예를 들면 세계적 골프 선수 박지은(32)이 있다.

그녀는 말했다. "내시경 허리 디스크 성형술을 받고 난 후에 허리 통증이 사라졌을 뿐만 아니라 체력도 5~6년 전보다 오히려 더 좋아져 예전의 기량을 찾아가고 있어요"라고.

그녀는 LPGA 투어 통산 6승을 기록하며 '버디 퀸'의 명성을 이어갔지만, 나비스코 우승 후 허리를 다쳤다. 고질적인 만성 허리 통증으로 선수 생활에 일대 위기를 맞게 되었다.

평소 그녀는 오래 앉아 있으면 허리가 아파 30분 이상 운전을 할 수 없었고, 오래 앉았다 일어서려 하면 허리가 금방 펴지지 않았다. 1년에 두세 차례는 극심한 허리 통증에 시달려야 했다. 특히 무리하게 시합에 출전하고 나면 스윙이 어려울 정도로 요통이 발작하곤 했다.

미국에서 여러 병원을 전전하며 동양의학적 치료나 통증 주사치료도 받았지만 효과는 그때뿐 통증은 수시로 재발했다. 미국의 한 대학병원에서는 디스크 절제술을 권했고 인공 디스크 교환술도 권했다. 하지만 수술을 받게 되면 은퇴를 각오해야 한다는 생각에 통증을 참아가며 운동을 했다. 하지만 허리 부상은 깊어서 갈수록 심각해졌고, 복대를 차고 대회에 출전하거나 아예 대회에 출전하지 못하는 때가 많았다.

결국 2010년 8월 그녀는 선수 활동을 잠시 접고 한국의 첨단 최소침습 척추 디스크 치료 전문 척추 병원으로 나를 찾아왔다. MRI 검사와 통증 유발 디스크 조영술 결과 수년간 그녀를 괴롭혀온 허리 통증의 원인은 디스크 탈출증이나 척추관 협착증이 아닌, 디스크 내부에 섬유테가 찢어져 육아종이란 굳은살이 박혀 있음이 밝혀졌다. 찢어진 섬유륜 틈으로 나쁜 조직이 자라 들어가 수년간 흉터로 자리 잡아 통증을 일으키는 디스크 병이었다.

나는 '디스크를 절제하지 않고 성형하는 방식으로 고칠 수 있으며 시술 후에도 골프를 계속할 수 있다'는 희망적인 메시지를 전했다. 더 이상 시술을 미룰 이유가 없었다. '내시경 허리 디스크 성형술'은 성공적이었고, 그녀는 재활 기간을 마치고 필드에 복귀했다. 복귀하자마자 세계적 LPGA 대회에서 3위를 했다. 그녀는 전성기 못지않은 샷 감각을 과시하며 각종 대회에서 좋은 플레이를 선보였다. 2011년 5월 애브넷클래식 1라운드에서는 67타를 치며 공동 선두에 나서 주목을 받았고, 같은 해 8월에는 세이프웨이클래식에서 공동 13위를 기록했다. 최소상처 척추 치료 전에는 허리가 아파서 시합 전 훈련도 못 하고 곧바로 대회에 출전한 그녀였다.

그녀는 "조금만 더 일찍 디스크 성형술을 받았으면 좋지 않았을까 하는 아쉬움이 있어요. 결혼 후 은퇴하게 됐지만 고려대학교 대학원 석사과정을 마치면 골프 수준을 높이는 데 일조할 명예로운 일로 보답하고 싶습니다"라고 말했다.

내시경 디스크 치료는 젊을수록 좋다. 치료 예후가 좋은 환자는 10~30대 사이의 젊은 층은 물론 40~60대 사이 중년층도 치료 경과가 좋다. 특히 경과가 좋아 성공률이 100%인 경우는 한 곳에만 디스크가 찢어진 경우 또는 통증 유발 디스크 조영술 시행 중 고압 유형(High Pressure Type)이거나 조영제를 1cc 이하만 주입해도 통증이 심하게 나타나는 디스크류 찢어짐증의 경우이다.

38세의 한 남자 골프 선수는 시술 전 MRI에서 디스크 수분이 줄어 높이가 낮아져 있었다. 상한 부위를 정확하게 탐침하여 내시경 레이저로 재생시켜주었다. 시술 후 MRI에는 디스크를 제거하는 수술을 하지 않고 디스크 성형술로 요통을 치료했기에 아무런 시술, 수술 흔적이 없다.

그의 디스크성 요통의 5대 증상이 사라진 것이다. 그는 오래 앉아 있기 힘들어 안절부절못했다. 무거운 물건을 들기 싫어했다. 앉았다 일어서면 얼른 허리가 펴지지 않았다. 격렬한 운동이나 중노동을 한 다음 날은 요통이 심했다. 같은 자세로 오래 버티기 어려웠다.

이런 5대 증상이 사라지니 삶의 질이 높아지고 우울증이 없어지고 골프를 더 잘 치게 되었다.

"통증은 시술 즉시 사라졌고, 하루 만에 퇴원했어요"라고 내게 편지를 보낸 여자 프로 골퍼(JPGA) 고우순을 예로 보자.

그녀는 1994년과 1995년 일본에서 열린 도레이 재팬 퀸스컵(미즈노클래식의 전신)에서 2년 연속 우승하며 한국 선수로서는 두 번째로 LPGA 챔피언에 올랐었다.

여느 골프 선수들이 그렇듯 그녀도 역시 만성적인 허리 통증에 시달려왔다. 골프 선수들은 특히 요추 제4번과 제5번 사이의 디스크에 문제가 잘 생기는 편인데, 그녀도 마찬가지였다. 그녀는 허리 통증이 더욱 심해지고 몸의 유연성도 떨어지고 비거리도 줄었다. 일본 병원에서 각종 검사를 받아봤지만 별다른 치료를 받지 못했다. 그러던 중 지인 한 분이 디스크가 터져 힘든 상태에서 최소 시술을 받고는 다시 골프를 잘하게 된 스토리를 들었다. 그는 고우순 선수에게 "우리들병원에서 시술 받고 나서 요통도 사라지고 비거리도 30야드 늘었다"며 적극 추천을 했다.

그녀가 용기를 내어 임한 시술은 너무 간단하게 끝났다. 시술은 고작 30분 남짓 걸렸고 입원 하루 만에 퇴원했다. 물론 통증은 언제 그랬냐는 듯 사라졌다. 그녀는 허리를 고치기 전에는 레슨만 하고 선수 생활이 어려웠으나 시술 받은 후로는 마흔이 넘어서도 일본 JPGA 무대에서 활발히 활동했다.

그녀는 보통 골프를 치는 사람들은 후유증이 두려워 수술을 꺼리는데, 무조건 참지만 마시고 우리들병원의 내시경 디스크 성형술을 받아보기를 권했다.

다른 종류의 시술이나 수술은 골프가 어려워지나 우리들병원의 내시경 치료 후에는 그녀가 2012년, 2013년 연속 시니어 KPGA에서 우승했기 때문이다.

스케이트보드에 빠져 산다는 국민가수 윤도현 씨도 좋은 예이다. 윤도현 씨는 치료 후 척추가 훨씬 건강해졌다. 후유증도 합병증도 안 생겼다. 그는 몇 년 동안 허리 통증에 시달렸다. 아프면 3일은 꼼짝 않고 쉬어야 했다. 오래 서 있거나 무리한 스케줄을 소화하고 난 다음에는 더 극심한 요통이 찾아오곤 했다. 아플 때마다 통증 주사를 맞으며 견디곤 했지만 효과는 그때뿐 좀처럼 호전될 기미는 없었고 오히려 증상은 점점 더 심해졌다.

결국 우리들병원을 찾은 결과 두 가지 진단명, 즉 '디스크 내부 장애증 및 디스크 수핵 탈출증'이었다. 이 중 디스크 수핵 탈출증과 달리 디스크 내부 장애증은 척추 디스크에 반복적인 압력이나 갑작스런 충격이 가해져 디스크 중앙의 수핵을 감싸고 있는 섬유륜이 찢어지고, 그 틈으로 이상신경을 동반한 흉터가 육아 조직으로 자리 잡아 요통을 일으키는 질환이었다. 디스크 전체를 잘라내지 않는 내시경 허리 디스크 성형술을 받게 되었다.

수술 후 처음에는 수술 부위가 약간 뻐근했는데 서서히 왼쪽 엉덩이, 허벅지와 종아리 뒤쪽의 저린 증상이 사라졌다고 한다. 이후 기적처럼 요통까지 모두 싹 사라졌다. 수술 하루 만에 퇴원한 그는 각종 방송 스케줄을 소화하며 음악 작업에도 몰두할 수 있게 되었고 지금은 스케이트보드도 수준급으로 탈 만큼 건강한 체력을 유지하고 있다. 후유증과 합병증 없는 척추수술을 받았기에 완치될 수 있었다.

얼마 전에 윤도현 씨를 만났다.

"윤도현 씨 4년 만에 이렇게 건강한 모습을 보니 반갑습니다"라고 나는 말했다. 그는 대답했다.

"그때 우리들병원에서 치료받은 후로 가뿐해졌어요. 요즘은 스케이트보드에 빠져 산답니다. 동영상 보여드릴게요."

동영상을 보면 20대 청년이었다.

"오~ 스케이트보드를 타다니 정말 대단한데요. 무엇보다 우리들병원에서 치료받은 후 정상인으로 사는 환자를 보면 가장 뿌듯합니다"라고 말했다.

경피적 내시경 허리 디스크 성형술을 받은 가수 윤도현 씨는 척추수술 후유증이 없음을 스스로 보여주었다.

# 디스크 손상 없이
# 허리 고치는 시대를 열다

살과 근육을 벌리지 않고 척추뼈를 절제하지 않고도 정확히 병변 부위만을 제거하는 내시경 척추 디스크 수술의 시대를 나는 열었다. 나는 내시경의 파이어니, 내시경의 아버지, 내시경의 정립자라고 불린다.

현미경, 내시경 같은 광학기로 수술 부위를 잘 들여다보아야만 안전하고 효과적인 수술이 가능하다. 척추수술은 다른 조직과 달리 신경 가까이 접근하므로 보다 더 잘 관찰할 수 있는 정밀한 수술이 요구된다.

지금도 시행되고 있는 맨눈 척추수술은 제1세대 방법이다. 육안으로 직접 수술 부위를 자세히 보기 위해서는 피부와 근육을 넓게 벌리고 척추뼈를 많이 제거하는 것이 불가피했다. 그래야만 그 아래 위치한 신경과 신경 밑의 상한 디스크가 보였기 때문이다. 한 곳에 조금 금이 가서 물이 새는 것을 고치려고 목욕탕의 바닥과 벽을 다 뜯어내는 것과 같은 이치였다. 그 때문에 불가피하게 정상 조직을 많이 손상시켜 후유증과 부작용을 야기했고 환자의 회복 기간도 오래 걸렸다. 이 전통적 수술에서는 크게 절개하는 의사가 실력 있는 의사로 인정받았다.

그러다가 1970년대부터 '루페'라는 확대경이 발명되었다. 의사들은 이 확대 수술 안경을 통해 약 2~3배 확대해 병소를 볼 수 있게 되었고, 피부 절개의 크기는 약 5~10cm로 줄게 되었다.

1980년대에는 사람 키만큼 큰 미세수술 현미경이 개발되어 환부를 약 15배까지 확대하여 볼 수 있게 되었다. 밝은 광선을 통해 깊고 좁은 부위까지 보다 더 자세하고 뚜렷하게 볼 수 있게 된 것이다. 이로 인해 절개 부위는 약 1.5~3cm로 줄게 되었고 정상 조직은 극히 일부만 희생시켜 보다 정밀하고 섬세한 수술이 가능해졌다.

1990년대에는 아주 작은 수술용 비디오카메라가 발명되었다. 볼펜심 크기의 작은 렌즈가 긴 줄에 매달려 몸속 깊은 곳 어디든 따라 들어갈 수 있게 되었고, 그 촬영 영상은 17인치 이상의 큰 모니터 화면으로 확대하여 볼 수 있게 된 것이다. 바로 내시경이다. 이로써 나는 척추 디스크 치료 때 절개의 범위가 0.5~1cm까지 줄어 최소한의 상처만으로 병적인 디스크를 선택적으로 정확하게 제거할 수 있게 되었다.

나는 2000년에는 컴퓨터 단층 촬영(CT) 장비와 영상증폭 자기공명영상(XMR) 장비를 이용한 디지털 내시경 수술을 발전시켰다.

척추 내 삽입할 수 있는 지름 2.7mm의 내시경을 사용했다. 이 내시경은 척추 내부 신경을 관찰할 수 있었으며, 미세 특수 수술 기구를 안전하게 위치시킬 수 있는 소위 '삼각 작업 구역(Triangular Working Zone)'도 볼 수 있다. 내시경 시야 아래에서 신경을 압박하는 탈출된 수핵을 제거하는 내시경 디스크 절제술은 피부와 근육 그리고 뼈를 절제하지 않고 피부를 관통한 작은 관을 통해 시행된다. 이 시술을 적용할 수 있는 환자는 신경 통증을 호소하는 환자로, 그 원인이 탈출된 디스크 병이다.

이 내시경 접근법에 따른 신경의 손상이나 파열 같은 부작용은 없었다. 출혈이 거의 없고 전신마취를 하지 않으며 피부 절개를 최소화하기 때문에 임상 결과는 좋다. 재발성 요추 간판 탈출증, 신경 구멍 협착증, 파열성 디스크 탈출증에는 성공률이 낮았으나, 나는 세계에서 처음으로 이 파열되어 이동된 디스크 병을 내시경으로 성공률을 높게 치료했다. 1993년이었다. 세계 정형외과 및 외상학회(SICOT) 소속 국제최소침습수술학회에서 발표했다.

1992년에 시행된 내시경 레이저 디스크 수술은 내시경을 통해 병변 부위를 직접 확인하면서 투과 범위가 안전한 홀뮴야그 레이저를 사용하는 방법이다. 밝고 뚜렷하게 보이는 내시경 아래에서 홀뮴야그 레이저의 투과 범위는 0.4mm로 섬세하고 안전하다. 홀뮴야그 레이저로 비내시경 레이저와 달리 중앙의 정상디스크 수핵은 전혀 건드리지 않고 오직 섬유륜 속의 상한 디스크 조각만 선택적으로 치료함으로써 시술 성공률 85%가 되었다.

수핵이 섬유륜을 뚫고 나가 심하게 탈출된 경우에도 접근 가능한 방법으로 나는 발전시켰다. 오래 앉지 못하고 일어서면 허리가 쉽게 펴지지 않는 만성의 디스크성 요통에도 효과가 좋다. 전체 디스크 환자의 상당수에서 이 방법의 적용이 가능하다.

1991년 미국 FDA는 척추 디스크 수술에 이용하는 레이저에 대해 장기적 안정성을 검토한 후 효과적이고 안전하다고 공인한 바 있다.

내시경 레이저 병용 디스크 수술, 즉 내시경 디스크 수술은 고해상도 작업창 내시경을 통해 디스크 뒤쪽 섬유륜뿐만 아니라 척추 신경강과 척수 신경까지 보면서 홀뮴야그 레이저를 식염수 속에서 정밀하게 발사하는 방법이다. 이 시술에 사용된 고해상도 작업창 내시경은 병변 부위뿐만 아니라 초기 내시경 레이저 시술에서는 사각지대였던 척추 신경까지도 면밀히 관찰할 수 있게 되었다. 또한 머리카락처럼 섬세한 홀뮴야그 레이저 섬유는 휘어지고 90도로 꺾이므로 신경 근처까지 최대한 안전하게 접근해 투과율 0.4mm로 정확히 환부를 치료하게 되면서 성공률이 95%까지 높아졌다.

식염수와 내시경 없이 맹목적으로 시행하는 단순 레이저 디스크 시술은 결과가 나빴다. 그러나 식염수로 씻어내면서 시행하는 내시경 레이저 디스크 수술은 적응증의 범위도 확대되었다. 이 수술에서 사용되는 레이저는 정밀하기 때문에 중간 정도 심한 디스크 탈출증은 물론, 중증의 파열성 디스크 탈출증에도 적용이 가능하여 절개수술을 받아야 할 전체 디스크 환자의 대다수에게 이 방법을 적용할 수 있다. 이 시술의 적응증은 연성 디스크 환자이다. 국소마취 방식이라 전신마취가 위험한 고혈압, 당뇨병 환자나 노인 환자도 안심하고 시술 받을 수 있다. 또 시술 후 당일 퇴원이 가능해 장기간 입원이 힘든 직장인과 학생 등에게 선호되는 수술이다.

최근에는 디지털 내시경을 통해 65세 이상 노년층의 디스크 탈출을 동반한 척추관 협착증 환자도 전신마취 없이 빠르고 안전하게 치료를 받을 수 있게 됐다. 내시경 수술에서 레이저와 고주파열을 병용해 사용하면 적용 범위가 넓어져 중증의 디스크 병이나 바깥쪽 척추관 협착증이 있는 경우에도 성공률이 높아지며 척추 통증 또한 호전된다. 고주파열이 지열시키고 통증 신경을 없애주기 때문이다.

하루가 다르게 발전하는 의료과학은 척추 디스크 치료 분야에 있어서도 예외가 아니다. 1960년대 1세대 육안 수술, 1970년대 2세대 확대경(루페) 수술, 1980년대 3세대 현미경 수술, 1990년대 4세대 내시경 수술을 거쳐 2000년대 이후 척추 디스크 치료 분야는 5세대 디지털 수술 시대를 맞이했다.

나는 영상증폭 자기공명영상 안내 내시경 허리 디스크 수술(X-MR assisted Percutaneous Endoscopic Lumbar Discectomy)을 개발했다. 세계 최초였다. 영상증폭 자기공명영상 안내 내시경 허리 디스크 수술 직전과 직후에 진단과 수술이 동시에 이루어진다. 이 수술 시스템은 수술 전 MRI로 척추 단면을 촬영한 후 최적의 수술 경로를 결정해 곧바로 자동 연결 시술침대로 옮긴 다음, 혈관 촬영 장비로 영상을 크게 확대해 디스크 상태를 보면서 내시경과 레이저를 이용해 치료하게 된다. 수술 후에는 바로 다시 MRI 사진을 확인해 수술 결과를 체크한 후 마친다.

기존 수술에 비해 수술 상태 및 성공 여부를 즉시 확인할 수 있어 남은 디스크 또는 혈종 등으로 인한 재수술 및 합병증을 최소화하고, 수술의 성공률을 최대치로 끌어올릴 수 있다. 또한 얼마 전 일어난 디스크 변화 상태를 수술 중에도 확인할 수 있어 정확하게 치료할 수 있다는 것이 가장 큰 장점이다.

이 수술 결과의 우수성은 《World Spine Journal》이라는 학술지에 실리는 한편, 해외 학회에서 발표돼 긍정적인 반향을 불러일으키고 있다. 수술 받은 환자 50명을 2년 동안 추적 관찰한 결과 수술 만족도는 약 94%가 '좋다', '아주 좋다'라고 대답했으며, 통증 지수는 7.7에서 1.7로 줄었으며 일상생활 장애지수는 64.2에서 14로 크게 줄어들어 환자들이 만족스러우면서도 안전하고 정확한 치료를 받았음을 확인할 수 있었다.

원래 영국에서 어린아이들의 심장병을 절개수술하지 않고 치료하는 데서 시작된 X-MR은 심장 수술 도중 또는 뇌종양 수술 전후에 MRI로 성공 여부를 추적하는 데 사용돼왔다. 유럽과 미국에서 심장 수술과 뇌 수술에 사용된 이 치료법이 이 척추수술에 도입되면서 많은 중증 디스크 환자에게 치유의 길이 열리게 되었다.

나는 컴퓨터 영상 유도 내시경 허리 디스크 수술(CT-Image Guided Percutaneous Endoscopic Lumbar Discectomy)도 개발했다. 컴퓨터 영상 유도 내시경 허리 디스크 수술이란 척추 신경과 그 신경을 둘러싸고 있는 디스크, 인대 또는 관절을 절개하지 않는 수술적 치료 방법으로 최첨단 컴퓨터 단층 장비(CT)의 도움을 받아 더 안전하고 정확하게 수술할 수 있다.

최첨단 내비게이션 장비를 장착한 다중 나선식 CT 및 3차원 영상 증폭기(C-arm)를 이용해 치료하기 때문에 안전하고, 빠르고 정확하게 목표 지점에 도달해 진단하고 치료한다. 또 시뮬레이션을 통해 어느 부위에서 어떤 방향으로 수술해야 할지 가장 좋은 경로를 찾아 짧은 시간에 정밀하고 정교하게 수술한다. 이 수술은 내가 국내에서 처음으로 주도한 수술법이다.

정상 조직을 보존하는 내시경 디스크 수술은 피부에 약 0.6cm의 구멍을 뚫어 내시경과 레이저를 통해 치료하는 방법으로, 나의 척추 디스크 치료 성적은 세계의 병원을 앞지르는 가장 높은 수준이다.

나는 1996년 화학적 수핵 용해술과 자동 수핵 흡입술 그리고 최소상처 내시경 레이저 허리 디스크 수술을 비교했다. 내 논문이 SCI 의학 저널로 인정된 독일 정형외과 저널에 번역되어 게재되었다. 홀뮴야그 레이저를 이용한 최소상처 내시경 허리 디스크 수술(PELD)은 후종인대를 관통하지 않는 요추 간판 탈출증을 앓고 있는 환자를 치료하는 데 있어 새로운 최소침습 기법이었다.

최소상처 내시경 레이저 병용 허리 디스크 수술로 치료받은 100명의 환자들에게서 얻은 결과는 키모파파인을 주입하는 화학적 수핵 용해술(chemonucleolysis) 치료를 받은 환자 100명에게서 얻은 결과와 같은 병원에서 자동 수핵 흡입기를 이용한 최소상처 허리 디스크 절제술(APLD)

로 치료받은 100명의 환자들을 비교했다.

최소상처 내시경 레이저 병용 허리 디스크 수술은 자동 수핵 흡입기를 이용한 디스크 절제술보다 심한 디스크 탈출증 파편 제거술 치료(extraction of the hernia mass)에 더 좋은 결과를 보여주었고, 요통의 비율도 더 낮아졌고, 키모파파인 시술보다 디스크의 높이가 덜 감소했다.

세계 최초로 내시경과 레이저를 병용하면서 요통도 좋아지고 파열된 심한 디스크 병도 내시경으로 고쳤다는 것을 SCI 논문으로 보고한 것이었다. 이 논문은 원래 한국신경외과학회에서 탈락된 것이었는데 1994년 국제근골격레이저학회(IMLAS)에서, 스위스 노이샤텔에서 영어로 발표해 최우수 논문으로 선정, 독일과 스위스 교수들이 독일어로 번역하여 게재한 것이었다.

나는 디스크성 요통에 대한 최소상처 내시경 허리 디스크 수술로 섬유륜 성형술을 발표했다. 나는 내시경 디스크 섬유륜 성형술은 만성 디스크성 하부 요통을 치료하기 위한 새로운 최소침습적 의학 기술로 발표했다. 만성 디스크성 요통에 대한 내시경 기술로 효과를 증명했다.

내시경 치료로 요통의 증상 개선율은 83.5%였다. 최소상처 내시경 허리 디스크 시술 및 섬유륜 성형술은 만성 디스크성 요통을 가진 환자에게 효과적일 수 있다는 걸 보여주었다.

요추 제4번과 요추 제5번 사이 심한 디스크 탈출증도 최소상처 내시경 허리 디스크 수술(PELD)로 치료될 수 있다. 최소상처 내시경 허리 디스크 수술로 디스크 탈출이 고도로 이동돼 있을 경우에도 고쳤다.

2003년 상부 요추 디스크 탈출증을 최소상처 내시경 허리 디스크 수술로 고치는 것도 내가 세계 최초였다. 요추 제1번과 제2번 사이 또는 요추 제2번과 제3번 사이의 디스크 탈출증을 가진 45명의 환자들이 최소상처 내시경 허리 디스크 수술을 받았다. 국소마취를 한 후 후외측 추간공을 통해 최소상처 내시경 허리 디스크 수술을 시행했다. 상부 요추 디스크 탈출증에 대한 절개수술의 위험성을 극복하는 최소상처 내시경 허리 디스크 수술 성공률을 높인 것이다.

최소상처 내시경으로 허리 디스크 낭종을 제거했다. 측면 발사 홀뮴 야그 레이저를 이용한 후궁 간 접근 최소상처 내시경 허리 디스크 낭종 제거술의 성공적인 임상 결과에 관해 보고했다.

27세의 남자 환자가 요추 제5번과 천추 제1번 사이의 허리 디스크 낭종으로 인해 왼쪽 둔근과 다리의 통증을 보였다. 이 낭종을 제거하기 위해 후궁 간 접근을 통한 최소상처 내시경 시술이 시행되었고, 신경근의 완전한 감압이 이루어졌다. 환자는 증상이 호전되었고 다음 날 퇴원했다.

재발된 요추 디스크 탈출증을 최소상처 내시경 수술로 고쳤다. 요추 제4번과 제5번 사이에서 재발된 디스크 탈출증 때문에 최소상처 내시경 허리 디스크 시술(25명)이나 관혈적 허리 디스크 현미경 절제술로 재수술(29명)을 받은 환자 54명을 시술 및 수술 방법에 따라 두 집단으로 나누었다. 분리된 디스크, 석회화된 디스크, 심각한 신경학적 손상이나 불안정증을 가진 환자는 제외했다. 임상학적 결과는 시각상사척도(VAS)와 요통기능장애척도(ODI)로 측정되었으며, 영상의학적 변수들은 X-ray나 MRI로 측정되었다.

평균적인 수술 시간과 재원 기간은 최소상처 내시경 디스크 수술군이 45.8분, 0.9일로 관혈적 현미경 절제술군이 73.8분, 3.8일인 것에 비해 유의하게 짧았다. 수술 전후 기간 동안의 합병증은 최소상처 내시경 디스크 수술군에서 4%, 관혈적 현미경 절제술군에서 10.3% 발병했다. 평균 추적 기간 34.2개월이었다.

또한 최소상처 내시경 디스크 수술 후 두 번째 재발은 4%, 관혈적 현미경 절제술에서는 10.3%로 나타났다. 최소상처 내시경 디스크 수술 후 디스크 높이에 변화가 없었으나 관혈적 현미경 절제술 후에는 현저하게 감소했다. 최소상처 내시경 디스크 수술군은 짧은 수술 시간이나 짧은 재원 기간, 디스크 높이 보존 면에 있어 이점들이 있었다.

1993년부터 고도로 이동된 허리 디스크 치료를 추간공 성형 기법을 통해 내시경으로 했다. 요추 신경관 내 고도로 이동된 연성 허리 디스크 탈출증으로 추간공 성형 기법을 통한 최소상처 내시경으로 나는 발전시켰다. 이동된 디스크 제거를 위한 안전하고 효율적인 최소상처 내시경 허리 디스크 수술을 설명하고, 임상 결과를 보고했다. 이동된 허리 디스크 탈출증은 숙련된 내시경 전문의에게도 쉽지 않은 병이다.

이 파열된 디스크 병을 추간공 성형 기법을 통한 최소상처 내시경 허리 디스크 수술은 추간공 인대의 절제와 동시에 위쪽 후관절의 배 쪽 면과, 아래쪽 척추경의 위쪽 경계를 넓힘으로써 추간공을 확장시키는 기법으로서, 이 기법을 통해 고도로 이동된 요추 디스크 탈출증의 치료를 가능케 했다.

극외측 요추 디스크 탈출증에 대한 최소상처 내시경 허리 디스크 시술도 개발했다. 내시경을 이용한 극외측 탈출 파편을 제거했다. 2007년 연성 극외측 요추 디스크 탈출증의 수술을 위한 새롭고 안전한 최소상처 내시경 기법을 소개하고 요통기능장애척도를 수정한 새로운 객관적 기준을 기반으로 한 결과를 보고했다.

연성 극외측 요추 디스크 탈출증 환자들이 내시경 수술로 성공했다. 극외측 표적 파편 절제술 기법을 이용한 최소상처 내시경 허리 디스크 수술은 연성 극외측 요추 디스크 탈출증 환자에게 효과적이고 안전한 시술이다.

파열되고 이동된 디스크 병을 최소상처 내시경 시술로 고쳤다. 이동한 디스크를 '혼합' 기법(half-and-half technique)으로 치료했다. 그것은 경막 내 공간으로 디스크 공간을 따라 비스듬하게 내시경 통을 위치시키는 것이다. 멀리 이동한 디스크는 내시경을 경막 내 공간으로 주입시키는 '경막외 내시경(epiduroscopic)' 기법으로 치료했다.

추간공 및 추간공 외 허리 디스크 탈출증도 최소상처 내시경 수술했다. 나는 경추간공 최소상처 내시경 허리 디스크 수술이 현미경 절개수술보다 추간공 및 추간공 외 디스크 탈출을 치료하는 데 있어 더 안전하고 효과적이라는 결론을 내렸다.

2008년에는 특히 청소년기의 허리 디스크 병은 절개수술이 필요 없다는 것을 증명했다. 최소상처 내시경으로 청소년의 허리 디스크 병은 잘 낫는다. 청소년기의 허리 디스크 탈출증을 대상으로 한 최소상처 내시경 허리 디스크 수술(PELD)의 결과는 아주 좋다. 우리는 청소년기의 허리 디스크 탈출증을 대상으로 한 최소상처 내시경 허리 디스크 수술의 결과가 아주 좋으므로 공부를 해도 허리가 안 아프게 절개수술을 하지 말라고 발표했다.

우리는 2000년 6월부터 2002년 5월까지 단일 분절 허리 디스크 탈출증을 치료하기 위해 최소상처 내시경 허리 디스크 13~18세 사이 청소년기 환자에서의 결과를 분석했다. 임상 차트와 우편을 이용한 설문지를 사용해 허리와 다리 통증에 대해 수술 전후로 나누어 환자들을 평가했다.

나는 2006년 미국신경외과학회 대강당에서 최소상처 내시경 허리 디스크 치료를 발표했다. 척추관 단면의 대부분을 차지하는 큰 디스크 탈출증 및 심한 전위를 보이는 디스크 탈출증의 경우에는 관혈적 디스크 절제술을 고려해볼 수 있을 것이다. 반면 대부분 디스크 탈출증의 경우에는 최소상처 내시경으로 허리 디스크를 치료할 수 있음을 발표했다.

2006년에 내시경 허리 디스크 수술이 현미경 디스크 절제술보다 훨씬 결과가 좋다는 발표를 했다. 내시경 그룹에서 성공률은 96.7%였고 절개수술보다 높았다. 디스크 높이 변화(내시경 그룹에서 1.41±1.19mm, 관혈적 그룹에서 2.29±2.12mm, p=0.024)와 추간공 높이(내시경 그룹에서 1.26±0.91mm, 관혈적 그룹에서 1.85±0.92, p=0.017)가 두 그룹 간에 통계학적으로 유의한 차이를 보였다. 내시경 허리 디스크 수술이 관혈적 미세 디스크 절제술에 비해 최소침습적인 치료 방법인 것이다.

전신마취가 어려운 고령의 환자는 요추 제4번과 제5번 사이 디스크 병을 내시경으로 국소마취 후 고칠 수 있다. 전신마취가 어려운 고령의 퇴행성 척추 전방 전위증 환자를 위한 치료로 내시경 신경 감압술도 보고했다. 당뇨병, 고혈압 또는 울혈성 심부전 등을 앓고 있어 전신마취가 어려운 고령의 척추 전방 전위증 환자를 최소상처 내시경 신경 감압술은 후방 골 구조를 손상시키지 않고 국소마취 하에 시행되었다. 최소상처 내시경 신경 감압술은 고령 환자에서 특히 전신마취가 위험한 경우 요추 간판 탈출증 그리고 퇴행성 척추 전방 전위증를 치료하는 대안이 될 수 있을 것이다.

2003년 나는 우리들병원 연구팀과 함께 요천추부 추간공 또는 외척추 협착증의 최소상처 내시경 허리 추간공 확장술을 발표했다. 이 새로운 기술을 사용해 나는 비후된 위쪽 관절면과 황색 인대, 요추 제5번 신경을 누르는 탈출된 디스크 부분을 치료했다. 최소상처 내시경 허리 추간공 확장술은 요추 추간공 또는 외척추 협착증 치료에 있어서 큰 절개수술의 대안적 치료 요법이 될 수 있다.

나는 요추 제5번과 천추 제1번의 추간공 외측 내시경 접근은 일반적으로 가능하며, 신경 구멍 확장술이 효과적이었다는 사실을 발견했다. 재발성 요추 수핵 탈출증은 내시경으로 고치는 게 훨씬 낫다. 최소상처 내시경 허리 디스크 수술은 특정 조건에서 재발된 디스크 탈출증의 치료에 효과적이다. 절개했던 부위가 아니라 흉터 없는 신선 조직을 통해 접근함으로써 신경 손상을 예방할 수 있고, 척추 안정성을 유지할 수 있다. 또한 추간공과 척추관을 동시에 감압할 수 있기 때문이다.

대표적인 내시경 수술 교육과정에는 한국의 우리들병원이 운영하고 있는 국제최소침습척추수술(IMISS: International Minimally Invasive Spine Surgery) 코스가 있다. 전 세계의 전문의를 대상으로 하는 일주일 과정의 프로그램으로 척추 분야의 최신 시술법 강의와 시술 참관 및 모형 실습 등이 진행된다. 2개월마다 열리고 있으며, 최상의 교육을 위해 회당 참가자는 4~5명으로 제한한다.

이 교육 코스는 2002년에 시작된 이래 각종 세계 학회와 의료계 입소문 등을 통해 참여국 범위가 크게 확대되고 있다. 2010년 제64회 국제최소침습 척추수술 코스까지의 참석자를 집계한 결과 미국, 호주, 스페인, 브라질, 터키, 일본, 아랍에미리트연합 등 세계 24개국에서 300명이 넘는 척추 의사들이 한국의 의술을 배워 갔다. 교육비가 유료인 데다 이미 전문의 자격을 취득한 의사를 대상으로 한다는 점에 비추면 적지 않은 숫자다.

참석자 중에는 각국의 저명한 척추 의사들도 포함돼 있다. 중국 301병원(중국 인민해방군 병원)의 창시펭(張西峰) 교수는 척추정형외과 전문의로서 중국 내 최고위층이 주로 이용하는 7,000병상 규모의 301병원 내에서도 척추 치료의 권위자로 알려져 있다. 일본 정형외과 전문의 후지오 이토 박사는 이듬해 우리들병원 시스템과 수술법, 각종 수술 장비 및 수술용 침대까지 그대로 적용한 척추 전문병원을 일본 나고야에 설립하기도 했다. 스페인 척추 전문의 리카르도(Ricardo Ruiz-Lopez) 박사 역시 바르셀로나에 척추센터를 설립하면서 우리들병원의 의술과 장비 등 이 병원의 의료, 경영 노하우를 그대로 접목하기로 방침을 정해놓은 상태다.

우리나라 환자뿐만 아니라 전 세계인들도 이 좋은 내시경 디스크 치료를 받도록 최소침습 의술을 더 널리 보급하고자 하는 생각과 국제 학회에서 만난 여러 척추 전문의들의 요청을 고려해 국제 최소침습 척추 수술 코스를 시작하게 됐다.

# 작은 내시경으로 디스크를
# 손상 없이 고치는 시대를 열다

물리치료, 운동요법, 한방요법, 허리 주사요법 같은 비수술 보존요법을 4주 내지 6주를 해도 낫지 않으면 먼저 이 내시경 수술법을 고려해 봐야 한다. 늦어도 3개월 이내에는 이 방법을 생각해봐야 한다. 관혈적 개방 수술법에 비해 칼로 절개하지 않는 비관혈적 수술법으로 전신마취를 하지 않고 근육이나 뼈나 신경을 건드리지 않는 방법이므로 최소상처(혹은 최소침습) 수술법이라고 부른다. 피부를 통해 가는 바늘이나 2.5~6mm 정도의 직경을 가진 가는 관을 주사처럼 디스크 속으로 밀어넣는 방법이므로 경피적 디스크 절제술이라고도 부른다.

'관혈적'이라는 말은 전신마취 하에서 매스를 사용해 피부를 절개하고 근육과 뼈와 신경을 건드리는 수술이다. '경피적'이라는 말은 국소마취 하에서 칼을 대지 않고 주사바늘 혹은 가는 관으로 피부를 통해 디스크에 접근하는 경우를 말한다. 수술은 수술이지만 아주 간단히 주삿 바늘로 하거나 가는 관을 통해 시행하므로 수술이라는 말보다 시술이라고 구분하는 경우도 있다.

고름 주머니가 생겼다고 가정해보자. 약이나 냉찜질 등으로 가라앉히는 보존요법을 먼저 해본다. 그래도 낮지 않으면 바늘을 이용해 고름을 빨아내어 본다. 이것이 경피적 시술이다. 그래도 효과가 없으면 비로소 칼로 절개해 고름을 제거한다. 이것이 관혈적 수술이다.

디스크에 구멍을 내므로 디스크가 내려앉아서 절개 디스크 수술 후 요통이 올 수도 있다. 사람들은 이렇게 잘못될까 봐 두려워한다.

수술은 부분 후궁 절제술, 반후궁 절제술, 완전 후궁 절제술이 있다. 어떻든 뼈에 구멍을 내는 게 수술이다. 어떤 방법으로 보느냐에 따라 육안적 수술, 확대 안경 수술, 미세 현미경 수술, 내시경 수술, 현미경 내시경 겸용 수술, 컴퓨터 내비게이션 수술이라 부른다.

경피적 내시경 시술은 피부를 통해 가는 바늘이나 관을 넣는 간단한 방법이므로 근육 손상, 신경 손상, 관절 손상, 혈관 손상, 뼈 손상이 거의 일어날 수가 없으므로 관혈적 수술에 비해 후유증이나 합병증이 훨씬 적다. 회복 기간이 짧고 수술 후 통증도 거의 없다. 전신마취가 필요 없다.

여러 보고를 보면 2.6% 정도에서 합병증이 있을 수 있다. 대부분의 합병증은 엉덩이의 근육 주사가 염증을 유발시킬 수 있듯이 디스크 내의 세균성 염증이다. 이를 예방하기 위해 내시경과 레이저 기구는 항생제를 섞은 생리식염수로 씻어 철저하게 소독한다. 또한 수술 전후에 감염 예방 항생제를 한 번씩 맞도록 한다.

극히 드물게 바늘이 척추 신경근이나 복부 안의 혈관을 찌를 수도 있다는 보고가 있었으므로 이를 예방하기 위해 시술할 때에 반드시 척추 바늘의 위치가 뒤쪽 섬유륜 속에 있는지 모니터 화면으로 정확하게 보아야 한다. 또한 환자의 움직임이 없도록 가능하면 환자가 엎드려 눕는 자세를 취해야 한다.

따라서 초보 주니어 의사는 50명 이상 수술 경험이 있는 시니어 의사와 50회 이상 함께 시술해보고 또한 동물, 사체, 모형 실험을 충분히 한 후에 사람에게 시도해야 한다. 여기서 내시경 수술 투병기들을 읽어보자.

### 경피적 내시경 레이저 디스크 시술을 받고 4일 만에 여행하다

나는 가정주부로서 작년 11월 초부터 왼쪽 다리가 저리고 전기에 감전된 것처럼 짜릿짜릿하게 아프고 허리부터 발끝까지 당겨서 바로 걷지도 못했다. 더구나 허리가 구부정해져 도저히 참을 수 없어 병원에서 허리 컴퓨터 촬영을 해보았다. 촬영 결과 허리 디스크 병이라는 진단을 받았다.

젊은 나이에 디스크 병이라니. 하늘에 날벼락을 맞은 것처럼 어안이 벙벙했다. 남편은 물론 시부모님을 볼 면목이 없었다. 의사 선생님은 재래식 수술을 권유하셨지만 수술에 대한 두려움과 공포 때문에 주위 분들은 물론이고 가족들과 시부모님들의 반대로 수술을 미루었다. 그러고는 물리치료를 4개월 동안 받으면서 밑져봤자 본전이라는 어리석은 생각으로 용하다는 별의별 민간요법을 다 써보았다. 그러나 별 효과를 보지 못한 채 증세는 더욱더 악화되어 화장실도 기어서 가고 밥도 누워서 먹으며 한 달 정도 생활하자니 살림살이는 물론 남편과 아이들 뒷바라지를 제대로 못해 엉망이었다. 더구나 왼쪽 다리가 눈에 띄게 가늘어지고 약 1cm 정도 작아지기 시작했다.

이젠 도저히 안 되겠다 싶어서 다시 병원을 찾아가 그동안의 경과를 말씀드리고 디스크를 전문으로 하는 병원을 소개받았다. 이렇게 해서 병원을 찾아가 정밀검사를 받았다. 담당 의사 선생님은 내시경 레이저 디스크 수술을 권유했다. 종전의 시술 방법보다 안전하며 뼈, 근육, 신경, 섬유테, 물렁뼈를 손대지 않으며 주사처럼 시술하나 성공률이 91%나 된다고 했다. 또 피부를 절개하지 않고 전신마취도 하지 않는다는 말에 용기를 내어 시술받기로 결심했다. 시술실의 화면(모니터)을 보며 의사 선생님과 대화를 나누는 동안 수술이 진행되었다. 별 고통 없이 1시간가량 지났는데, 거짓말처럼 통증이 즉시 사라졌다.

마취를 안 해 부작용이 전혀 없었고, 흉터도 없었으며, 간단히 시술이 끝났다. 안정을 위해 4일 정도 입원하고 나니 짧았던 다리가 정상으로 되돌아왔으며 내 발로 걸어서 퇴원을 했다.

즐겨 입던 미니스커트와 구두를 신고 자신 있게 다닐 수 있게 해준 병원 의사 선생님, 간호사 여러분께 감사드린다. 또한 나의 빠른 회복을 위해 기도해준 사랑하는 남편과 자상하신 시부모님께 고마움을 느낀다. 다시 태어난 기분으로 열심히 살아갈 것이다. 정말 고맙다.


## 3일 동안의 입원, 수술, 퇴원, 정말 신기합니다


나는 현재 대학생이다.

고2 때의 10월 초로 기억된다.

방과 후 학교 운동장에서 친구들과 어울려 재미있게 운동을 하는데 갑자기 허리가 아팠다. 운동을 갑자기 무리하게 해서 그렇겠지 생각하고 파스를 사서 바르고 나니 별 통증은 없었다. 그러다 10월 말경이 되자 허리가 점점 더 아파졌다. 어머니와 함께 병원에 가서 진료를 받아보니 허리 디스크 병 초기 증상이라 했다. 학교 담임 선생님과 의논 후 휴학계를 제출하고 두 달 동안 집에서 누워 안정을 취하면서 물리치료를 받고, 한방으로 치료도 하고 해서 한결 나아졌다.

그 후 대학에 진학해서 미식축구부에 가입하는 등 계속 운동을 즐겼다. 그렇게 격렬하게 운동을 했는데도 허리는 아프지 않았다. 그러다가 휴학을 하고 군복무를 마친 뒤 복학해서 미식축구를 하다 그만 허리를 삐고 말았다. 운동을 너무 안하다가 해서 그렇겠지 생각하고 옛날의 경험대로 집에서 안정을 취하고 물리치료를 받았으나 조금의 차도도 없었다.

이웃집 아주머니가 용한 한의원에 가서 침을 맞아보라고 해서 그렇게 했지만 옛날처럼 좋아지기는커녕 점점 더 심하게 아팠다. 또 어머니가 어디서 들었는지 지압이 좋다 하여 혹시나 하는 생각에 받아보았으나 소용이 없었다. 그러던 중 친척의 권유로 컴퓨터 촬영을 한 결과 담당 의사 선생님은 요추 디스크 수핵 탈출증으로, 이미 물리치료 단계를 지나 수술을 해야 한다고 하셨다. 그 말을 들은 어머니는 겁부터 먹고 눈물을 흘리며 걱정을 하셨다. 집안어른들의 의논 결과 칼을 대지 않고 내시경 레이저로 수술을 한다니까 일단 해보자고 결론이 났다. 막상 수술을 한다고 생각하니 정말 무섭고 겁이 났다.

그런데 이상하게도 수술실 안에 들어왔는데도 수술을 하는 건지 아닌지 의심할 정도였다. 내시경 레이저로 시술을 하고 있는데도 나는 통증이 느껴지지 않았다. 의사와 간호사와 대화를 나누면서 수술을 받았다. 의사 선생님이 강의를 하듯 자상한 설명과 결과를 이야기하시면서 질문 있으면 해보라고 하니 어안이 벙벙해졌다.

수술을 하면 마취를 하고 피부를 절개하며 몇 시간 동안 가족의 애를 태우는 것으로 생각되던 것이 한순간에 바뀌는 것 같아 너무 신기했다. 수술실 분위기는 마치 컴퓨터 학원에서 컴퓨터를 배우는 것 같았다.

"류 군, 앞 모니터를 봐요. 디스크 혹이 보이죠?" "네, 보입니다." "아픕니까?" "아뇨." "그럼 다 끝났어요. 오른쪽 다리를 들어봐요." "…."

그 결과는 내 눈을 의심할 정도였다. 신기하게도 20도 정도밖에 안 올라가던 다리가 즉시 약 80도까지 올라가는 것이었다. 다리가 당기지도 않고 통증도 없었다. 너무너무 기분이 이상했다. 이렇게 빨리, 즉시 좋아지다니!

내가 과연 내시경 레이저 수술을 받은 것인가? 디스크 병은 병 중에서도 무서운 병에 속하는데 한낱 쌍꺼풀 수술하듯 가볍게 끝내다니! 정말 놀라웠다.

지금이라도 당장 뛸 수 있을 것같이 좋은데, 어느 정도는 안정을 취해야 된다니 참아야지 하고 생각했다. 6월 16일 입원, 3일 만에 수술하고 퇴원하니 병 같지 않은 느낌으로 집에 돌아와 감사의 글을 적고 있다.

"의사 선생님 이하 간호사 누님들 정말 고맙습니다. 멋진 미식축구 선수가 되어 힘차게 터치 다운하는 모습으로 뵙겠습니다."

### 내시경 레이저 디스크 시술을 받고 6일 만에 등교하다

나에게는 고등학교 3학년이 된 아들이 있다. 아들은 3학년이 되고 나서 허리가 아프다는 말을 자주 했다. 몇 달 전에 집 안의 탁자를 옮기다가 따끔해했던 기억과, 몸이 약간 비대한 데다 뼈가 약하고 항상 무거운 책가방을 한쪽 어깨에 메고 다닌다거나 좁은 의자에 장시간 앉아 있는 데서 오는 자세상의 문제, 고3이라는 정신적 부담감 등이 작용되어 그런 거겠거니 하는 생각에 대수롭지 않게 여겨 안티플라민 마사지와 파스를 발라주는 정도로 지나쳐버렸다.

그러나 허리 통증이 엉덩이 쪽으로 옮겨졌다고 했다가는 다시 왼쪽 다리가 아프다고 했고, 심지어는 다리가 저려 의자에 앉아 있을 수 없어 교실 뒤쪽에 서서 수업을 받는 경우가 있다는 말을 들었다. 평소 주위 고3 어머니들로부터 종종 들어왔던 정도의 스트레스는 아닌 것 같다는 생각이 들었지만 그때까지만 해도 큰병은 아니겠지 하는 막연한 자위와 고3으로서 시간을 아껴야 한다는 좁은 소견 등으로 집 가까이 있는 병원에서 물리치료를 받게 하거나 한의원에서 침을 맞게 하는 등 그때그때 임시적인 치료를 해봤다. 그러나 통증은 점점 심해져 바로 앉는 것도 거북하여 이래서는 안 되겠다고 생각하고 적당한 병원을 알아봤다. 마침 디스크 수술을 받은 경험이 있는 애 아버지 동료가 전통적 피부 절개수술이 아닌 경피적 내시경 레이저 시술이 있는 병원을 찾아보라고 일러주었다.

그래서 5월 4일 진찰을 받고 특수 촬영을 해본 결과 허리가 옆으로 비틀어지고 좌골 신경통이 심해 걷기조차 힘들며 허리를 숙일 수가 없는 데다 심한 디스크 수핵의 탈출이라서 하루빨리 수술을 하는 것이 좋겠다고 했다. 고3이라는 점을 말씀드렸더니 이 시술은 종래의 방법에 의한 수술이 아니라 내시경 레이저 시술이므로 간단하고 약 5일 정도면 퇴원도 가능해 큰 지장 없이 학교생활도 할 수 있다는 것이었다.

그러나 지금까지 일반적으로 들어 알고 있는 디스크 수술은 그 성공률과 후유증에 대해 선입견이 좋지 않았으므로 쉽고 간단하게 설명하시는 담당 의사 선생님 말씀에 오히려 의아심이 생겼다. 또 내시경 레이저 수술에 대한 이해 부족과 우리나라에 최초로 도입된 시설에 의한 시술이라는 말씀에 자칫하면 시험 수술이 되는 거 아닌가 하는 불안감마저 들어 망설여지지 않을 수 없었다.

이러한 심정으로 남편과 다시 상의해본 후 수술 여부를 결정해야겠다고 생각하던 중 마침 그날 내시경 레이저 수술을 받고 나오던 군인 어머니의 이야기와 환자의 상태를 보고는 의사 선생님의 말씀에 대해 신뢰감을 갖게 되었다. 수술을 결정하고 입원 수속을 취한 후 다음 날 입원했다.

5월 6일 아침 10시부터 시작된 국소마취에 의한 수술은 초조하게 기다리는 가운데 약 1시간 만에 끝났다. 수술실을 나오면서 아픈 다리를 약간 들어 보이며 미소 짓는 아들을 보고 안도의 숨을 내쉴 수 있었다. 수술 후 정확히 5일간 입원 가료를 받은 후 6일 만인 5월 11일에 퇴원하고 다음 날 학교에서 시험도 치를 수 있었다.

퇴원 후 2주 동안은 학교에 출석은 했으나 무리하지 말고 가볍게 움직여야 한다는 선생님의 말씀에 따라 오전 수업만 하고 오후에는 집에서 안정 가료를 했으며 2주 후부터는 정상적으로 학교생활을 하게 되었다.

이와 같은 나의 경험에 비추어볼 때 우리 아들과 유사한 증상을 가진 고3 학생을 둔 부모님들은, 좁은 소견으로 시간을 낭비했던 나의 어리석음을 범하지 말고 하루빨리 우리들병원을 찾아 정확한 진단에 의한 수술이나 치료를 받는 것이 오히려 시간을 절약하고 아이도 고생시키지 않는 현명한 방법이라고 말하고 싶다. 휴학하지 않고 바로 책상에 앉아 입시 공부를 할 수 있는 기적의 수술이니깐.

## 경피적 내시경 레이저 디스크 수술을 받고

나는 교사이다. 나에게 가장 불행한 날로 기억되는 10월 16일. 모처럼 일요일 여가를 이용해 등산을 갔는데 그만 잘못하여 높은 벼랑에서 바위 위로 낙상을 해 양다리에 무릎 골절상을 입게 되었다.

그런데 이상하게도 허리가 아프고, 오른쪽 다리의 허벅지 부분과 발목, 발등, 발가락 부분이 마비되고 통증이 심해 어떤 자세로든 눕거나 앉기가 힘들었다. 특히 보행이 무척 곤란해 무려 한 달 동안을 병원, 한의원, 침술, 물리치료, 척추 교정원 치료 등 다방면으로 힘을 썼으나 별다른 성과를 보지 못했다.

걱정과 고통으로 나날을 보내고 있다가, 사람이 물에 빠지면 지푸라기라도 잡는다는 심정으로 허리가 아파서 근 2년 동안이나 고생을 한 친척 동생이 문득 생각나서 전화를 했다. 며칠 전에 척추 내시경 레이저 수술을 받고 경과가 매우 좋다는 답변을 듣고 구세주를 만난 듯한 반가운 마음이 들었다.

이튿날 10시 병원에 도착했는데 한눈에 보아도 시설이 깨끗하고 근무자들이 매우 친절하다는 느낌을 받았다.

차례에 따라 진단을 받았다. 의학 용어를 잘 모르는 나였지만 방사선 촬영 혈액뇨 검사, 요추 특수 조영술, 컴퓨터 촬영 등 여러 가지 검사를 했는데 요추 제4번, 5번 디스크 수핵 탈출증으로 상태가 심해 내시경 레이저 수술을 해야 한다는 진단 결과가 나왔다. 잘못하면 불구가 되므로 절대적으로 수술을 하지 말라는 친척과 친우들의 말이 떠올라 밤새 걱정이 되어 잠을 한숨도 이룰 수가 없었다.

며칠 후 입원 절차를 끝내고 장미실에 같이 입원해 있는 30대 남자(이미 수술을 끝내고 회복 중에 있는 사람)를, 군인 신병이 제대를 앞둔 병장을 바라보는 부러운 심정으로 대하며 누워 있었다.

의술이 발달해 수술이 간편하고 심한 고통이 없으며, 하루에 여러 명씩 실시하는 외래 통원 수술이니 걱정하지 말라는 간호사의 자세한 설명을 듣고 마음의 안정과 용기를 얻게 되었다.

드디어 오후 3시경 "류○○ 씨 수술입니다" 하고 침대차를 병실로 가져왔을 때 가슴이 두근거렸으나 이때까지 다른 곳에서 소요되었던 금전적 문제와 치료 도중 겪었던 고통을 생각하면 무엇이 두렵겠는가 하는 새로운 용기가 솟아올랐다. 부분 마취를 하고 내시경 레이저 수술을 한다고 하는데, 마취 담당 전문의께서 척추 부근에 주사를 놓자 차츰 하체에 느낌이 없어져갔다.

말똥말똥 토끼 눈을 뜨고 있는 나에게 혈압계와 맥박계 등을 계속 확인하시며 증상을 묻는 담당 간호사와 심혈을 기울여 시술하시는 의사 선생님이 고맙게만 느껴졌다. 평소 다른 사람의 병문안을 가서 보거나 텔레비전 연속극 같은 데서 대수롭지 않게 보아왔던 하얀(초록) 가운과 모자는 나의 눈엔 천사로만 느껴졌다.

수술이 끝나고 입원실에 왔을 때는 20대의 한 아가씨가 퇴원 수속을 하고 있는 중이라고 했는데 3일 만의 퇴원이라며 웃어 보였다. 인생은 60부터라는데, 나이 탓인지 나는 4일 만에야 퇴원을 했다.

간호실에서 나누어준 퇴원 환자의 주지 사항과 6주까지의 몸 관리 및 운동치료 안내서를 받고 친절한 설명을 들은 후, 새로 입원한 환자들의 부러운 눈총을 받으며 개선장군이 된 기분으로 집으로 돌아왔다. 보조 운동을 계속 실시한 지금은 발의 통증과 마비 상태가 완전히 치료되고 허리 보조대를 차고 마음대로 걸어 다닐 수 있을 정도로 호전되었다.

입원 도중 심혈을 기울여 수술에 임해주셨던 원장님과 과장님, 수술팀 관계자 여러분, 짧은 기간이나마 입원실에서 뒷바라지해주셨던 간호사님 여러분, 처음부터 모든 점을 잘 안내해주셨던 간호사님께 진심으로 감사를 드린다.

그동안 여러 곳을 다녀보았지만 어느 곳보다도 깨끗하고 친절하며 심혈을 기울인 치료와 완쾌되어 새 삶을 살게 해준 데 대해 보답하는 뜻으로 척추 레이저 수술의 홍보 사절이 되겠다고 마음속으로 다짐해본다.

끝으로 등교하는 날, 그동안 나에게 물심 양면으로 위로와 격려를 아끼지 않았던 선배, 동료들에게 감사의 뜻을 전하고, 2세 교육을 위해 더욱더 열심히 노력하겠다.

## 경피적 디스크 수핵 절제술을 받고

나는 대학원생이다. 미국에서 공부 중이다.

또다시 찌는 듯한 불볕더위와 함께 7월이 돌아왔다. 정확히 1년 전 이맘 때 나는 견디기 힘든 허리와 다리의 통증으로 인해 미국에서의 학업을 중단하고 귀국하지 않을 수 없었다.

지난 1년 동안 허리 디스크를 치료받기 위해 이곳저곳으로 옮겨가며 느꼈던 고통과 좌절감이란 이루 표현할 수 없을 정도였지만, 드디어 이 아름다운 7월에 나는 그 고통으로부터 해방되었다.

2년 전 일시 귀국해 결혼을 하고 아내와 함께 다시 미국으로 돌아가는 길이었다. 줄인다고 줄였지만 신혼살림이라 짐이 많았다. 정확히 알 수는 없지만 이때 그 무거운 짐들을 메고 들고 이리저리 여행하고 다닌 것이 허리에 무리를 가했던 것 같다.

학기가 시작되고 얼마 후 허리가 뻐근해짐을 느꼈으나 워낙 건강에 자신이 있던 터라 시간이 지나면 낫겠지 하며 무시하고 학업에 몰두했다. 그러나 시간이 흐르면서 점점 다리가 당기고 저려오기 시작했다.

며칠 밤씩 이어지는 밤샘 공부로 피곤해서일 거라 생각하고 방학이 되면 푹 쉬어야지 하며 참고 계속 공부를 해나갔다. 그러나 방학이 되어 휴식을 취해도 낫기는커녕 고통은 점점 심해져 앉지도 서지도 못할 지경에 이르러 결국 병원을 찾았다.

대학 부속병원을 가기 전에 먼저 거쳐야 하는 학교 건강센터에서 X-ray 사진을 찍었다. 담당 의사는 X-ray 사진만으로는 별 이상이 보이지 않는다고 하며 몇 가지 체조 동작을 가르쳐주고 한 달 후에도 차도가 없으면 다시 오라고 했다.

그 말에 약간은 안심이 되기도 하고 그즈음 어느 정도 고통에 익숙해지기도 해 다시 병원에 가기를 미루고 있을 때 다시 새학기가 시작되었다. 한 학기만 더 버텨보기로 하고 고생스럽게 학위 논문을 마무리 짓고 석사 학위를 받았을 때는 더 이상 견딜 수 없는 한계에 이르러 나는 박사과정을 연기하고 귀국하기로 결심했다.

비록 미국의 의료 수준이 높다 하더라도 본디 겁이 많은 데다 특히 병원은 공포의 대상이었고 주위에서 요통은 침이나 지압과 같은 민간요법이 효과가 있다고들 하여 그렇게 해보기로 마음먹고 돌아왔다.

귀국하자 곧 종합병원을 찾아 특수 촬영을 한 결과 요추 제4번과 제5번 사이의 디스크 수핵이 탈출되었다는 진단이 내려졌다. 그것도 요추관을 완전히 차단시킬 만큼 아주 심한 상태라서 수술 외에는 방법이 없다고 했다. 그러자 이 소식을 듣고 주위에서 디스크에는 뭘 해봐라, 뭐가 최고라는 식으로 여러 가지 민간요법들을 소개해왔다. '수술'이라는 단어에 대한 본능적인 공포에다 연로하신 부모님의 반대로 수술을 미루고 '밑져야 본전'이라는 생각에 먼저 민간요법으로 치료를 해보기로 했다. 그러나 1년이라는 기간 동안 여러 가지 방법을 다 동원해보았지만 상태는 점점 더 악화되어 어떤 자세로 누워도 심한 통증으로 잠을 이룰 수 없게 되었다. 결국 학업을 무작정 미룰 수도 없고 하여 무서웠지만 수술을 결심하고 우리들병원을 찾게 되었다.

담당 의사의 진찰 후 상세한 설명에 의하면 나와 같이 중심성의 심한 돌출일 경우에는 재래식 수술이 그렇게 간단하지만은 않고 요추 조직이 많은 손상을 입을 수 있지만, 다행스럽게도 경피적 디스크 수핵 절제술인 뉴클레오톰이라는 비관혈적 디스크 탈출 수핵 제거술이 적절한 치료 방법이 될 것이란 거였다. 디스크 수핵 절제술은 간단한 국부 마취로 짧은 시간 내에 요추 조직을 전혀 손상시키지 않고 돌출된 수핵을 자동 흡입하여 제거해내고, 시술 후에도 후유증이 드물다는 것이었다. 또한 최악의 경우 이 비관혈적인 수술이 완전히 성공하지 못하더라도 그 상태를 훨씬 완화하기 때문에 재래식 관혈적 수술이 더 용이해진다는 사실을 설명받고 즉시 부모님과 상의해 비교적 가벼운 마음으로 불안 없이 우리들병원에 입원했다. 그래도 병원이라는 곳, 특히 수술실은 역시 무서운 곳이라 처치실로 실려갈 때의 나의 가슴은 두려움으로 인해 마구 뛰기 시작했다.

그러나 싱겁게도 직접 비디오를 통해 지켜본 나의 수술은 1시간 만에 간단히 성공적으로 끝났다. 마취도 하지 않고 맑은 정신으로 주사 한 대 맞고 나오는 듯 처치실에서 웃으며 나오는 나의 모습을 본 가족들은 모두 안도의 한숨을 내쉬었다. 회복실로 옮겨졌을 때의 편안함은 2년 만에 처음 느끼는 것으로 정말 감격스러웠다.

그 끔찍하던 통증이 허리, 양쪽 허벅지, 양쪽 종아리, 그 어디에서도 나를 괴롭히지 않았다. 나를 고통으로부터 해방시켜주신 의사들, 여러 간호사들, 항상 아들을 위해 기도해주신 부모님, 그리고 결혼한 지 얼마 되지 않아 드러누워 버린 남편을 헌신적으로 보살펴준 아내, 이 모든 분들에게 깊은 감사를 드린다.

# 세계가 인정한
# 내시경 레이저 디스크 치료

허리 측면에서 접근하는 내시경 디스크 치료술은 피부에 약 1cm의 구멍을 뚫어 내시경을 통해 치료하는 방법으로, 한국 우리들병원의 척추 디스크 치료 성적은 세계의 여러 병원을 앞지르는 가장 높은 수준이다. 미국최소침습척추내외과학술원(American Academy of Minimally Invasive Spinal Medicine and Surgery)이 전 세계 척추 전문병원 19곳을 조사한 결과, 한국의 '우리들병원'이 수술 성적에서 공동 1위, 수술 건수에선 최다 횟수를 기록한 것으로 나타났다. 이렇게 특정 의료 분야에서 세계적인 치료 성적을 낸 것은 서양 의술 도입 100년사에서는 매우 드문 일이다.

내시경 척추수술을 하는 19개 병원 40명의 전문의를 대상으로 연구했다. 이들이 수술한 환자는 14~87세로 소년과 노인층에서도 가능했다. 총 2만 6,860명의 만족도와 후유증 등을 조사했다. 내시경 디스크 수술의 가장 큰 장점은 상처 부위가 작아 회복이 빠르다는 것이다. 기존에 일주일 이상 입원하던 것이 당일 퇴원이나 2~3일 정도 입원으로 줄어들었다. 마취제나 진통제의 사용을 최소화하고, 밴드만으로도 감출 수 있을 정도로 흉터가 작아진 것도 이점이다.

이번 조사 결과 세계 19개 기관의 평균 환자 만족도(성공률)는 90% 이상이었다. 한국의 우리들병원은 94%로 미국 캘리포니아 척추센터와 LA 시나이 병원과 함께 공동 1위에 올랐다. 증례도 한국이 8,000례로 가장 앞섰다. 부작용이나 후유증 조사에선 수술 부위 감염, 일시적 뇌척수액 유출, 운동 및 감각 신경장애를 포함해 평균 1% 미만이었다. 이에 반해 전통적 관혈적 표준 디스크 절개술 부작용은 9~15%이다. 중요한 것은 재발률이다. 내시경 레이저 디스크 절제술은 시술 공간이 좁고, 내시경으로 안을 들여다봐야 하기 때문에 경험이 없으면 튀어나온 디스크의 정확한 절제가 어려워 특별한 훈련이 필요하다. 엄밀히 말하면 탈출된 디스크 조각이 염증화 섬유화로 섬유륜의 틈에 유착되거나 신경강 속으로 이동해 그 파편을 끄집어내기가 어렵다. 경험이 많은 의사라도 만약 레이저와 고주파열을 사용하지 못하면 실패율이 15~30%나 된다. 실패하는 경우에는 절개수술을 해야 한다. 그러나 이번 조사에선 전체 환자의 재발률이 세계적으로 널리 알려진 내시경 치료센터에서 수술한 경우에 레이저와 고주파열을 사용했으므로 1%도 안 되는 0.79%로 나타나 그동안 논란이 되어온 재발률 문제가 일단락된 셈이다. 다행히도 우리들병원의 경우 부작용은 0.55%, 이로 인한 재수술은 34례로 0.42%를 기록했다.

내시경 디스크 절제술이란 수술이 개발된 처음에는 성공률이 매우 낮았다. 초기 의사들의 성공률은 50% 선이었다. 이는 내시경 구조가 매우 단순했기 때문이다. 내시경으로 먼저 환부를 들여다보고 난 뒤 레이저도 고주파열도 없어 시야가 불투명했고, 스테인리스로 된 집게를 집어넣어 감(感)만으로 시술했기 때문이다. 자연적으로 정말 병의 원인인 척추 신경 부근은 치료가 불확실했다.

요즘은 작업창이 달린 내시경이 개발되면서 미세침습 수술의 성공률이 90%대가 된 새로운 시대를 맞이하게 되었다. 내부를 보는 동시에 작업창을 통해 측면 발사 레이저, 휘어지는 직선 발사 레이저, 자동 절제 흡입기, 휘는 고주파열, 그리고 갖가지 특별히 고안된 기구들을 집어넣어 디스크를 제거하기 때문에 신경 부위를 정확하고 안전하게 치료할 수 있게 되었다. 이런 첨단 기구가 부착되면서 상한 디스크만 제거하고, 정상 디스크 조직을 그대로 보존하여 주변 신경이나 근육·인대 등에 손상을 주지 않는 정밀도를 높였다.

이번 조사에선 대부분의 병원이 홀뮴야그 레이저로 나쁜 파편 디스크를 태워 없앴고 고주파열 치료기나 양주성 전기 소작기를 활용하는 곳도 있었다. 우리들병원을 비롯한 4개 병원에선 디스크 바깥쪽 섬유테의 찢어진 부위를 수축·응고시켜 허리 통증을 차단했다. 새로운 내시경 레이저 수술 기구 개발 및 레이저 기술의 진보 덕분에 크고 심하게 탈출된 디스크 덩어리는 물론 척추 협착증의 감압술, 척추 신경 구멍 성형술까지 가능해졌다.

어떻게 나는 세계적 내시경 의사 네 명 중에 한 명이 되었나? 그 역사를 보자.

1990년 스미스네퓨 다이오닉스란 미국 의료기 회사는 관절경을 변화시킨 미세 디스크 절제용 관절경(AMD: arthroscopic microdiscectomy)을 캠빈 박사와 만들었다. 미국 펜실베이니아 주 필라델피아 워크숍에 나는 1990년에, 안소니 영 박사는 1991년에 각각 참여했고 우리는 디스크 수술 부위를 처음으로 내시경으로 확인했다. 미국 필라델피아의 캠빈 박사가 허리 뒤쪽 중앙에서 9~10cm 떨어져 비스듬히 눕혀서 캐눌라를 허리 디스크에 넣으면 척추 신경을 다치지 않을 수 있었다.

그러나 AMD 내시경으로는 디스크의 압력을 낮추는 경피적 디스크 감압술일 뿐 터져나오는 디스크 조각이나 섬유륜이 뚫려서 척추관 속으로 심하게 빠져나간 요추 간판 탈출증은 현미경 절개수술이 필요했다.

그래서 나는 당시 척추 홀뮴야그 레이저를 추가하기로 결심했다. 홀뮴야그 레이저는 너무 비싸서 그 당시 돈으로 3억이나 했지만 나는 과감히 환자와 병원을 위해 도입했다. 나는 1991년 미국 클라루스 사에서 주관한 샌프란시스코에서 열린 한국의 가는 젓가락 굵기의 내시경 레이저(LASE: Laser Assisted Spinal Endoscope) 워크숍에 참석해 독일의 토마스 후글랜드 박사와 스위스의 한스 로이 박사를 만났다.

1991년부터 우리들병원에 들어온 AMD에 나는 내시경 레이저 홀뮴야그 레이저와 병용하면 캠빈 박사의 한계를 극복한다고 생각했다. 귀국하자마자 나는 AMD와 LASE를 병용해 심하게 섬유륜을 관통해서 탈출된 디스크 파편을 현미경 절개수술을 하지 않고 흉터나 상처 없이 꺼집어낼 수 있었다.

볼펜 굵기만 한 AMD란 관절경 기구만으로는 심하게 탈출된 디스크 파편들을 제거할 수 없었다. 나는 궁리 끝에 뒤쪽으로 휘어지는 홀뮴야그 레이저를 이용해 탈출된 디스크 파편과 디스크 내부 조직인 섬유륜의 연조직이 염증으로 달라 붙어 있는 걸 분리시켰다. 후방 섬유륜 쪽으로 휘어지게 해 레이저를 쏜 후에는 디스크 파편을 제거할 수 있었다. 이에 대해 나는 세계에서 처음으로 척추 신경을 압박하는 디스크 파편 조각을 'Fragment'라 부르고 그 파편 제거술을 'Fragmentectomy'라고 불렀다.

1992년에 우리들병원을 방문한 캠빈 박사와 저녁 식사를 한정식집에서 하면서 나는 내시경 레이저를 병용하면 디스크 탈출 파편 제거술 (fragmentectomy)이 가능하다는 내 경험과 테크닉을 상세히 설명했다. 함께 광주 전남 의대 주관 척추학회에 가서도 구두로 이를 설명했다. 캠빈 박사는 바로 나의 새로운 개념 파편 제거술을 디스크 완치라는 개념으로 받아들였다. 그리고 1993년 서울에서 열린 세계정형외과학회 척추(SICOT ISMISS) 섹션에 나를 초청해 구두 발표시켰다.

AMD 내시경은 관절경이었기에 척추 디스크 내부는 잘 볼 수 없었다. 안소니 영 박사가 1996년 독일제 울프 사의 전립선 수술용 내시경을 개조해 허리 디스크 전용 내시경을 개발하여 자신의 이름을 붙여 영(Yeung) 척추 내시경이라고 불렀다. 이 내시경을 바탕으로 영 박사가 미국최소침습척추수술 아카데미를 재정적으로 기술적으로 주도하고 존 치우 박사와 마틴 사비츠 박사 또한 네바다 주의 알리 박사와 함께 움직여 창설되었다.

나는 이 내시경을 1999년에 우리들병원에 수입해 AMD 내시경을 YESS 내시경으로 바꾸었다. 디스크 내부를 상세히 보면서 홀뮴야그 레이저를 쏠 수 있어 내시경 수술로 성공률이 95%까지 올라갔다. 절개수술이 재발률이 10% 정도 되는 데 비해 3%도 안 되었다. 무엇보다 전에는 절개수술해야 했던 파열되어 척추강 속으로 이동된 파편도 집어낼 수 있게 되었다.

나와 우리들병원 팀은 이 YESS 내시경을 이용한 파편 제거술을 SCI급 저널인 《스파인》지에 발표했다. 나중에 학회에서 영 박사를 만나보니 《스파인》 저널에 자신이 바로 우리 논문을 심사했고 훌륭한 논문으로 뽑았다는 것이다.

영 박사는 2001년 우리들병원을 미국최소침습수술 아카데미의 한국 지부로 지명하고 우리들병원을 전 세계 내시경 척추수술 교육센터로 지명했다.

　그 후 우리들병원을 방문해 직접 그의 탁월한 의술을 보여주었다. 당시 18세 나이의 고등학교 3학년 남자 축구 선수가 있었는데 척추 분리 증성 전방 전위증으로 인해 좌골 신경통이 생겨 걸으면 다리가 아파서 축구를 할 수가 없었다. 이미 좋은 대학 선수로 특채돼 있었는데 만약 허리를 절개수술해 골 융합술을 받으면 진학이 취소된다고 수술하지 않는 방법으로 축구 선수를 할 수 있게 해달라고 했다.

　영 박사는 나와 함께 내시경으로 신경 구멍 확장술과 척추 분리증으로 인한 나쁜 연조직들을 내시경 레이저와 고주파열로 제거해주어 신경이 좋은 상태로 회복시켰다. 이 축구 선수는 선수로서 다시 축구를 잘했고 대학을 무사히 졸업할 수 있었다.

　2000년에 열린 미국최소침습수술 아카데미 학회 단상에 내시경 컨퍼런스를 하기 위해 의자에 앉은 세계적 최소침습 척추 내시경 의사로 회원들에 의해 네 명이 지명되었다. 대한민국의 이상호 박사, 미국의 안소니 영 박사, 독일의 토마스 후글랜드 박사, 영국의 마틴 나이트 박사 였다. 처음에는 얼떨떨했으나 내가 섬유륜 내 접근법을 통해 디스크 파편을 제거하는 비디오를 보여줬기 때문이었다.

　나는 디스크 중앙이나 앞쪽은 전혀 건드리지 않고 디스크 수핵을 전혀 제거하지 않고 보존하며 오로지 섬유륜 내로 후종인대 밑으로 접근해 탈출된 디스크 파편만을 제거하여 디스크의 쿠션 역할과 디스크 높이를 그대로 보존하는 수술 테크닉으로 지명되었다. 후방 외측에서 약 15도 정도의 각도로 접근한다. 바늘과 캐눌이 섬유륜 속으로 수평적으로 들어가므로 내시경의 50%는 경막외 신경이 보이고 50%는 섬유륜 내 디스크 조각이 보이는 수평적 접근법이라 부를 수 있다. 나는 이 섬유륜 내 후종인대 아래 접근법으로 현재도 가장 안전하고 효과적 방법으로 전 세계 의사를 가르치고 있다.

내시경이 섬유륜 속에서 후종인대 밑에 디스크의 뒤쪽에 위치하므로 중앙의 디스크 수핵은 전혀 건드리지 않고 그대로 보존할 수 있다. 디스크의 높이가 줄지 않고 쿠션 역할을 계속할 수 있다. 디스크 수핵을 없애지 않고 보존하는 건 환자 미래의 삶을 위해 중요한 일이다. 디스크 뒤쪽으로 들어가므로 디스크 앞쪽에 있는 혈관 장골 동맥과 정맥 대동맥과 대정맥을 전혀 다칠 위험이 없다. 수평으로 섬유륜의 결대로 들어가므로 시술이 끝나면 섬유륜의 구멍이 정상으로 막혀버린다. 절개수술은 섬유륜을 수직으로 섬유륜의 결을 거슬러 구멍을 냄으로써 그 구멍이 다시 막히지 못하고 계속 뚫려 있는 수가 많아 디스크 탈출이 재발률(10%)이 높은 데 비해 이 수평 내시경 수술(3%)은 재발률이 아주 낮다.

미국의 안소니 영 박사는 디스크 중앙으로 들어가 먼저 디스크 수핵을 제거, 디스크 내부 압력을 낮추고 내려온 섬유륜의 찢어진 부위를 홀뮴야그 레이저와 고주파열로 치유한다는 점에서 지명되었다.

영 박사는 먼저 디스크 내부로 들어가 척추 경막외로 간다 하여 'in-out technique'이라고 불렀다. 또한 그는 찢어진 섬유륜의 나쁜 신경들을 레이저로 태워 기화시킬 수 있어 요통이 함께 좋아졌다. 이게 바로 내시경으로 디스크를 고치면 요통도 사라지는 이유이다.

영 박사는 피가 흐르는 찢어진 섬유륜을 내시경으로 보면서 양극성 고주파열로 지져 피를 멈추게 지혈했다. 영 박사는 이를 선택적 내시경 디스크 절제술(SED: Selective Endoscopic Discectomy)이라고 이름 붙이고 상표 등록을 했다.

섬유륜이 균열되고 상처 나고 갈라져 금이 가면 요통이 생긴다. 오래 앉아 있을 수가 없다. 앉았다 일어서면 허리가 금방 펴지지 않고 좀 추슬러야 바로 펴진다. 이 섬유륜의 찢어짐을 영 박사는 내시경으로 보여주었다.

영 박사는 애리조나 주 피닉스에 내시경 척추 센터를 만들어 의사들에게 워크숍으로 내시경을 가르쳤다. 나와 우리들병원 의사들도 그의 의술을 배웠다.

독일의 토마스 후글랜드 박사는 디스크 내부로 전혀 들어가지 않고 척추 관절의 아래쪽 면을 깎아 바로 척추강 경막외로 들어가 터져서 이동된 디스크 파편을 성공적으로 제거한다는 점에서 지명되었다. 디스크 내부로 들어가지 않고 신경 구멍을 통해 경막외로 감으로 'Out-out technique'이라고 불릴 수 있다. 나와 우리들병원 의사들도 그의 기술을 독일 뮌휀으로 가서 배웠다.

영국의 마틴 나이트 박사는 척추수술 실패 환자들과 척추 신경 구멍 협착증 환자를 자신의 이름이 붙여진 'KNIGHT' 내시경으로 보면서 측면 90도 각으로 발사되는 홀뮴야그 레이저를 사용해 신경 구멍 성형술과 신경 유착 박리술을 하는 의술로 지명되었다. 디스크 바깥에서부터 디스크 내부로 접근한다 하여 후글랜드처럼 'Out-in technique'이라고 불렀다. 나와 우리들병원 의사들은 그를 직접 초청하여 이 테크닉을 배웠다.

우리 네 명은 논문으로 저널에 발표하고 학회에서 구두 강연을 열심히 해 이제는 이 내시경 의술이 전 세계적으로 보급되어 2018년에는 미국에서 의료보험으로 인정되고 대학병원 정규 커리큘럼이 되었다.

이 네 명 중 토마스 후글랜드는 세상을 달리했다. 늘 그의 웃는 얼굴이 떠오른다. 영 박사는 이 학회에 다른 종류의 내시경 의사들도 초빙했다. 이곳에서 내가 만난 세계적 저명 척추 의사들은 프랑스의 다니엘 가스탕비드, 브라질의 필선 초이, 한국 출신 미국 의사 해동 조, 중국 출신 미국 의사 존 치우였다.

프랑스의 장 데스탄도는 내가 1994년 프랑스 파리에서 열린 프랑스어 사용 척추학회 GIEDA에 발표하러 갔을 때 허리 후궁뼈 사이로 관절경을 이용 후궁 절제술을 할 수 있음을 발표했었다. 그는 독일 스톨츠 사와 공동으로 '데스탄도 시스템'이란 후궁 미세 디스크 절제술 내시경을 개발했다.

우리들병원은 일찍이 미국 리차드 페슬러의 MED 내시경을 수입했으나 비슷한 개념이지만 허리 디스크 후궁 절제술에 더 편리한 데스탄도 내시경도 수입했다. 환자마다 필요한 수술이 다르므로 여러 가지 최신 내시경 시스템을 다 갖추는 게 척추 질환 전문병원의 의무라고 생각했기 때문이다.

지금은 안소니 영이 만든 'YESS' 내시경도 쓰지만 우리들병원에서는 주로 토마스 후글랜드가 만든 '조이 맥스'란 내시경을 사용하는 의사가 많아졌다.

우리들병원 의료팀들이 만든 허리 내시경과 목 내시경은 독일 스톨츠 사에서 생산되어 주로 독일 쪽에서 쓰인다. 우리들병원에서 만든 내시경을 우리들병원이 쓰지 않는 이유는 한국으로 수입하기가 쉽지 않기 때문이다. 스톨츠 독일, 스톨츠 미국, 스톨츠 한국 3사 사이에 우리들병원 의료진은 아무 보답 없이 국제 인터넷 소통을 하여 개발해 만들어 주었다. 인류애였다. 의료 기술은 특허가 되어서는 안 되며 모든 의사, 모든 환자들이 좋은 의료 기술을 나누어 가져 혜택을 봐야 한다는 게 나의 철학이므로 그냥 아무 조건이 없이 개발해주었다. 그러나 그 내시경 기구들이 독일에서 제작되어 한국 우리들병원으로 오고 미국 스톨츠 기술진이 다시 주문하면 우리가 다시 변경하여 새로 제작해서 오고 가는 동안 한국 스톨츠가 중간 역할을 실수한 모양이었다. 한국 관세청이 한국 스톨츠가 이 기구를 정식 통관하지 않고 밀수 한 것을 내가 구매한 것으로 오해를 해 나를 관세법 위반으로 덮어씌워 벌금형을 4,000만 원이나 먹였다. '인류를 위해 아무런 이득 없이 독일 스톨츠 사에 허리 내시경과 목 내시경을 개발, 제작하게 해주었는데 이게 뭐냐?' 라는 억울함이 있었다. 독일 스톨츠 사의 보상도 전혀 없었지만 우리들 병원이 만든 기구이지만 수입 자체가 어려워졌다.

안소니 영 박사는 국제 디스크 내 치료학회를 창설해 오랫동안 회장 사무총장 역할을 해왔다. 2006년 내가 만 56세일 때 이 학회의 회장으로 선출되었다. 이때 나는 마틴 나이트와 독일 지베르트 박사가 파리에서 창설한 국제근골격레이저학회 회장으로도 선출되었다. 당시 유럽의 국제최소침습척추수술학회 부회장이었고 나는 아시아 최소침습수술 아카데미의 회장이자 대한신경외과 서울 경인 지회 회장을 맡고 있다 보니 마틴 나이트와 안소니 영, 조 치우, 필선 초이, 다니엘 가스탕비드와 나는 세계최소침습척추수술학회(WCMISST: World Congress of Minimally Invasive Spinal Surgery and Technique)를 2006년에 창설하게 되었다.

나는 초대 세계최소침습척추수술학회장으로서 제1회 세계 학회를 2008년 미국 하와이에서 주최했다. 약 700여 명의 전 세계 척추 의사들이 모여 지식, 경험, 정보를 나누었다.

영 박사는 제2대 회장으로 선출되어 미국 라스베이거스에서 2010년 제2회 세계 대회를 주관했다. 브라질의 필선 초이가 제3대 회장으로 아마존 크루즈로서 2012년 성대한 세계 학회를 주관했다. 미국 리차드 페슬러 교수, 독일 뮌헨의 크리스토퍼 비르켄 마이어 교수도 참석해 좋은 논문을 발표했다.

제4대 회장으로 2014년 프랑스의 다니엘 가스탕비드가 프레데릭 자코 교수와 함께 파리에서 세계 대회를 열었고 내가 제5대 회장으로 지명한 최건은 제주도에서 2016년 세계 대회를 주최했다. 제6대 회장 중국의 유 교수는 충칭에서 세계 대회를 2018년에 주최했다.

세계최소침습척추수술학회 사무총장을 프레데릭 자코로 선출해 이 학회 본부를 프랑스 파리에 두는 것은 세계정형외과학회 본부가 벨기에 브루셀에 둠으로써 오랫동안 성공적인 학회 운영에 본받은 것이다.

나는 안소니 영의 집을 방문했고 그의 부인 아이린과 아들 크리스토퍼도 만났다. 피닉스 사교 클럽에서 영 박사의 턱시도를 빌려 입고 아이린과 무대에서 댄스를 춘 것은 사진으로 피닉스 저널에 실리기도 했다.

2017년 올란도에서 열린 북미척추학회 척추 내시경 세미나에서 영 박사의 아들 크리스토퍼와 나는 함께 단상에 서서 강의도 하고 기념 촬영도 했다.

# 작은 내시경 척추수술을
# 미국 신경외과 본회의에서 강연하다

2006년 4월 미국 샌프란시스코에서 열린 AANS(American Association of Neurological Surgery)에서 본회의(Plenary Aession) 구두 발표를 강연했다. 동양의 신경외과 의사가 미국 신경외과 본회의에서 영어로 강연을 하는 건 아주 드문 일이다. 그만큼 한국의 자랑이며 세계적인 일이다.

절개를 관혈적으로 하지 않고 작은 내시경으로 요추 간판 탈출증을 후유증 없이 근본 원인치료를 하므로 다리의 통증은 물론 요통까지 고친다는 건 미국 의사들에겐 획기적 혁신 기술이었기 때문이다.

한국에서는 내가 1991년부터 내시경과 홀뮴야그 레이저를 병용해 요추 간판 탈출증을 3S로 간단하게(Simple) 안전하게(Safe) 시술하여 짧은(Speed) 시간에 회복해 다시 일하고 운동하고 앉아서 공부할 수 있도록 했다.

그전에 나온 키모파파인 주사요법이나 뉴클레오톰이란 자동 디스크 흡입술은 성공률이 낮은 데 비해 내시경 레이저 병용 수술은 성공률도

90%로 아주 높고 후유증이 거의 없는 안전한 치료였다.

　이 임상 치료 결과를 한국 학회에 제출했으나 새로운 의료 기술에 대한 편견과 선입견을 가진 상아탑 교수들에게 거절되었다. 또한 일부 교수들은 언론, 신문사, 텔레비전 방송을 통해 허리 디스크 내시경 레이저 치료가 검증받지 못한 수술이라고 비판하곤 했다. 나는 이 내시경 레이저 병용 디스크 치료술을 우리나라 말로 논문을 쓰고 싶었다. 그러나 대한신경외과학회는 내 논문 제출을 받아주지 않았다. 할 수 없이 영어로 썼다.

　1993년 때마침 세계 정형외과 및 외상학회(SICOT)가 서울서 열렸다. SICOT 분과학회로 ISMISS 회장인 캄빈 박사가 내가 제출한 〈내시경 레이저 병용으로 탈출된 디스크 파편 제거술〉을 구두 연제로 뽑았다. 합격 통지를 미국 정형외과 교수에게 받았고 나는 2003년 서울 강남의 코엑스 컨벤션 센터에서 발표했다. 당시 참석한 독일 하노버 의과대학 지버트 교수와 프랑스 GIEDA 학회 다니엘 가스탕비드, 그리고 스위스 취리히 의과대학 한스 로이 교수와 슈라이버 교수, 스웨덴 웁살라대학 오럴러드 교수, 영국 대학의 물홀랜드 교수, 미국의 한센 유안 교수 등이 실제 우리들병원을 방문해서 일부 교수는 내 내시경 시술을 구경하기도 했다.

　그 후 나는 청와대를 방문해 비서실장을 통해 당시 대통령에게 이 내시경 치료가 한국인들의 허리 치료에 정말 탁월한 신의료 기술이므로 정부가 이런 신의료 기술을 허용해야 미국, 일본, 유럽의 선진국들을 따라잡을 수 있고 의료 수출을 할 수 있음을 상신했다. 국회 보사위 위원장을 방문해 내시경 디스크 수술의 장점과 우수성을 직접 설명했다. 보건복지부 의정국장, 보험과장, 서기관, 사무관을 만나 설명했다. 이성우 의료보험 연합회 심사위원장도 방문했다. 드디어 김모임 보건복지부 장관은 1996년 국회에서 공식적으로 내시경 레이저 디스크 수술법을 공인하겠다는 선언을 했다.

내가 영어로 쓴 내시경 레이저 발표를 보고 독일 정형외과 교수들이 내 영어 논문을 독일어로 번역, 이걸 1996년 독일 SCI급 의학 저널인 《오르토페디》에 게재한 것이다. 이 논문과 유럽학회 특히 스위스 취리히에서 열린 국제최소침습척추수술학회(ISMISS: International Society of Minimally Invasive Spinal Surgery)에서 강연으로 독일, 프랑스, 스페인, 영국, 네델란드, 벨기에, 터키 등에는 일찍 알려졌다.

그러나 미국에서는 2006년에 처음 내가 미국신경외과학회에서 강연한 것이었다. 우리나라에서의 나와 우리들병원 팀의 노력으로 일찍 1996년에 공인된 신의료 기술이었지만 그 20년 후인 2006년에야 미국 신경외과학회에서 구연으로 받아들인 것이다.

샌프란시스코 컨벤션센터의 가장 큰 대회의장에서 대형 스크린이 5개가 설치되어 슬라이드가 3곳에서 내 얼굴이 두 곳의 큰 화면에 나났다. 전 세계에서 참석한 신경외과 의사들은 나의 발표에 놀라운 반응을 보였다.

요추 디스크 병은 후유증이나 재발 걱정이 사라지는 순간이었다. 허리 옆구리로 넣는 작은 내시경 척추수술은 재발률이 거의 없었다. 사망률 제로, 감염률 제로, 성공률 96%로 탁월한 우리들병원 내시경 수술법이었다. 그러나 나는 겸손하게 내시경으로 실패한 경우 4%는 현미경 수술로 전환해 치료할 수 있었다는 것도 밝혔다.

그 후 12년이 지난 2018년에 미국 정부와 학회는 내시경 디스크 치료법에 의료보험 적용을 공인했다. 마이애미 의과대학, 예일 의과대학 부속병원에서는 정규 척추 의사 훈련에 이 내시경 수술법을 포함시키고 2019년 북미척추학회 제프리 왕 회장도 이 시술을 NASS 학회 정규 교육 프로그램에 포함시켰다.

5장

# 후유증 없는
# 척추관 협착증 치료

# 고령화에 따라 증가하는
# 척추관 협착증

우리들병원의 이상호 박사가 신의료 기술을 개발해 수술률이 증가했다고 심사평가원장과 일부 직원들이 착각했다. 사전 척추수술 허가제를 만들자고 해 나는 "옳소" 하고 찬성했다. 그러나 척추수술 증가는 60~70세 이상 노인들이 오래 살아서 70세, 80세, 90세에 척추수술을 해 다시 걸어 다니고 생명을 연장했기 때문이다. 미국도, 유럽도, 일본도 모두 고령화로 평균수명 증가에 따라 척수 의술 발전에 따른 노인적중증 확대였다. 다시 말하면 노인 인구가 증가함에 따라 퇴행성 질환인 척추수술 역시 자연스럽게 증가하게 된 것이다.

허리 통증은 누구나 살면서 한 번 이상 경험하는, 감기처럼 흔한 증상이다. 노화로 인한 자연스러운 퇴행뿐만 아니라 현대인들의 잘못된 생활습관으로 인해 척추 질환은 더 빈발해졌다. 그런데 최근 수술 오·남용에 대한 우려의 목소리가 커지면서 척추 치료 역시 수술적 방법보다 비수술적 방법에 대한 일반인의 선호가 높아지고 있다. 이처럼 척추수술은 정말 위험한 선택이며 최후의 수단으로 미루어야 할까?

보건사회연구원이 집계한 우리나라 노인의료비는 2002년 5,813억 원에서 2009년 2조 4,387억 원으로 4배 이상 급증한 것으로 나타났다. 척추수술 건수 역시 전 세계적으로 증가 추세에 있다. 국제 권위의 척추 전문 의학지 《스파인(Spine)》에 따르면, 1979년과 1999년 사이 경추 및 요추 융합술은 각각 70%와 60%가량 늘었다. 또 피츠버그대학 메디컬센터의 발표에 따르면 척추 질환은 환자가 병원을 찾는 이유 중 두 번째이며, 척추수술은 전체 수술 중 세 번째 비중을 차지하고 있다. 미국은 연간 약 100%, 한국은 연간 약 15% 척추수술이 증가하고 있다는 보고도 있다.

일부에서는 이런 수술 증가세에 대해 과잉진료 때문이라며 비난의 목소리를 높이기도 한다. 하지만 그런 사람들 중 노인의 삶의 질에 대한 대안을 내놓는 경우는 거의 없는 것 같다.

이와 관련해 평균수명의 증가와 그에 따른 고령화 사회로의 진입 현상에도 주목할 필요가 있다. 아무리 관리와 예방을 철저히 한 사람이라고 해도 세월의 흐름을 거스를 수는 없으며 각종 퇴행성 질환은 찾아오기 마련이다. 노인 인구가 증가함에 따라 퇴행성 질환인 척추수술 역시 자연스럽게 증가하게 되었다는 분석이 가능하다.

기획재정부가 발표한 2013년 고령자 통계에 따르면, 2013년 총인구에서 65세 이상 고령자가 차지하는 비율은 12.2%로 1970년 3.1%에서 지속적으로 증가 추세이다. 이 비율은 2030년 24.3%, 2050년 37.4%에 이를 전망이라고 한다. 특히 85세 이상 초고령 인구 비율은 2013년 0.9%에서 2030년 2.5%, 2050년 7.7%로 크게 증가할 것으로 내다보고 있다. 유엔 경제사회국은 〈2012 세계 인구 전망 보고서〉를 통해 오는 2045년 한국인의 평균 기대수명은 88.4세, 2095년에는 95.5세로 세계 최장수국이 될 것이라는 전망을 내놓기도 했다.

인구구성 변화와 함께 의술의 눈부신 발달 또한 퇴행성 질환에 대한 각종 수술이 증가하는 원인으로 작용하고 있다. 마취 및 회복 과정의 위험성 등으로 인해 수술을 받지 못했던 노인층에게까지 대상 범위가 확대된 것이다. 일부 국가에서는 수술을 비롯한 치료와 관광을 묶은 '의료 관광'을 역점 사업화할 만큼 각종 수술의 증가세는 이미 큰 흐름을 형성하고 있다. 굳이 이런 사례가 아니더라도 본인이나 주위 사람 중에 노화로 인한 퇴행성 질환으로 수술을 받은 사람을 찾는 일은 이제 어렵지 않다.

하지만 병원을 찾는 일은 여전히 큰 결심을 필요로 하며, 더욱이 수술을 바라보는 시선에는 불안함이 상존하는 게 현실이다. 삶의 질 제고 차원에서 수술의 증가세에 대한 이해와 환자들의 올바른 판단이 점점 중요해지는 이유이다. 오히려 수술에 대한 일반인들의 거부감을 키움으로써 시술 및 수술을 기피하고 치료 시기를 영영 놓치는 일은 없어야겠다.

과잉진료로 인한 수술 증가세의 문제는 의료인들의 자발적인 자정 노력과 함께 법적·제도적 보완 장치도 고려해볼 일이다. 우리들병원은 일찍이 수술을 결정하기 전 다섯 번의 진단과 검사 과정을 반드시 거치고 수술이 결정되어도 3~4명으로 구성된 진료팀 내에서 숙고를 거친 후에 비로소 환자에게 제안하고 있다.

환자들이 치료의 완성이 아닌, 한 과정으로서 수술을 이해하는 자세를 갖고, 오랜 치료 경험과 활발한 학술 업적을 보유한 우리들병원을 선택한다면 노후의 삶의 질은 더욱 높아질 것이다.

나의 가장 큰 업적은 65세 이상 노인들에게 희망을 주게 된 점이다. 최소절개 원인치료로 출혈 없는 수술, 수혈이 필요 없는 척추수술을 개발한 것이다.

1992년 당시에 65세 이상 노인을 대부분 대학병원들이 합병증 위험이 너무 크다고 수술해주지 않았다. 65세 이상 노인들은 우리들병원으로 몰려올 수밖에 없었다. 인대 재건술로 고친 것이다. 수술 후 바로 좋아지고 무출혈 수술로 안전했다.

# 고난도 척추 질환,
# 포기하지 않으면 방법은 있다

이 모(76·여) 씨는 척추관 협착증과 전방 전위증이 심해 2년 가까이 집 밖으로 나가지 못했다. 앉았다 일어설 때마다 허리와 엉덩이 통증이 심해 화장실 가기조차 힘들었고 가만히 누워만 있어도 아픈 날이 많았다. 국내의 내로라하는 대학병원들을 여러 곳 찾아다녔지만, 한결같이 "고령에다 골다공증이 심해 큰 수술을 견디기 힘들고, 수술해도 나을 가능성이 적다"는 것이었다. 차선책으로 스테로이드 주사와 신경 성형술을 받았지만 소용이 없어 마지막 희망을 걸고 우리들병원을 찾아왔다.

검사를 해보니 신경이 완전히 눌려 끊어지다시피 돼 있었고 뼈도 다 어긋나 있었다. 이런 경우 일반적으로 뼈를 갈아내고(laminectomy), 척추 관절을 잘라내고(facetectomy), 디스크를 잘라내어(discectomy) 척추관을 넓혀 뼈를 다시 재건하는 수술을 하게 된다. 크게 절개하는 수술이라 수술 시간이 오래 걸리고 출혈도 심하다. 그러나 최소절개 방식의 신기술이라면 얘기가 달라진다. 뼈를 자르지 않고 두꺼워지고 나빠진 인대를 덜어내 척추관을 넓히면 수술이 1시간 정도에 끝나고, 출혈도 최소화할 수 있다. 허리 중앙을 손으로 눌러보면 '가시돌기'라는 뼈가 만져지는데 바로 이 뼈 사이로 접근하면 뼈나 디스크를 잘라내지 않고도 통증을 일으키는 인대만 제거할 수 있다.

나와 우리들병원 연구팀은 척추관 협착증의 주원인이 두꺼워진 여러 종류의 인대에 있다는 해외의 연구 결과를 기초로 인대 재건술을 개발했다. 뼈나 디스크를 잘라내지 않고 인대만 제거하면 척추관이 넓어져 요통도 신경통도 좋아지는 원리다. 의료진은 1차로 인대 재건술을 통해 이 씨의 협착된 신경을 되살렸고, 2차로 어긋난 뼈를 맞춰주는 최소침습 무출혈 전방 척추골 융합술을 시행했다. 배 쪽을 절개해 인공뼈를 담은 디스크 통을 삽입한 다음 다시 등허리 쪽에 구멍을 뚫고 젓가락으로 고구마가 익었는지 찔러보는 정도의 최소침습만으로 나사못을 박는 우리들병원만의 무수혈 최소절개 기술이다. 흔히 시행되는 뼈 융합술과 허리를 크게 절개해 피부를 열어젖히고, 뼈를 쳐내고, 신경을 건드리고, 쇠를 박는 방법이므로 과다 출혈과 수혈이 불가피하다. 나와 우리들의료진은 이 씨의 연령과 건강 상태를 감안해 두 가지 수술을 한꺼번에 하지 않고 두 번에 나눠서 수술함으로써 안전하게 수술할 수 있었다.

박 모(38·남) 씨는 흉추 후종인대 골화증(인대가 뼈처럼 굳어져 딱딱해지면서 신경을 압박하는 병)으로 일종의 흉추관 협착증을 앓고 있었다. 마비가 와서 걷기가 힘들고 대소변도 잘 못 가릴 정도였다. 그런데도 대학병원에선 "수술이 쉽지 않다. 더 나빠지면 오라"며 박 씨를 돌려보냈다. 척추 전문의 입장에서 볼 때 박 씨 같은 환자는 흉부외과의 도움을 받아야 하는 데다 수술 결과도 자신할 수 없는 '기피 환자'이다. 흉추관 협착증은 뒤쪽 수술 후 하반신 마비라는 합병증이 오기 때문에 위험할 수 있다. 자기 책임 하에 어떻게든 병을 치료해주려 하기보다 손쉽게 돌려보내는 의사들이 종종 있는 것 같다. 마비가 점점 심해지는데도 방법이 없다고 하니 아직 젊은 박 씨는 기가 막혔다. 완전히 못 걷고 서지 못하게 되면 수술해주겠다고 하니 더 기가 막혔다. 이미 마비된 걸 뒤늦게 수술하라는 것은 납득할 수 없었다. 인터넷을 검색해 흉추 전문 수술팀이 있는 우리들병원을 찾았다. 유명 대학병원에서도 못 한다는 수술을 전문병원인 우리들병원이 고치겠다고 하니 박 씨로선 '모험'이었지만 우리들병원 의료진 외에는 다른 희망이 없었다. 우리들병원에선 옆구리를 절개하고 들어가서 현미경으로 골화증이 진행된 병소를 제거하고 흉추를 재건하는 수술을 했다. 흉부외과, 신경외과, 정형외과 세 명의 의사의 협동 팀 수술이었다. 드라마틱하게도 수술 다음 날부터 마비가 풀렸는데 박 씨가 고맙다고 여러 번 인사하던 기억이 아직 생생하다.

우리들병원의 특화된 최소침습 수술 기술은 유명 병원들도 꺼리는 고난도 척추 환자들에게 희망이 되고 있다. 척추관 협착증, 흉추관 협착증을 후유증 없이 고치는 이런 기술이 더 많이 보급돼 모든 척추 환자가 허리를 펴고 사는 세상이 빨리 왔으면 좋겠다.

# 노년에 자꾸 굽어지는 허리,
# 뼈 안 깎고도 쭉 펼 수 있다

비교적 젊은 층에 많이 발병하는 허리 디스크는 자연 치유되는 경우가 많지만 노화가 원인인 척추관 협착증은 그렇지 않다. 나이가 들면 척추도 늙는다. '척추관'은 뇌에서 시작된 신경 다발이 온몸으로 퍼져나가는 통로인데, 나이가 들면 척추 뒤쪽의 인대(황색 인대)와 관절 등이 두꺼워져서 척추관을 압박하게 된다. 이것이 척추관 협착증이다. 초기에는 주로 다리가 저리거나 당기는 증상이 나타나는데 병이 진행되면 몇 걸음도 걷지 못해 주저앉게 된다. 이 병은 저절로 좋아지는 법이 없다. 물리치료나 주사요법 등 비수술 치료로 좋아지지 않는다면 수술을 해야 한다. 그런데도 수술을 끝끝내 거부하고 자리에만 누워 있으면 온몸의 뼈와 근육이 급격히 소실되는 노쇠 현상이 나타난다.

아닌 게 아니라 척추관 협착증의 기존 수술 방법을 설명 듣고 나면 수술할 마음이 싹 사라지는 것도 사실이다. 일반적인 수술법은 뼈를 갈아내고, 척추 관절을 잘라내고, 디스크를 잘라내어 척추관을 넓히는 방식이다. 나사못을 박아 뼈를 다시 만들어 허리를 지지해야 하므로 수술이 3시간 이상 걸리고 출혈도 많다. 이런 수술을 받을 정도의 환자는 골다공증이 있는 경우가 많은데 엉성한 뼈에 박아놓은 나사못이 다시 말썽을 일으킬 수 있다. 이런 대수술의 문제점을 피하려고 경피적 척추 신경 성형술, 신경 구멍 풍선 확장술, 미세 현미경 감압술 등 다양한 수술법이 시도되고 있지만 신경 감압만 하고 척추 안정을 못 시키므로 기본적인 한계가 있다.

내가 개발한 인대 재건술은 뼈를 건드리지 않는 척추관 협착증 수술법으로 환자에게 좋은 반응을 얻고 있다. 작은 상처로 척추관을 넓혀 신경 감압이 완전히 되면서 동시에 척추를 안정시키는 일석이조의 효과가 있다. 척추관 협착증이 심해 100m도 한 번에 걷지 못하지만 심장 질환이 있어 큰 수술을 받을 수도 없었던 김 모(77·여) 씨는 최근 인대 재건술을 받고 다시 걷는 기쁨을 누리게 됐다. 이 수술법을 개발한 당사자인 나도 척추관 협착증이 생겨 오래 걷는 것이 불편했는데 2017년 우리들병원에서 제자들에게 인대 재건술을 받고 말끔하게 정상을 회복했다.

인대 재건술은 뼈는 건드리지 않고 인대만 갈아 끼우는 수술이다. 허리 중앙을 손으로 눌러보면 돌출돼 만져지는 뼈가 있는데 이 뼈가 '극돌기', 순우리말로 '가시돌기뼈'이다. 이 뼈 사이에는 약 7mm의 빈 공간이 있는데 이곳으로 접근해 문제가 된 인대를 제거하고 인공인대를 연결시키면 척추뼈나 디스크를 잘라내지 않고도 충분한 감압으로 척추관을 넓힐 수 있다. 극돌기 사이 인대와 황색 인대를 완전히 제거하므로 마치 완전 후궁뼈 절제술(total open Lasev Lumbar Microdiscectomy) 효과이다. 인공인대는 허리에 삽입한 지 3주쯤 되면 자기 세포들이 자라서 인공인대와 합쳐지기 시작하고, 6주쯤 되면 자신의 인대처럼 강해진다. 수술 시간도 짧으며 대부분 수술 다음 날부터 보행이 가능하다. 그러나 척추 분리증이 있거나, 2단계 이상의 척추 전방 전위증이 있거나, 이미 큰 척추수술을 받은 환자는 인대 성형술을 받을 수 없다.

빠르게 걷기는 노년 건강의 핵심 키워드이다. 활발하게 잘 걷지 못하면 노화와 노쇠가 빨리 진행된다. 나는 잘 걸었지만 걸음이 느려져 마치 나이 든 노인처럼 느릿느릿했다. 다리 통증이나 다리 저림증은 없었다. 걷는 게 청년처럼 활발하게 되지 않아 검사했더니 척추관 협착증이 요추 제3번, 4번, 요추 제5번과 천추 제1번 사이에 있었다. 통증도 마비도 없었지만 빨리 활발하게 잘 걷고 싶었다. 허리뼈를 갈아내지도 잘라내지도 않고 허리 관절을 반쯤 쳐내는 것도 아니라는 것을 아니깐 제자에게 수술을 맡겼다. 비교적 초기에 척추관 협착증 인대 재건술 수술을 받고 건강을 회복했으며, 지금 70세인 나는 청년이 되어 등산, 골프, 수영, 피트니스도 하고 진료 및 작은 상처 원인치료 수술도 집도하고 있다.

# 척추관 협착증 치료법,
# 뼈 재건 vs 인대 재건 어떤 게 좋을까?

미국 로스앤젤레스에서 재미교포 회장도 지내신 한 70대 교민이 진료 비서에게 "헬프 미(Help me)"라는 연락을 했다. 그는 '미국에서 주로 하는 척추수술이 아닌, 좀 더 안전한 방법으로 척추관 협착증을 고치고 싶다'고 설명했다. 게다가 그는 심장이식을 한 적이 있어 매일 걷기 운동으로 심장 건강을 챙기는데, 간헐적으로 생기는 좌골 신경통 때문에 오래 걷기가 힘들단다. 오래 걸으면 엉덩이부터 종아리까지 저리고 힘이 빠져 걷는 중간에 앉아서 쉬지 않으면 안 된다고 했다.

그는 미국 대학병원에서 MRI 촬영 후 좌골 신경통 원인이 척추관 협착증임을 확진받았다. 70대라는 나이 탓인지, 허리를 많이 써서 그런지 그의 디스크는 돌출되었고 척추 관절은 비대해졌으며, 인대는 두꺼워져 있었다. 원래 엄지 굵기처럼 넓었던 그의 척추관은 연필 굵기만큼 가늘고 좁아졌다고 했다.

원래 척추관은 직경 15mm 정도로 굵은 게 정상이다. 그래야 요추 신경, 혈액, 뇌의 척수액이 편안하게 통과할 수 있다. 그런데 척추관이 점차 가늘어지고 좁아지면 수도관이 녹슬어 막힌 것처럼 돼 요통이나 좌골 신경통을 유발한다.

척추관 협착증은 앉아 있을 때는 괜찮다. 그러나 서고 걸을 때 지장이 있다. 체중과 중력이 척추관 협착을 심하게 만들어 신경이 눌리거나 혈액, 뇌척수액이 제대로 흐르지 못해서다.

그는 진통소염제 같은 약물 복용 외에도 카이로프락틱 척추 교정술, 추나요법 등 한방 물리치료, 통증을 없애준다는 허리 주사요법을 받아봤지만 효과는 그때뿐 소용이 없었다고 한다.

똑바로 서서 걸을 수 있는 거리가 500m 정도밖에 안 되고, 5분만 걸으면 앉아서 쉬어야 할 정도라고 말했다. 이 정도면 협착증이 상당히 진전된 상태이다. 미국의 한 대학병원에서는 척추 관절을 포함해 뼈들을 조금씩 잘라내고, 돌출된 디스크는 덜어내고, 금속 나사못 등을 이용해 허리뼈를 재건하는 수술법을 제안했다고 한다. 그러나 미국 의사는 수술이 쉽지 않다는 말도 덧붙였다. "수술은 작지만 뼈를 절제하고 나사못을 사용하기 때문에 출혈로 인해 수혈이 필요할 수 있다. 환자가 심장이식을 한 이력이 있어 면역 관련 약을 먹고 있기 때문에 면역 기능 문제로 인한 감염 위험성도 있고, 최악의 경우 심장마비도 배제할 수 없다"고 말이다.

그는 고민하다 한국 우리들병원에서 뼈를 잘라내지 않고 인대만을 제거한 후 다시 재건하는 척추관 협착증 수술을 받은 교포를 알게 되었고, 병원 정보를 얻어 내가 있는 한국까지 오게 됐다.

미국 대형병원이 이야기한 수술법은 뼈를 갈아내고, 척추 관절을 잘라내고, 디스크를 잘라내어 척추관을 넓히는 것이다. 뼈를 다시 재건해야 한다. 수술이 3시간 이상 걸리고 출혈도 크다.

나는 다른 방법을 찾아냈다. 중앙에서 두꺼워지고 나빠진 주돌기 사이 인대와 양측의 황색 인대 모두를 덜어내 척추관을 넓히는 것이다. 이때는 인대만 다시 재건하면 된다. 수술이 1시간 정도로 짧고 피가 거의 나지 않는다. 뼈에 조그만 창문을 낸 다음 인대를 제거해 척추관을 넓힌다는 혁신적인 방식은 프랑스 척추 의사 세네가스가 시작했다. 당시에는 뼈와 인대를 동시에 수술했기 때문에 경과가 나쁜 경우도 있었다. 그 후 스웨덴의 척추 병리학자 라우슈닝은 척추관 협착증의 주원인이 두꺼워진 여러 종류의 인대라는 것을 발견했다. 이를 배우고 직접 자체 부검으로 확인한 나를 포함한 우리들병원 연구팀은 뼈나 디스크를 잘라내지 않고 인대만 제거하면 척추관이 넓어져 요통도 신경통도 좋아진다는 것을 확인했다. 이후에는 인공인대를 극돌기 사이에 걸어 재건해주면 된다.

돌출되고 퇴행된 디스크라도 보존하면서 인대를 재건해주면 허리가 다시 정상인처럼 강해진다. 프랑스에서 개발된 인공인대는 WSH(Wooridul Spine Hospital)라는 마크가 들어 있다. 이 수입된 인대를 허리에 삽입한 지 3주째가 되면 자신의 세포들이 자라 들어가기 시작하고 6주가 되면 자신의 인대처럼 강해진다.

나는 미국에서 온 환자를 뼈를 재건해야 하는 척추수술이 아닌, 인대를 재건하는 수술로 치료했다. 나이가 많고 심장과 면역 기능이 약한 그에게 딱 맞는 치료이기도 했다. 출혈이 적어 수혈도 필요 없고, 수술 시간도 짧았다. 그는 수술 다음 날부터 바로 걸어 다니게 됐다. 한국의 척추 의술에 감탄하며 지금도 미국 로스앤젤레스에서 빠르게 잘 걸어 다니고 계신다.

나 역시 2017년 5월부터 걸으면 다리가 저린 증상이 나타났다. 검사

해보니 척추관 협착증이었다. 예전부터 의사들은 자신이 전공한 병에 잘 걸린다는 말이 있었는데, 그게 바로 나였다. 걸음걸이가 마치 90대 노인 같아서, 지난 8월 제자들에게 척추관 협착증 인대 재건 수술을 부탁했다. 미국에서 온 환자와 동일한 인대 재건 방법으로 수술했다. 수술을 받은 다음 날부터 모든 것이 편안했다. 평소에 골프 연습을 하거나 운동을 하면 근육통으로 허리 왼쪽이 불편하다고 생각했는데, 그 불편이 없어졌다. 아! 근육통이 아니고 협착증이었구나! 내가 연구한 치료로 혜택을 받다니 감개무량했다.

나와 우리들병원 연구진이 개발한 이 수술법은 여러 편의 논문으로 쓰여 SCI급 의학지에 게재됐다. 또한 내가 기술을 전수해준 독일의 토마스 후글랜드와 포르투갈의 마누엘 에네스와 공동 저술로 유럽 척추 의학지에 게재되었다. 인대 재건술을 세계 최고의 의학 저널 《스파인》 지에 게재했을 때는 내 논문을 읽은 미국, 캐나다 의사들이 이게 진짜라면 획기적 혁명이라고 말했다. 그만큼 득(得)이 많은 수술 방법이라는 이야기다. 뼈를 건드리는 척추관 협착증 수술에 겁이 난다고 버려두면 점차 신경 기능이 약해진다. 하루빨리 이 치료를 고려하길 희망한다.

# 척추관 협착증 수술 실패로
# 꼬부라진 허리를 펴다

1995년에 한 여자가 90세 노인도 아닌데 허리가 앞으로 꼬부라진 꼬부랑 할머니가 찾아왔다. 수년 전에 모 대학병원에서 다발성 척추관 협착증 치료로 완전 요추 고리판 절제술을 여러 곳에 받은 이 58세 된 여자 분은 허리가 굽어지고 엉덩이가 옆으로 빠지는 요추 후측만증이 되었다. 척추관 협착증 수술 실패 증후군의 일부인 셈이다. 서서 10분을 버티기가 힘들어 유모차, 그리고 지팡이를 짚어야 했다. 신경통 증세를 없애려면 누워 있어야 했다.

앉아 있는 것은 비교적 괜찮았으나 수술 전처럼 다시 서서 걸어 다니기가 힘들었다. 디스크는 말라붙어 찌그러져 있었고, 허리는 옆으로 돌아가고 동시에 후만증으로 앞으로 구부정했다. 요추후만증이 점차 심해져 올바른 척추 곡선을 잃어버렸다. 엎친 데 덮친 격으로 심한 골다공증도 있었다.

척추관 협착증은 신경 감압도 해야 되지만 척추 안정술을 동시에 해주어야 한다. 아직도 상당수의 척추 의사들이 신경 감압술(Laminectomy: 후궁 절제술)만 해주고 척추를 안정시키지 않는 수술을 하고 있다. 그러면 척추가 더 불안해져서 척추 변형이 된다. 척추 건강 운동으로 좋아지지 않고, 생활이 불가능할 정도로 허리가 굽어지고, 신경통 증세가 나타나 척추 재건 수술로 좋게 해야 했다. 아직 환갑도 채 되지 않았으나 지팡이를 사용해도 걷기가 힘들다며 척추 재건 수술에 동의했다. 요추 후측만증 수술은 효과적이면서도 안전해야 하므로 신중을 기해야 한다.

나는 인터넷 이메일을 통해 미국의 척추 의사 아셔와도 의논하고 여러 동료 척추 전문 의사들과도 의논했다. 합병증을 예방하기 위해 두 번에 나누어서 수술을 하기로 했다.

먼저 배 앞쪽으로 들어가 후복막강을 이용해 최소상처로 좁아져 내려앉은 디스크를 제거하고 탄소 디스크 통으로 인공뼈를 새로 삽입해 디스크의 높이를 넓혔다. 허리가 쭉 펴지고 키가 바로 되었다. 그다음에 허리에서 나사못 고정술을 했다. 앞쪽에서 요추를 펴주고 나중에 뒤를 잡아 수혈이 필요 없었고 허리 통증도 없었다.

1995년 한국에서 비교적 빨리 앞뒤를 나누어 수술해주어 꼬부랑 허리를 편 건 획기적인 일이었다. 이는 우리들병원이 복부외과와 협조해 조기에 앞쪽 요추 골 융합술을 개발한 덕이었다.

선천적이 아니라 나이가 들면서 병적으로 척추가 변형이 된 것에는 두 가지 기본형이 있다. 요추측만증(Scoliosis)과 요추후만증(Kyphosis)이다. 요추측만증은 허리가 비정상적으로 옆으로 기우뚱해지는 것을 말한다. 척추의 선이 S자로 휘어진다. 요추후만증은 허리가 굽어 엉덩이와 허리가 걸으면 앞으로 굽어지는 것을 말한다. 요추후만증은 디스크와 관절의 변성으로 인해 50세 이상의 성인에서 야기된다.

척추 변형은 어린 시절과 청년기에 생길 수 있으나 나이가 들면서 점차 악화된다. 사춘기부터 시작해 45세 이후 두드러진다. 퇴행성 변성으로 인한 척추 변형을 나는 많이 본다. 보통 55세 이후에 나타난다. 척추는 우리 몸의 기둥이므로 척추 변형이 생기면 힘의 균형이 깨져서 요통이 생긴다. 요추가 돌아가면서 허리가 굽는 후만증과 측만증이 동반되는 수도 있다. 변성으로 인한 요추후만증 환자가 요추측만증을 동반하는 경우, 이럴 때는 요추 후측만증(Kyphoscoliosis)이라고 부른다.

허리의 올바른 굽이는 배 쪽으로 요추가 약간 볼록하고 마치 활처럼 C자형으로 전만된 것이다. 디스크가 내려앉으면서 허리의 굽이가 본래의 모습을 잃고 1자로 뻣뻣해지면서 허리가 앞으로 꼬부랑해진다. 따라서 장시간 서 있거나 오래 걸으면 요통이 오고 경우에 따라 다리가 저린다. 디스크가 물기를 잃고 찌그러지면서 또는 폐경기와 골다공증이 동반되면서 요추의 굽이가 바뀌게 된다. 꼬부랑 허리가 되어 유모차를 잡고 걷거나 지팡이를 필요로 한다.

디스크 변성 외에 척추체의 압박골절, 골다공증으로 인해 요추후만증이 되는 수도 있다. 척추 결핵으로 생기는 후만 변형, 선천성 기형으로 오는 후만증, 소아마비와 뇌성마비로 인한 척추 변형도 있다.

가벼운 요추후만증은 보통 운동 프로그램으로도 교정이 된다. 평소에 올바른 자세로 허리를 바로 세우고 근육과 인대, 허리 디스크 등에 충격이 가지 않도록 언제나 계속 신경을 쓰는 것이 좋다. 규칙적인 운동으로 과체중을 피하고 심폐 기능을 향상시킴으로써 허리가 앞으로 굽어지지 않도록 하는 척추세움 근육이 튼튼해질 수 있다. 수시로 일어서서 허리를 펴고 걸으면 올바른 자세로 만들어준다. 대개 허리 유연성 운동, 허리 스트레칭 운동, 메덱스 허리 신전 운동, 헬스클럽 또는 휘트니스 클럽의 허리 굴신 운동, 허벅지 단련 운동, 엉덩이 관절 운동, 무릎 관절 운동 등이 크게 도움이 된다. 허리 받침대를 사용할 수도 있다.

옆으로 휘어지는 요추측만증은 디스크가 변성되고 관절이 변하고 뼈의 밀도가 낮아지면서 생긴다. 척추관 협착증, 척추후만증과 동반되어 흔히 생긴다. 측만증이 심하면 통증도 심한 경우가 많다. 선천성 기형이나 근육, 신경 질환으로 인한 측만증은 후만증을 동반하는 수가 잦다. 청년기부터 요추측만증이 있다가 나이가 들면서 요추 변성이 증가되면서 표가 나지 않던 측만증이 뚜렷하게 드러나게 된다. 성인에서는 45~50세 이후 두드러져 50~60세에 현저해진다. 단지 척추의 변성 변화로 인한 요추측만증보다 청년기 때부터 숨어 있다가 나이가 들어 드러나는 요추측만증은 보다 심각한 문제가 발생한다.

15년 전만 해도 성인의 요추측만증은 수술을 하지 못했다. 그러나 그후 의학의 발달로 성인이 심한 척추 변형을 보이면 80세 이상인 경우에도 수술이 가능해졌지만 요추측만증, 요추후만증, 요추 후측만증은 50세, 60세에 고치는 게 좋다. 그대로 두면 나이가 들면서 점차 더 악화되어 흔히 신경장애를 일으키기 때문이다. 70~80대에 심한 통증으로 생활이 힘들고 보행도 불가능하게 되면 심폐 기능이 약해져 간접적으로 사망의 원인이 된다.

마취의 발달과 수술 기구의 발달로 노인에게서도 건강만 허용되면 수술이 가능해졌다. 더구나 복강경과 흉강경 앞쪽 수술 발달로 최소침습 수술로 무출혈 또는 최소 출혈 수술이 가능해져 보다 부담이 줄게 됐다. 디지털 컴퓨터의 발달로 나사못 고정술도 더욱 정확해졌다.

# 90세도 할 수 있는
# 척추관 협착증 원인치료를 개발하다

다발성 척추관 협착증 수술을 받은 한 교사의 수술 후기를 읽어보자.

1987년 11월 14일 토요일 12시 25분, 그날은 잊지 못할 날이었다.

직장 민방위 날 소화 훈련 계획에 따라 나에겐 소화용 호스 작동 명령이 떨어졌다. 임무에 따라 10여 분 동안 혼자서 소방 호스를 잡고 소화 작업을 무사히 마쳤다. 소방관 아저씨들의 숙달된 모습을 흉내 내면서…. 그러나 그 일을 마친 후 허리가 뻐근하면서 움직이기가 힘들었다. 사전 준비운동을 하지 않은 탓으로 여기고 몸풀기 운동을 약 30분 동안 하니 좀 낫는 것 같았다. 오후 일과를 마치고 여러 가지 잡무도 다 처리한 뒤 집으로 돌아와 일찍 쉬었다.

그런데 그때부터 시작이었다. 다음 날 아침 일어나려고 몸을 움직였지만 전신이 마비된 듯하고 허리에 심한 통증이 와 꼼짝도 할 수가 없었다. 파스를 붙인 채 고통을 참고 하루를 보낸 뒤 다음 날은 마네킹 모양으로 꼿꼿이 선 채 출근을 했다. 힘겹게 오전을 보내고 오후에 외출 허가를 받아 가까운 곳에서 척추 사진을 찍은 후 소견을 들은즉, "척추엔 이상이 없고 신경이 좀 늘어났을 뿐이니 일주일 가량 치료를 받고 안정을 하면 나을 것"이라는 거였다. "그러면 그렇지" 하고 안심하고 집으로 돌아와 3일간 병가를 얻고 쉬었다. 일주일이 지나니 허리의 통증도 없어져 움직일 수 있음을 다행으로 여기고 다시 직장으로 복귀했다.

그러나 10일 정도 지난 후 오른쪽 다리가 저려오고 오래 걷기가 힘들며 40분을 서 있기가 힘들었다. '허리는 괜찮은데 다리가 저려오다니, 이거 좌골 신경통 아닌가?' 하는 생각을 하니 문득 침술이 떠올랐다. 동네에 있는 침술원을 찾아가니 "디스크 증상이 보이며 좌골 신경통도 있으니 지어주는 약 달여 먹고 침을 맞으면 곧 완쾌될 것"이라고 했다. 그 말을 믿고 계속 다녔더니 차츰 차도가 있어 치료를 중단하고 겨울을 보냈다.

그러다가 1988년 3월에 들어서면서 오른쪽 다리의 통증이 더욱 심해졌다. 걷기도 힘들며 20분을 서 있는 것조차 고통스러웠다. 그래서 수소문 끝에 조방 부근 침술원이 용하다는 말을 듣고, 침도 맞고 주는 한약도 달여 먹었다. 통증은 조금 줄어들었으나 움직이면 다시 도졌다. 비싼 한약과 양약을 모두 쓴 셈이다. 그래도 효험이 없어, 너무 심한 상태라서 이젠 치료를 포기해야 하나 보다 하는 절망감에 빠졌다. 다리를 절뚝거리는 병신이 되어도 좋으니 제발 통증만이라도 없앴으면 하는 간절한 마음이 된 적이 한두 번이 아니었다.

그러나 하늘이 무너져도 솟아날 구멍이 있다던가? 아니면 무슨 인연이던가? 동료 직원이 자신이 척추 물리치료를 받고 있는 병원에 가서 신경 조영술을 해보자고 권해왔다. 다음 날 나는 이것이 마지막이라고 생각하고 달려갔다. 1988년 5월 16일 오전 8시 10분에 병원 도착, 접수, 9시까지의 초조한 기다림, 이상호 박사와의 상담, 진찰, 혈액 검사, 심전도 검사와 방사선 촬영, 열 조영 진단술, 요추 조영술, 그리고 척추 촬영 등을 실시한 결과 다발성 척추관 협착증이란 병명이 판독되고 수술요법만이 완치를 위한 최상이라는 결론에 이르렀다. 처음 듣는 장황하고 생소하고 무시무시한 병명에 놀랍기도 했지만 완치가 가능하다는 이상호 박사의 믿음직한 말씀에 마음이 끌리기 시작했다. 다음 날 오후에 수술을 받기로 하고 입원 수속을 마쳤다.

그런데 다음 날 때아닌 해프닝이 벌어졌다. 수술을 받기 4시간쯤 전에 집안 친척 대표들이 우르르 병원으로 몰려왔다. "짐 싸라. 어서 가자. 시설 좋은 큰 병원도 많이 있는데 왜 하필 이렇게 먼 곳에서, 그것도 조그마한 병원에서 이 중요한 척추수술을 받으려 하느냐, 안 된다"고 막무가내로 만류하는 것이었다. 나는 단호하게 의견을 고수했다. 만져보고 두드려보고 청진기로 들어보아 내린 진단이라면 이곳저곳 알아보고 결정하겠지만 고도로 발달된 특수 의료 장비가 찾아낸 병을 내 눈으로 확인하고 결심한 것이니 불신할 까닭이 없는 것이다. 더구나 녹십자 병원 일반외과 원장인 친구의 도움말과 신경외과 의사인 지우 님의 격려도 있었으니 안심하시라고 했더니 친지들은 네 뼈를 네가 깎는 것이니 알아서 하라고 겨우 허락을 하셨다.

드디어 수술 시간이 다가왔다. 원만한 마취 유도를 위해 '데메롤' 주사를 맞고 담담하게 수술실로 들어갔다. 미세 현미경과 다이아몬드형 공기 드릴을 이용해 협착 부위를 정밀하게 갈아내도 신경을 둘러싸고 있는 지방을 거의 손상하지 않도록 한 정상 조직 보존 수술이었다. 오후 8시경 회복실로 옮겨진 다음 1시간쯤 후 절반가량 의식을 회복한 상태에서 수술은 무사히 성공적으로 잘 끝났다는 담당 선생님의 말씀을 듣고 마음이 놓였다. 수술 다음 날 오전에 소변을, 오후엔 대변을 보고 나니 기분이 한결 좋아졌고 머리도 맑아왔다. 밤새 잠을 푹 자고 수술 이틀째부터는 음식 양을 늘려가면서 즐겁게 식사하고 다리 들기 다섯 번, 침대에 의지해 서보기도 하고, 아내의 도움을 받아 화장실에도 갈 수 있었다. 누워서 소변 보던 첫날과는 달리 화장실을 사용할 수 있는 정도까지 경과가 좋아 수술 나흘째는 복도 통행도 가능하게 되었다. 그리고 일주일째는 마음 놓고 보행할 수 있다는 담당 선생님의 말씀에 기쁨과 희망으로 가슴이 벅차서 만나는 의료진 모두에게 감사의 인사를 빠뜨리지 않았다. 3주가 지난 지금은 계단도 조심조심 오르내릴 수 있다. 더 좋은 것은 정문 앞까지 걸어나가 햇볕도 쬘 수 있게 되었다는 사실이다.

어제는 첫 나들이를 했다. 오랜만에 샤워도 하고, 날아갈 듯이 가벼운 몸. 고통이란 이제 내게서 사라진 것이다.

지금은 수술 부위가 길이 8cm에다 아홉 바늘이나 깁고 두 곳 모두 다섯 곳이나 갈고 깎아내었는데도 통증은 전혀 없었다. 무엇보다 오래 서 있거나 걸음을 걸어도 아프거나 저리지도 않는 두 다리가 신기하기만 해서 만져보기도 한다. 나날이 나아지고 좋아지는 하루하루가 감사하기만 해 모든 분들께 꽃다발 한 아름씩 안겨주고 싶은 마음이다. 나에게 베풀어준 크나큰 고마움을 두고두고 간직하며 이 기쁨을 병원의 모든 분들께 드리고 싶다. 그리고 위로해주신 직장의 선후배님들, 완쾌를 빌어준 친지 여러분께 감사드리고, 특히나 제 몸 아끼지 않고 밤낮으로 간호해준 아내를 생각하면 눈물이 앞을 가린다. 남은 평생 아끼고 사랑해주리라.


공직자로 지방 기상대에 근무하던 분이 척추관 협착증 수술 후에 목발 없이 걸을 수 있었다는 투병기는 감동적이다. 척추관 협착증 환자들에게 희망을 주는 이야기다.


3월 21일 오랜만에 단비가 내리던 날 양쪽에 목발을 짚고 무거운 마음으로 우리들병원을 찾았다. 그날 우리들병원을 찾은 것은 서울의 어느 큰 병원에서 흔히 디스크라 불리는 요추 간판 탈출증에 대한 수술을 받은 지 만 3개월이 되었는데, 그 경과도 진찰해볼 겸 '언제쯤 목발 없이 혼자 걸을 수 있겠는지' 타진해보려던 것이었다.

이상호 박사와의 대화가 진행되는 동안 그분의 표정이 무겁게 변하며 디스크 수술로 다리 통증은 없어졌지만 목발(크레치)을 짚고 걷는다는 것은 뭔가 다른 병이 숨어 있을 것이라고 했다.

즉시 담당 선생님의 지시로 검사가 시작되었다. 발병할 당시의 검사법처럼 X-ray 촬영부터 이 병원이 갖춘 적외선 열 조영술이라는 신경 기능 검사를 받았다. 신경이 생생하게 살아 있는지, 신경이 죽어 있는지 천연색으로 화면에 찍혀 나와 의학 상식이 없는 사람도 한눈에 알아볼 수 있는 진단법이었다. 과연 오른발은 신경이 살아 있다는 증거로 주황과 파란색으로 나타나는데 마비돼 있던 왼발은 신경이 죽어 있는 것처럼 검은 화면만 나타나는 것이었다.

곧 이어 X-ray 촬영 결과를 놓고 분석에 들어갔는데 디스크는 나았지만 척추관 협착증을 일으키는 인대 비대증이라는 새로운 병이 숨어 있다는 진단이어서 최후로 내일 다시 한 번 척추 정밀검사를 받기 위해 입원을 권고받았다.

청천벽력. 단순히 언제쯤 목발을 버리고 혼자 걸을 수 있겠는지 타진해보려고 온 것으로, 서울의 큰 병원에서 상한 디스크를 깨끗이 제거받고 퇴원했는데 다른 병소(病巢)가 숨어 있다니 끝없는 실망과 착잡한 마음으로 이튿날 다시 정밀검사를 받기로 하고 우선 입원 수속을 마쳤다.

병원의 진단이 오진이기를 바라며 이튿날 받은 정밀검사 결과는 전날과 똑같이 척추관 협착증과 노란 인대 비대증이라는 새로운 병이 있는 것으로 재확인되었다.

작년 12월 16일 대통령 선거일에 투표를 마치고 집에 돌아와 잠깐 앉았다 옷을 벗으려고 일어나는 순간 척추에 강한 고압선이 닿은 듯 찌르르하고 무엇에 쏘인 듯하다고 느낀 순간 별안간 왼발에 마비가 오며 그대로 몸이 허물어지듯 자리에 눕고 말았다. 강한 통증과 함께 왼발이 마비되고도 병원을 찾을 생각은 못 하고 디스크 환자들이 다 그렇듯 처음에는 침도 맞고 지압도 받고 민간요법도 하면서 낫기만 기다렸다. 그러다 통증과 마비가 점점 더 심해와서 발병한 지 6일 만에 직장에 병가원을 내고 가족들과 집이 있는, 그리고 큰 병원도 찾을 겸 해서 서울로 향했다.

원래 젊어서부터 허리 디스크 병이 있어서 요통이 생길 때마다 디스크 환자들이 쓰는 허리 밴드를 하고 며칠 누워 있으면 낫고 해서 이번에도 나으려니 하고 기다린 것이 마비만 심해진 채 거의 일주일이 흘러가 버린 것이었다.

서울의 종합병원에서 요추 간판 탈출증이란 진단을 받고 일련의 종합검사도 끝나 입원한 지 사흘 만에 디스크 적출 수술을 받고 나니 당장 지옥과 같았던 고통에서 해방되었다. 사람들이 2~3개월 시간만 흐르면 저절로 일어서고 걸을 수 있다고 말하는 데다 물리치료를 받고 간단한 약물만 복용하면 된다기에 직장이 있는 부산으로 와서 요양하고 있었다.

2개월 후부터 조금씩 서고 목발을 짚고 걸을 수도 있어서 '아! 이것이 나아가는 과정이구나'라고 멋대로 자가 진단까지 내리며 석 달째로 접어들었는데, 그때부터는 거의 진전이 없고 목발에 의지하지 않으면 몸이 허물어지듯 주저앉게 되어 걱정과 의문이 쌓여 어쩔 수 없이 병원에 가서 경과 관찰을 해야겠다고 생각했다. 우리들병원에서 정밀검사 끝에 내려진 결론은 디스크는 나았지만, 목발 없이 걷지 못하는 주된 이유는 척추관 협착증 때문이라는 결론이었다. 척추관 협착증이라는 생소한 병명에 접하게 된 것이다. 그런데 이 병원 현관에 들어서면 서가에 병원에서 발행하는 원지(院誌)라 할까 회보 비슷한 책자가 꽂혀 있는 것이 얼른 눈에 띄었다.

환자들이 진찰받는 동안 틈틈이 읽으라는 뜻인 듯해 펼쳐 보니 의사, 환자, 직원들이 어울려서 허심탄회하게 나누는 대화의 광장이었다. 이 지면을 통해 시와 수필을 발표하기도 하고, 임상 체험 내지 신경외과에서 진료하는 병에 대한 소개도 했는데 그곳에서 '척추관 협착증'에 관한 자세한 내용을 알 수 있었다.

척추의 신경이 지나는 공간 사이의 뼈가 자라서 그 구멍이 좁아져 신경을 압박하기 때문에 내버려두면 더욱 악화되어 설 수도 걸을 수도 없게 된다고 한다. 이 병의 완치는 단 한 가지, 수술뿐이어서 부득이 수술을 권고받기에 이르렀다. 재수술이라니! 눈앞이 캄캄해지는 낭패감 속에서 이상호 박사님의 정확한 설명을 다시 들었다.

척추관 협착증은 수술만 하면 95% 이상 완치를 봄과 동시에 수술한 지 사흘이면 혼자 설 수 있고, 일주일 후에는 복도 통행 연습, 2주일 후부터는 계단 보행 연습에 들어간다는 구체적이고 쉬운 진단이었다. 무엇보다 이상호 박사님의 시원스런 진단과 완치될 수 있다는 신념을 환자에게 심어주고 수술 후의 경과까지 미리 설명해줌으로써 환자 본인이 수술을 결심해 안심하고 병원에 모든 것을 맡기는 데 주저하지 않게 되었다.

진단이 내려진 지 2일 후, 3월 24일 이상호 박사님의 집도로 수술이 끝나고 의식을 회복할 수 있었다. 이상호 박사님의 설명으로는 좁아진 척추관을 넓혀주고 동시에 비후되고 변성된 뼈를 갈아 비대한 인대도 모두 정상으로 고쳐주는 정밀한 시술을 완전하게 했다는 것이다.

수술 후 최대의 관심은 과연 목발 없이 서거나 걸을 수 있을까 하는 점이었는데, 드디어 사흘째 되는 날 집도의 선생님의 지시로 한 번 서보게 되었다. 그날의 감격, 발병한 지 4개월 만에 목발 없이 설 수 있다는 것은 엄청난 기쁨이었다. 더구나 몇 발자국을 걸어도 허물어지지 않는다는 자신감은 무엇과도 바꿀 수 없는 것이었다. 시간이 흐르면서 목발에 의지하지 않고 일진 일보 물리치료실의 계단까지 혼자 오르내리는 연습을 했다.

척추관 협착증이란 병이 발생하는 곳은 대부분 요추 제4번과 제5번 사이 또는 요추 제5번, 천추 제1번이거나 요추 제3번과 제4번 사이라는데 나의 경우에는 아주 희귀하게도 요추 제2번과 제3번 사이였기 때문에 더욱 고생했는지도 모른다. 그래도 교육을 받았다는 사람이 과학적으로 병의 원인과 치료를 생각하지 않고, 근거 없이 전해오는 속설대로 민간요법을 시도해보았던 것이 지금 생각하면 어리석게 여겨진다.

사람은 누구나 제 발로 걸을 수 있다는 것이 기본적인 기쁨인데 다리에 마비가 온 후 그 절실했던 '내 발로 뚜벅뚜벅 걸어보았으면…' 했던 간절한 소망을 디스크 수술 실패증의 재수술로 척추관 협착증을 고침으로써 찾을 수 있었다. 내 발로 걸을 수 있다는 행복감은 그 비참했던 아픔과 낭패감, 휠체어와 목발에 의지했던 경험이 없는 사람은 느낄 수가 없다.

이후로는 부지런히 물리치료도 받고 선생님들의 지시를 따르며 보행 연습에 힘써 마비도 풀려가면서 걷는 데 더욱 자신감이 생겼다.

생각해보면 작년 12월 26일 발병한 후 국가의 중요한 책임을 진 공직자로서, 한 집안의 가장으로서 건강을 잃고 끝없는 방황과 낭패감 속에서 헤매기를 석 달, 다시 우리들병원에 입원한 것까지 치면 넉 달째 접어들고 있다. 퇴원과 완치를 눈앞에 두고 빨리 직장으로 복귀해 공직자의 책임을 다하고 넉 달 동안 병간호로 애쓴 가족들에게도 건강한 가장의 도리를 다할 희망에 부풀어 있다.


척추관 협착증은 요추 제4번과 제5번 사이에 가장 많이 오는데 제3번과 제4번 사이, 제4번과 제5번 사이 두 곳 또는 요추 제4번과 제5번, 요추 제5번과 천추 제1번 사이 두 곳에도 흔히 온다. 척추관 협착증의 특징이 움직이지 않고 가만히 앉아 있거나 옆으로 누워 있으면 별로 아프지 않다. 척추의 여러 기능이 떨어지고 약해지더라도 큰 통증이 없다 보니 물리치료 주사 시술이나 하며 정작 그 원인은 그냥 내버려두는 노인들이 있다. 그러다 보면 요추 제2번과 제3번 사이, 제1번과 제2번 사이도 퍼지고 흉추 제12번과 요추 제1번 사이, 흉추 제11번과 제12번 사이까지 여러 곳이 좁아진다. 요추 제2번과 제3번 사이, 제3번과 제4번 사이, 제4번과 제5번 사이, 요추 제5번과 천추 제1번 사이 등 여러 곳에 동시에 다발성으로 오는 척추관 협착증도 드물지 않다.

척추관 협착증의 그다음 특징은 오른쪽, 왼쪽 어느 한쪽에 오는 것이 아니라 허리 분절의 중앙부위 그리고 오른쪽, 왼쪽 양측에 협착이 함께 온다. 오른쪽, 왼쪽 어느 한쪽 황색 인대만 두터워지는 게 아니라 양측 인대가 모두 두꺼워진다. 또한 허리 중앙부에 있는 극돌기와 극돌기 사이 인대도 두꺼워진다. 어느 한쪽만 고치면 곧 반대편 다리가 불편해지기 때문에 한꺼번에 양측 그리고 중앙부까지 고쳐야 한다.

양측을 동시에 고치려다 보니 1980년대 옛날 척추 의사들은 눌린 신경을 살리기 위해 요추 뒤쪽 뼈 고리판의 중앙부 모두, 양측 추관절 반절, 극돌기 사이 인대, 황색 인대를 모두 잘라내었다. 그렇게 광범위하게 신경을 감압하면 뇌척수액과 피가 통하고 신경이 통해 다리 저림은 없어지나 그중 3분의 1이 척추 불안정으로 인해 척추 분절이 흔들려 심한 요통이 발생해 골 융합술과 나사못을 박아야 했다.

그래서 1990년대에 새로 생긴 것이 최소침습 신경 구멍 경유 요추골 융합술 및 나사못 고정술이다. 비록 최소절개이지만 근육을 적게 손상하지만 미국, 일본, 유럽, 한국에 널리 퍼진 수술이나 환자들은 뼈를 잘라내고 골 융합하고 나사못을 박는다는 점에서 최소침습 수술로 여겨 수술 받기를 두려워했다.

척추 분절이 흔들리지 않는 척추 안정이 그대로 유지되면서 신경만 감압하고 나사못을 박지 않는 최소절개 원인치료 수술은 두 가지 방향으로 개발되었다. 두 가지 모두 나와 우리들병원 연구 의사팀들이 개발한 것이다.

1993년 우리들 팀이 개발한 하나는 한쪽에서 수술해 양측을 고치고 중앙까지 감압하는 현미경 미세수술이었다. 양측 감압 한쪽 부분 뒤쪽 뼈 고리판 절제술이라고 명명했다. 그 전에는 OLM(Open Lumbar Microdecompression)이라고 부르는 미세수술 현미경을 오른쪽 신경 구멍 확장술 한 번, 그다음 반대편으로 가서 왼쪽 신경 구멍 확장술 한 번 각각 한 번씩 동일한 수술을 두 번 반복했었다. UBL(Uilateral approach for Bilateral decompression for Lumbar spine)이라고 부르는 한쪽 요추에서만 수술해 양측 요추 신경근을 감압하는 반대편은 정상 그대로 보존하는 미세 현미경 요추 수술법을 유럽 학회에 가서 발표했다. 이어서 흉추 UBT, 경추 UBC도 미세수술 현미경을, 또는 잘 보이는 내시경을 사용하고 고속 공기 다이아몬드 드릴을 이용해 개발했다.

이 수술은 대유행을 일으키고 폭발적으로 전파되었다. 척추뼈를 조금만 자르므로 골 융합술 나사못을 안 박아도 되었기 때문이다. 한쪽의 고리판만 부분 절제하고 가시돌기의 뿌리 부분 밑으로 들어가 반대편의 두터워진 노란 인대를 제거하고 반대편 신경 구멍도 확장시킨다. 이 수술의 장점은 허리 근육, 척추뼈, 인대를 많이 보존하므로 수술로 인한 요추 불안정증이 적고 신경 노출 부위가 적으므로 신경 유착도 덜 생긴다. 한쪽에서만 수술해 양쪽의 신경 구멍 척추뼈 구멍을 넓혀주므로 경과가 썩 좋다. 그러나 성공률은 처음엔 96%였으나 시간이 지나면 75%였다. 나중에 25%에서는 무엇인가 허리에 다시 불편이 생기고 다리 저림 증상이 재발되곤 해 그 원인을 분석했다. 비록 최소절개 최소침습 수술이지만 척추 안정화가 안 되어 척추뼈가 흔들리는 척추 불안정 상태가 발전되었기 때문이었다.

그래서 우리들병원 팀은 두 번째 수술법으로 1995년 인대 재건술을 개발했다. 허리 중앙에서 나빠진 극돌기 사이 인대와 황색 인대를 양측으로 완전히 제거해 신경을 감압한 다음에 인공인대로 재건해 척추를 안정시키는 새로운 수술법을 고안했다. 대부분의 척추관 협착증은 요추 불안정증을 동반하기 때문이다.

허리 피부를 3~5cm로 최소절개하고 미세수술 현미경을 들여다보면서 공기 다이아몬드 드릴로 협착된 후궁판 부위를 조금만 정밀하게 넓혀준 뒤에 그 사이의 나쁜 인대만 제거하고 인공인대로 가시돌기 사이로 8자 형태로 묶는 인대 재건술을 추가한다. 이는 1988년에 프랑스 보르도의 세네가스 교수가 처음으로 시도한 것을 나와 우리들병원 팀들이 1995년 새로운 WSH 인대를 개발해 프랑스에 등록 이래 지금까지 95%의 높은 성공률로 나사못 고정술보다 훨씬 간단하고 안전한 수술로 증명되었다.

1995년 12월 프랑스 파리 포르트 마요에 있는 대학술회장 팔레 데 콩그레에서 국제척추수술연구학회(GIEDA)에 100례를 임상분석 보고했다. 나의 발표는 대단한 충격이자 센세이션을 불러일으켰다. 당시 유럽은 척추관 협착증과 척추골 전방 전위증 치료를 대수술로 하고 있었을 때였다. 치즐(끌)과 햄머(망치)를 사용해 척추 후궁 뒷고리뼈와 관절을 모두 쳐낸 다음에 자가 골 이식으로 골 융합술을 하고 나사못으로 요추를 단단하게 고정하고 있었다. 한국에서 나타난 나는 조그만 수술 후 인대로 연성 안정술을 해 허리를 유연하게 고칠 수 있음을 보여준 것이었다. 나의 발표에 영향을 받은 유럽 의사들은 디암(DIAM), 인트라스파인(Intra Spine)이란 인대 재건술을 개발했다. 척추관 협착증은 요추 불안정증이 있으므로 다리 증상뿐만 아니라 서거나 바로 누우면 엉치부, 골반부, 허리가 많이 불편하다. 현미경 미세수술은 신경 감압에만 초점을 둔 것이다. 현미경 감압술만 하면 다리의 통증과 불편을 없애는 데는 효과적이지만 엉치통, 요통이 남는다. 척추 가시돌기를 잘라내지 말고 잘 보존하고 그 밑동을 인공인대로 묶어주어 척추가 안정이 되도록 해주는 것이 완치의 길이고 재발 방지의 길이다.

그러나 척추뼈 몸통 사이 뼈 융합술까지는 할 필요가 없다. 척추뼈 몸통 사이 뼈 융합술을 뒤쪽에서 하려면 신경을 많이 잡아당기므로 신경 손상 위험이 있을 수도 있기 때문이다. 디스크를 손대지 않고 보존하는 게 좋기 때문이다. 디스크 병은 디스크를 고쳐야 하나 척추관 협착증은 디스크 병과 완전히 다른 병이므로 디스크를 건드리지 않는 게 가장 효과가 좋다.

그러나 단순히 신경을 잘 통하게 하는 데만 초점을 맞추어 현미경이나 내시경을 이용해 감압술만 하고 척추 인대를 안정화시키지 않으면 10%에서는 수술 후 요추뼈 전방 전위증이 생겨 결국 2차로 척추뼈 융합술이 필요하다. 이미 척추 전방 전위증이 있는 척추관 협착증을 단순 신경 감압술만 한 경우에는 3분의 1 내지 54%에서만 증상이 좋아진다. 따라서 연성 인대 안정술이 필요하다.

엄밀히 말해 척추뼈가 배 쪽으로 미끄러지는 척추골 전방 전위증이 된 것은 요추관 협착증이라고 부르지 않고 척추 전방 전위증이라고 불러야 한다. 그러나 증상이 요추관 협착증과 같아서 한꺼번에 묶어서 척추골 전방 전위증을 동반한 불안정 척추관 협창증이라고 진단한다. 척추 전방 전위증이 된 경우에도 심하지 않으면 간단한 인대 재건술로 충분히 유연하게 연성 고정되어 더 이상 미끄러지거나 증상이 재발하지 않는다는 걸 나는 SCI급 의학 저널 《스파인》지에 논문을 발표했다. 그러나 지나치게 오래 내버려둬 많이 미끄러져 불안정이 심한 경우에는 처음부터 척추뼈 융합술을 요한다.

허리 인대 재건술(ligament Reconstruction)을 구체적으로 훑어보자. 나사못과 쇠막대를 이용한 단단한 고정술에 대한 반성으로 인공인대를 이용해 부드럽게 묶어주는 연성 안정술은 프랑스 척추 의사 그라프와 세네가스의 아이디어였다.

요추 가시돌기 사이 인대는 허리의 안정에 대단히 중요하다. 콜라겐 섬유와 프로테오글라이칸 실로 이루어진 이 인대는 허리의 굴곡과 신전, 허리뼈의 뒤로 미끄러짐, 허리의 스트레스 등을 견뎌내며 버티는 역할을 한다.

이 가시돌기 인대를 보강해주는 인대 재건술은 척추 안정의 새로운 치료법이다. 훼손된 허리에 다시 안정성을 보강해주는 유연한 구조물인

인대는 요추의 불안정증을 해결해준다. 경성 나사못 척추뼈 융합술이 수술 부위를 완전히 견고하게 해주는 것인 데 비해 연성 인대 재건술은 최소한의 생리적인 움직임이 허용된다는 장점이 있다.

만성 요통은 중요한 병인이다. 이 문제에 대한 치료가 한결같을 수는 없다. 대개는 허리 강화 운동법을 포함한 척추의 보존적인 치료와 요통교실을 통한 재교육과 예방법에 의해 환자들의 상태가 좋아진다.

그렇지만 요통이 심한 경우에는 보존적인 치료 방법으로는 별 효과가 없다. 고전적인 외과 치료법은 경성 나사못을 이용한 척추뼈 융합술인데, 이 시술법은 시행하기가 까다롭고 한 번 시행하면 다른 상태로 바꾸기가 어려울 뿐만 아니라 합병증을 유발할 수도 있고, 인접 부위의 척추에 영향을 미쳐 새로운 병을 유발시킬 수 있다. 척추 불안정증에는 경성 나사못 척추 고정술을 요하는 척추 골절, 척추 분리증, 척추 종양 같은 심한 증세도 있으나 연성 인공인대 재건술만 해도 충분한 가벼운 증세도 있다. 가벼운 척추 불안정증에 금속 나사못 고정술을 한다면 그것은 병증에 비해 지나치게 큰 수술이다.

인대 재건술은 요추의 불안정과 비정상적인 움직임을 줄이면서 정상적인 허리 운동 범위가 가능하도록 하는 성공적인 결과를 가져다준다. 이러한 연성 척추 고정술에는 여러 방법이 있는데 그중 척추 가시돌기 사이 인공인대 고정술은 그 기술이 간단하고 보존적이어서 허리의 과도한 회전과 굴절, 그리고 신전을 정상 범위로 고정해주는 데 효과적이다.

척추에 관한 치료법을 아는 데는 몇 가지 생물역학적인 개념이 필요하다. 이완 상태에서 척추의 안정은 앞쪽에서는 디스크가 맡고 있고 뒤쪽에서는 척추 관절에 의해 이루어진다. 중립 상태에서는 근육이 안정성을 유지하는 데 중요한 역할을 하나, 심하게 숙인 상태에서 그 끝 움직임을 제한하고 유지해주는 것은 섬유테와 척추 사이 인대이다. 생리적인 척추 전만(lordosis)은 순수한 허리 회전(정상적인 요추 운동 역학에서는 2~3도 이상의 회전은 불가능하다)을 기하학적으로 굴절과 신전의 조화된 허리 돌림으로 전환시키기 때문에 요추 운동 역할에 있어서 중요하다. 이와 같이 척추 사이 회전의 움직임이 자동적으로 조정되므로 굴절과 신전을 안정시킨다.

그러나 나이가 들고 반복된 척추에의 충격이 쌓여서 디스크의 탈수증과 탄성의 상실로 인해 수핵의 움직임이 감소되고 척추 사이의 움직임이 둔화되면 뒤세로 인대와 뒷관절이 접혀지도록 하는 작용을 하게 된다. 디스크가 내려앉아 그 사이가 좁아지면 생리적인 척추 전만이 감소되어 인대와 관절을 둘러싸고 있는 관절 주머니막의 형태를 느슨하게 하기 때문에 움직임들이 생리적인 정도를 넘어서게 됨으로써 관절에 비정상적인 압박을 가하게 되는 것이다.

디스크, 관절 주머니막, 뒷관절, 척추 사이 인대의 퇴행성 변성은 척추의 결속력을 감소시켜 일종의 불안정증을 야기하게 된다. 이것은 1단계에서 3단계로 서서히 악화돼간다.

1단계: 탈골 때와 같이 심한 기계적 허리 통증이 나타난다. 탈골 현상은 척추 사이가 돌아가서 탈구를 일으킨 결과이며, 이것은 척추 컴퓨터 영상 진단 시 허리를 비틀어서 찍는 방법으로 확인할 수 있다. 이렇게 해서 척추 관절의 넓어짐이 확인된다.

2단계: 디스크의 팽창, 인대의 느슨함과 두터워짐, 뒤쪽 척추 관절의 느슨함과 굵어짐 같은 전반적 척추 변성은 순응 가능성을 넘어설 정도의 협착을 가져오게 된다. 움직임에 따라 허리의 신경 구멍이 좁아지고 넓어지는 역동적인 협착증(dynamic stenosis)의 증세가 나타난다.

3단계: 디스크, 인대, 관절의 변형이 관절 주변의 공간을 축소시키게 되면 해부학적인 협착증(anatomic stenosis)이 나타난다. 비정상적인 모든 움직임은 척추에 기계적으로 압박을 가하게 된다.

가시돌기 사이 연성 인대 재건술의 목적은 불안정한 부위의 움직임을 억제하고자 하는 것이다. 통증을 유발하는 뒤세로 인대 사이의 움직임을 제한할 수 있으며, 척추 관절의 탈골 등 돌발적 급성 요통의 발현과 사고의 위험성과 움직임에 따라 다리가 저리는 역동적 신경 구멍 척추관 협착 증세를 줄일 수 있다.

프랑스 척추 의사 세네가스와 부아드빌에 의해 시행된 인대를 이용한 가시돌기 사이 고정술에 대한 여러 다양한 생물역학적인 연구 결과, 강한 인대로 가시돌기 사이를 묶어주면 비정상적 관절의 움직임을 80% 이상 감소시킨다는 사실이 증명되었다.

1985년 판자비는 요추 불안정증에 대해 척추 운동 단위의 상실로 인해 척추에 힘이 가해지는 경우 정상 구조보다 더 심한 이동이 일어나는 것이라고 정의한 바 있다. 이와 같은 불안정증은 심한 요통의 주요한 이유이다. 허리를 돌리거나 몸을 뒤로 젖히기만 해도 날카롭고 심한 허리 통증을 동반하며, 기침을 할 때나 딱딱한 땅 위를 걸을 때에도 통증을 유발시킬 수 있게 된다. 방사선 촬영 사진상으로는 보통 디스크의 퇴화가 척추 관절염이 진전된 상태와 함께 나타난다.

그렇지만 이따금 특히 초기 단계에서는 일반 X-ray 촬영상으로는 구별이 잘 안 될 때가 있다. 이런 경우에는 몸을 구부리거나 젖힌 상태를 촬영한 역동적 X-ray 사진을 찍으면 척추 사이의 불안정의 정도와 이동된 정도를 확인할 수 있다. 몸을 비튼 상태에서 척추 컴퓨터 단층 촬영을 한 사진으로 보면 이따금 관절의 탈골이 표출되기도 한다. MRI에는 이와 같은 불안정증은 다음과 같이 나타날 수 있다.

제1단계: 뒷관절의 부위에 지방 변성이 나타난다.

제2단계: 연골 밑에 염증 증상을 보여주는 띠가 확실하게 드러난다.

가시돌기 사이 인대 재건술은 1988년 이래 프랑스를 중심으로 행해졌다. 척추 가시돌기 사이 인대는 길이 40cm 폴리에틸렌으로 된 끈이다. 그 끝에 2개의 바늘이 연결돼 있다. 이 바늘들을 척추 돌기 사이 인대 사이로 넣게 되며, 원추형의 폴리에틸렌으로 된 인공인대는 척추를 고정시키는 인대의 힘을 강화하게 된다.

이 인대는 나사못 고정술이 필요 없고, 돌기 사이에 죔쇠를 사용하지 않아도 되며(죔쇠를 사용하게 될 경우 이탈의 위험성이 있다는 것은 잘 알려진 사실이다), 특히 척추의 안정에 있어서 중요한 역할을 하는 돌기 사이의 인대를 잘라내지 않는다는 장점을 가지고 있다. 인대 재건술은 반-제어의 시술에 해당되는데, 다시 말하면 척추 돌기 밑의 인대를 지나감으로써 허리의 비정상적 굴절을 제한하고 척추 돌기 사이의 공간에 고정됨으로써 비정상적인 신전을 제한한다. 제동이 점차적으로 걸리기 때문에 척추를 심하게 손상하거나 혹은 재료가 파손되는 경우가 없다.

척추 사이 인대는 폴리에틸렌으로 엮은 끈으로 약 4,300뉴턴의 저항력을 지니고 있다. 이 인공인대는 오래전부터 다른 적응증을 통해 내구성이 강하다는 것이 입증되었다. 더구나 무릎 관절 같은 관절 내부에 고정하는 시술에 있어서도 그 내구성이 뛰어나다는 것이 확인되었다. 실험 결과 시간이 지남에 따라 인공인대를 둘러싸는 자연적인 섬유 증식으로 마치 원래 인체의 인대처럼 조직 속에 자리잡아, 척추의 안정을 단단하게 하며 인대의 재건을 가능하게 하는 것으로 드러난 바 있다.

위쪽 척추 돌기 위와 아래쪽의 척추 돌기 아래로 인공인대가 지나감으로써 굴절이 제한된다. 허리 굴절의 중심축은 디스크의 뒤쪽에 있는

데 이곳에서부터 4cm 이상 떨어져 있는 척추 가시돌기의 밑부분을 고정시키므로 중립 상태에서 굴절이 처음으로 일어나는 단계부터 제동력이 효과적으로 일어나고 있음을 설명해준다.

척추 돌기 사이의 전 공간에 걸쳐서 두 묶음의 인대가 서로 교차하여 들어가게 된다. 비흡수 물질인 실로 고정함으로써 자연적인 섬유 증식으로 인한 고정이 되기 전인 수술 후 1개월 동안에 인공인대가 미끄러지는 것을 막을 수 있다. 1개월 후 인대의 재건은 완전하게 한 부분으로 통합되어서 측면, 앞쪽과 뒤쪽으로 이탈할 수 없도록 유연한 버팀목의 역할을 하며, 그 버팀목은 신전을 차단한다.

인대를 X자형으로 지나게 함으로써 외부의 어떠한 회전력에도 회전의 방향에 수직으로 교차하는 힘으로 서로 맞물려 팽팽함을 유지함으로써 최대의 회전 제한 효과를 가져온다. 이렇게 해서 2개의 요추뼈 사이에 빗장이 질러져 처음 움직일 때부터 유연한 제동 장치가 점차적으로 가동하게 되어 비정상적인 움직임과 급성 요통 발현의 사고나 관절의 탈골 가능성을 막을 수 있다. 동시에 매우 중요한 것으로, 인대 재건술은 허리의 정상적 중립 상태에서 긴장을 주지 않으며, 휴식 시에는 디스크나 뒷관절에 압박을 주지도 않는다.

환자는 엎드려 눕는다. 모든 압박을 피해 복부를 완전히 자유로운 상태로 만들어준다. 이는 한편으로는 인대의 고정을 시행할 때 척추가 정상적인 전만 상태가 되도록 인대 봉합을 하는 동안 보조인들이 환자의 어깨를 듦으로써 쉽게 이루어질 수 있다. 수술 전에 방사선 사진 촬영으로 수술할 부위를 정확하게 찾아내어 조절한 후에 허리의 중앙에서 접근한다.

절개는 보통 5cm 정도만 요한다. 가시돌기 상부 인대(supraspinatus)는 중앙에 보존하기 위해 한쪽으로 젖혀놓고 근육 벌림은 측면으로 해서 관절까지 행해지는데, 나사못 고정술을 하지는 않으므로 관절을 노출시킬 필요는 없다. 반면 천추 부위에서의 절개는 척추관 바깥쪽에 있는 제1천추, 제2천추의 분기점 사이에서 천추의 고정이 이루어질 수 있도록 측면까지 충분히 낮게 행해져야 한다.

요추 제3번, 4번 혹은 요추 제4번, 5번에서 가시돌기 사이 인대 재건술은 가시돌기 사이 인대 밑의 돌기 밑동에 인대를 지나가게 한다. 척추 돌기의 밑동에는 어떠한 끌 자국도 없어야 한다. 끌 자국으로 인해 척추가 약하게 될 우려가 있기 때문이다. 척추 돌기 사이의 공간에서 인대를 아래쪽으로 교차시킨 후에 아래쪽의 돌기 밑으로 지나가게 한다.

처음 가시돌기 사이의 공간을 쉽게 찾고 넓히기 위해 척추후만 자세로 놓였던 요추부는 이제는 직선 상태로 놓아서 정상적인 전만이 되도록 어깨를 들어올린 후 인대의 양끝을 비흡수 실로 봉합한다.

3개의 실로 교차된 두 가닥의 인대를 번갈아 꿰매는데, 인대를 약간 팽팽하게 하면서 척추 돌기 사이로 견고하게 고정시키면서 꿰맨다. 이렇게 하여 두 돌기 간에 연성 죔쇠가 형성되는 것이다.

몇몇 주의 사항이 필요하다. 즉 인대를 가능한 한 깊게, 돌기의 밑동에 붙여서 위치시킨다. 그리고 수술하는 동안 인대를 팽팽하게 당겨서 봉합을 하면 섬유의 탄성으로 인해 중립 상태에서 척추뼈가 고정될 수 있다.

요추 제5번과 천추 제1번 사이 인대 재건술은 천추 제1번의 돌기 골단은 작게 튀어나와 있기 때문에 반드시 2개의 톱니가 있는 클립으로 인대를 천추 위에 고정시켜야 한다.

요추부 때와 마찬가지로 인대를 요추 제5번의 돌기 위쪽으로 지나게 한 후에 요추 제5번과 천추 제1번 사이에서 교차시키고 천추 제1번, 2번 궁부리 자리, 즉 중간선에서 약 4cm 되는 곳, 즉 천추 제1번 신경근의 분기점 바로 아래에 고정시킨다.

요추 제4번과 제5번 사이, 요추 제5번과 천추 제1번 사이의 이중 인대 재건술은 2개의 척추층에 걸쳐서 불안정증이 있을 경우에 시행한다. 동일한 인대로 요추 제4번과 제5번 사이, 요추 제5번과 천추 제1번 사이를 지나 천추 위에서 고정시킨다.

디스크 수핵 절제술과 신경 유착 박리술을 동시에 시행할 경우가 많은데, 디스크 수핵 탈출증이나 협착증 혹은 척추뼈 변성 전방 전위증이 척추 불안정증과 함께 발병된 경우이다.

수술 전의 특수 진단 사진을 통해 다리로 가는 척수 신경근이 압박돼 있거나 좌골 신경통 혹은 환자의 방사통이 심하게 나타날 정도로 해부학적 이상이 있을 때는 척추 후궁 절제술이 필요하다. 좌골 신경통이나 다리 저림이 역동적 협착증으로만 있다면 인대 성형술만 하면 되지만 해부학적 협착증이나 디스크 탈출증은 신경 감압술이 필요해진다. 척추 뒤세로 인대를 연 후에 디스크 수핵의 제거술은 압박 부위에만 한정되어야 한다. 만성 요추 디스크 탈출증 수술 이후에 올 수 있는 신경 유착을 예방하기 위해 여러 가지 방법이 있으나 이 인대 재건술은 아주 효과적이다. 후궁 절제술을 한 부위를 인대로 덮어주어 이상 섬유 증식이 신경 속으로 자라 들어가지 못하게 하며, 또한 척추의 안정으로 이상 섬유 증식을 자극하지 않기 때문이다. 인대 재건술을 시행하면 수술 후에 발병할 수도 있는 신경 유착이나 섬유 증식의 위험성이 사라진다.

배출관은 48시간 이후에 제거한다. 2개월간 허리 보조대를 착용한 후 점차적으로 그 사용을 줄인다.

척추 사이 인대 재건술은 방사통을 동반하거나 동반하지 않는 경우의 만성 요통증이 있는 척추 사이 불안정증에 적용된다. 이 방법은 나사못 관절 고정술을 대체할 수 있는 방법으로 관절 고정술의 불편함(완전한 경직 상태, 변경이 어려운 점, 융합이 잘 안 될 수도 있는 점)이 없으면서도 또한 실제적으로 요통에 동일한 결과를 가져다준다. 인공 디스크 삽입술의 경우에는 그 적응증이 상이해 퇴행이 넓게 진행된 척추에 시행되는 데 비해 인대 재건술은 상대적으로 인접 부위의 척추가 정상적으로 보존이 잘 돼 있는 경우에 적용된다.

중요한 적응증의 하나로 디스크 수술 후 신경 유착의 예방을 들 수 있다. 인대 재건술은 척추가 비정상적인 움직임을 보이면서 요추 디스크 탈출증이 되었을 때 고전적인 디스크 수핵 절제술만 할 경우 흔히 유발될 수 있는 신경 유착이나 섬유증의 위험성을 예방한다. 또한 신경 유착 박리술을 해야 할 경우에 유착 박리를 동시에 시행하든지 혹은 안 하더라도 척추 주변 신경 유착이나 섬유증의 치료법이 되기도 한다.

간단한 인대 재건술의 결과는 탁월하다. 프랑스 파리의 페루 박사는 수술 후 평균 3년간 추적한 결과 모든 경우에 요통과 방사통이 완전히 사라진 경우가 48%, 때때로 불편을 느끼지만 활동에 제약을 받지 않는 좋은 경우가 31%로, 성공률이 79%였다. 프랑스 몽펠리에의 파시오는 2년 이상 추적하여 성공률이 84%임을 보고했다.

한국에서도 2년 이상 추적한 결과 85%의 성공률을 보여 매우 좋거나 계속 사용할 만한 기법이다. 디스크 수핵이 중앙으로 크게 탈출된 경우 후만성 요추 불안정증, 척추 전방 퇴행성 전위증, 변성 척추 후방 전위증, 만성 디스크 변성증에서도 이 간단한 인대 재건술은 85%의 환자 만족도를 보였다. 2019년 지금은 수술법이 정중앙 신경 감압술(Midline Decompression)로 발전되어 성공률이 95%로 더 좋다. 불만족스러운 결과는 다음의 요인에 기인한 듯하다.

첫째 요추의 퇴화가 너무 많이 진행된 경우, 둘째 천추에 인대를 묶어준 클립이 척추관과 너무 근접하여서 기계적인 불편함이 있는 경우, 셋째 수술 도중에 지나치게 인대를 당겨서 뒷관절을 상당히 제압하는 경우이다.

이런 경우에는 결국 나사못 고정술 혹은 전방 뼈 융합술 같은 2차 수술을 요한다. 아주 심한 척추 분리증으로 인한 척추뼈 전방 전위증일 경우에 한해 처음부터 360도 고정술, 후방 수술, 전방 수술을 동시에 시행한다. 변성 척추뼈 전방 전위증이나 변성 디스크 병으로 인한 요추 불안정증은 먼저 간단한 인대 재건술로 85%의 환자가 큰 수술인 뼈 융합술이나 나사못 고정술을 충분히 피할 수 있다. 인대 재건술 수술시 절개 상처가 작고 주변 조직을 최소한의 상처만 내므로 2차 수술에 아무런 지장이 없다. 만약 문제가 있더라도 나사못 고정술에 비해 훨씬 쉽게 원래 상태로 복귀할 수 있다.

특히 척추 가시돌기 사이 인공인대 재건술은 퇴화가 상당히 진행된 척추에 대해 고무적인 결과를 가져다준다고 할 수 있다. 수술을 다시 실시하기가 용이하므로 나사못을 이용하거나 척추 몸통 사이 요추뼈 융합 고정술 대신 사용할 만하다. 보다 큰 2차 수술을 요하는지를 확인하기 위해서는 추적과 관찰이 3~6개월 정도는 필요하다.

이 인대 수술은 프랑스에서의 다년간에 걸친 임상 실험과 생물역학적 연구의 결실이다. 최근에는 척추의 연성 고정술의 일종인 이 인공인대가 얼마나 튼튼한지를 프랑스의 척추 의사 부아드빌이 여섯 구의 사체 실험으로 증명했다.

따라서 인공인대 재건술은 훼손된 척추의 안정성을 되찾게 해주며, 인대 재건술 이후에도 견고한 고정술인 나사못 고정술과는 달리 자연적인 허리 유연성을 되찾게 해준다는 것을 증명했다.

부아드빌 박사의 성공률은 약 84%로 보고되었다. 이는 페루 박사보다 약간 높은 것으로 나의 성공률과 거의 같은 것이다. 변성 요추 불안정증 치료에서 간단한 인대 재건술의 성공률(85%)과 금속 나사못을 이용한 뼈 융합술(85%)의 성공률은 대등하다. 손상받은 불안정 요추에 인대 재건술을 하면 실험 결과에서 거의 건강한 요추와 같이 안정됨을 보여주었다. 부아드빌은 인위적으로 관절에 손상을 주고 섬유테 제거술(후방의 섬유테 제거는 요추 불안정증을 야기시키는 요인이 된다)을 하여 불안정증을 만들어 검사했다.

가시돌기 사이의 버팀목은 굴절과 신전을 조절하는 데 아주 효과적이다. 이 버팀목은 디스크의 불충분성을 상쇄해주고, 커다란 8자형 리본 모양으로 가시돌기를 졸라매서 굴절을 잘 조절한다. 굴절과 신전의 중심은 디스크의 후면 3분의 1 지점에 위치하므로 척추를 안정화시키기에 가장 좋은 지점은 이 중심에서 가장 멀리 떨어진, 즉 앞쪽의 전방 섬유테나 후방 가시돌기 밑동이다.

척추 고리뿌리에 나사못으로 고정시켜 안정시키는 것은 관절들을 과압력에 놓이게 하고, 나사들을 헛돌게 할 위험이 있다. 인대 재건술에서는 굵은 끈이 각각의 척추뼈 주위를 두 번 지나간다. 이것은 마찰을 증가시키면서 뼈 위에 걸어두기 좋은 곳을 마련해준다. 끈은 십자형으로 꼬여서 중앙에서 버팀목 역할을 하며 다른 척추뼈 주위를 되감고, 다시 십자형으로 꼬여 매듭을 만든다. 십자형으로 두 번 꼬아진 형태는 축 회전운동의 상당 부분을 조절한다. 측면의 굴절은 인대 전체에 의해 조절된다.

인대로 이루어지는 이러한 유형의 연성 고정술은 생리적으로 척추 기둥을 재역동화시키는 데 그 목적이 있다. 이것은 인공인대가 근육과 인대 사이에서 자연적으로 섬유화되는 덕분이며, 척추관까지 뻗어 있지는 않아 신경 유착을 예방한다. 이 섬유화는 염증을 잘 일으키지 않고, 빨리(21일 이내) 인대를 감싸 효용을 지속시키기 위해 원래의 생리적 뼈와 인대 구조 속으로 인공인대를 재빨리 통합해버린다.

요추 제4번과 제5번 사이는 디스크 질환이 악화될 때 요추 불안정증의 위험이 가장 높은 곳이다. 요추 제4번과 제5번 사이 디스크 수핵 탈출증에 대한 고전적 디스크 제거술은 이러한 불안정증을 더욱 악화시키며 많은 연구 보고자들에게 있어 3분의 2 정도의 경우에서는 10년 동안의 경과 기간이 있는 경우에도 불만족스런 결과를 야기한다고 부아드빌 박사는 보고했다.

디스크 절제술 후에 척추뼈 융합술을 하면 결과를 개선시켜 영국 의사들의 보고에 의하면 만족도가 85%에 근접했다. 수술 전 혹은 수술 중 발견된 불안정증과 제4번과 제5번 사이 디스크 수핵 탈출증을 보여주는 250명의 환자들을 대상으로 1987년 1월에 시작된 임상 연구에 의해 프랑스의 파시오 박사는 뼈 융합술 대신 보다 쉽고 간단한 기법으로 요추 제4번, 5번을 인공인대로 고정시킬 것을 제안한다. 평균 27개월의 경과 기간 동안 인공인대로 인한 어떠한 합병증도 발생하지 않고, 좋거나 매우 좋은 결과를 얻은 환자의 성공률이 84%였다는 사실은 우리로 하여금 이러한 방식을 계속하도록 권장한다.

퇴행성 요추 전방 전위증, 척추관 협착증, 만성 요추 디스크 탈출증, 만성 요추 디스크 변성증에 의해 요추 불안정증이 있을 때 그동안 금속 나사못 고정술(Pedicle Screw Fixation)과 후방 척추골체 융합술(Posterior Lumbar Interbody Fusion)이 주로 시행돼왔으나, 이 두 수술은 비교적 큰 수술에 속한다. 또 재수술도 어렵고, 합병증을 동반하는 경우도 약 5% 정도 있다. 특히 출혈이 많아 수혈을 요하는 경우가 잦았다. 드물게는 수술 전에는 없던 신경마비가 생겨 발목을 잘못 움직이는 수도 있었다.

척추의 가시돌기 사이를 인공인대를 이용해 고정시키는 것은 나사못이나 뼈 융합술을 추가로 할 필요가 없고, 기법이 용이하고 안전하며 허리의 굴절, 신전, 회전 능력을 유지할 수 있어 요추 불안정증의 치료에 적합하다.

요추 불안정증을 치료하기 위해 철사를 사용한 고정술은 추후 끊어지는 문제가 있었고, 뼈 이식으로 하는 고정술은 허리를 경직시킨다고 생각되었다. 인대 재건술이야말로 유연성이 살아 있으면서도 허리의 굴절, 신전, 회전 범위를 안정화시켜 유지시키는 기법이다. 인대 재건술에는 다음과 같은 장점과 단점이 있다.

### 인대 재건술의 장점

1. 나사못 고정술은 수술 시간이 3시간인 데 비해 인공인대 재건술은 1시간 정도 소요된다.

2. 나사못 재건술은 평균 500cc의 출혈이 있으나 인공인대 재건술은 50cc 이하의 출혈이 있다.

3. 인공인대 재건술은 수술 상처가 5cm 정도면 충분하기 때문에 15cm 절개를 요하는 나사못 고정술에 비해 근육 손상이 작다.

4. 인공인대 재건술은 수술 후 3일 후에 퇴원할 수 있고 보행이 가능하다.

5. 골다공증 환자에게도 인공인대 재건술이 가능하다.

6. 수술 후 뼈융합이 되고 난 후 나사못 고정술은 나사못을 제거하는 경우가 있으나 인공인대 재건술은 제거할 필요가 없다.

7. 나사못 고정술은 융합 수술이라는 대수술로 환자의 심리적 압박이 크지만 인공인대 재건술은 심리적 압박에서 벗어날 수 있다.

8. 절개수술 후 발생하는 신경 유착증을 방지할 수 있다.

9. 나사못 고정술이나 후방 척추체 뼈 융합술은 드물게 척수 신경의 손상이나 마비를 일으킬 수도 있으나 인대 재건술은 그런 위험이 전혀 없다.

**인대 재건술의 단점**

1. 척추뼈의 불안정증이 심하거나 변성 척추뼈 전방 전위증이 심한 경우에는 효과가 없다.

2. 척추 분리증으로 인한 불안정 시에는 효과가 약하다.

3. 인대 재건술 후에도 증상이 계속되는 경우가 가끔 있는데, 그중의 일부는 2차로 금속 나사못 고정술이나, 배꼽 경유 최소침습 전방 척추뼈 융합술을 시행할 필요가 있다.

척추 분리증으로 인한 불안정증, 척추뼈 종양 제거술 후 불안정증, 척추수술로 인한 불안정증에는 처음부터 바로 나사못 고정술과 뼈 융합술을 하는 것이 필요하다. 그러나 변성 척추뼈 전방 전위증, 만성 요추 디스크 변성증, 요추 디스크 탈출증, 척추관 협착증 등으로 인한 만성 불안정증인 경우에는 수술이 단순하고 간단한 인대 재건술을 하면 그중 85%가 성공적 결과를 가지면서 회복이 빠르다. 결국 나사못 고정술이나 전방 척추뼈 융합술을 요하는 경우가 있으나 이런 경우는 15% 이하에 불과하다. 이조차도 인대 재건술을 했다면 후복강 경유 접근을 이용하여 배 쪽에서 간단히 추체 사이 뼈 융합술을 할 수 있으므로 진정한 단점은 아니다.

무엇보다도 큰 인대 재건 수술의 장점은 뼈 융합술을 따로 할 필요가 없고 수술이 무수혈로 빠르고 간단하다는 점이다.

# 인공인대 및 잠금 장치를 이용한 허리 연성 고정술

인공인대를 이용한 허리 극돌기 사이 연성 고정술은 허리의 가시돌기 사이로 접근함으로써 뼈를 절제하지 않고 훼손된 척추의 안정성을 되찾게 해주는 새로운 첨단 의술이다. 그동안 근본적 치료로서 척추 수술이 어려웠던 65세 이상의 노인, 80~90세의 고령자, 당뇨병이나 고혈압 등 내과적 질환 허약자에게도 안전한 무수혈 최소침습 척추수술법으로 관련 논문이 미국의 척추 전문의를 위한 의학 교과서 《Martin h. Savitz, The Practice of Minimally Invasive Spinal Technique, CSS in Lima, Ohio, 2005》와 저널 《Journal of Minimally Invasive Spinal Technique, Vol.5 (No.1); 2005》에도 소개되었다. 100세에도 수술이 가능해 고령화 시대의 미래 사회를 위한 획기적 개발로 전 세계의 척추관 협착증 환자들에게 희망을 주었다. 이 연성 고정술은 세계적 SCI급 의학지에 논문으로 채택, 세 차례나 게재되었다.

척추관 협착증은 대부분 척추 분절 불안정증이 동반돼 있기 때문에 감압술(Laminectomy, Postenior Laminotomy)만 시행하면 성공률이 70%로 낮고, 수개월 이내에 또 증상이 재발되므로 아예 미리 불안정한 척추를 고정(fixation)해야 한다. 지금까지 미국이나 일본, 유럽 그리고 한국의 큰 병원들이 시행해온 전통적 표준 척추관 협착증 수술은 뼈를 잘라낸 후 나사못으로 고정하는 뼈 융합술이 보편적이다. 이 방법은 수술 시간이 3~6시간이나 오래 걸리며 척추, 주변 신경 및 근육 등 정상 조직을 손상시켜 출혈에 따른 수혈도 필요로 한다. 드물게는 5% 이하에서 폐혈전증, 신경마비 등과 같은 합병증을 일으킬 수도 있으며, 수술 후 3개월 이상 장기적으로 허리를 고정해야 한다.

특히 고령 환자에게 이 같은 고전적인 표준 방법으로 감압술 후 뼈 융합술까지 수술할 경우 65세 이상의 노인에게서는 사망률 2배, 합병증 발병률 5배가 나타나며, 80세 이상의 노인 환자에서는 사망률 10%, 합병증 발병률이 20%라는 보고가 있다. 노인들이라고 해서 간단한 현미경 감압 수술만 하면 척추 불안정이 더 생겨 증상 재발률이 25%나 되고 감암 수술 후 척추뼈가 더 어긋나는 수도 있다. 따라서 그동안 65세 이상에서 90세의 노인 환자는 협착증으로 고통을 참으며 척추수술을 기피해왔다. 노인들은 젊은이와 달라 제대로 바로 서서 장시간 걷지 못하면 심폐 기능이 약해져 수명도 짧아진다. 따라서 최초침습 수술로 제대로 잘 걸어 다닐 수 있도록 해야 건강 장수한다.

인공인대 및 잠금 장치를 이용한 척추 연성 고정술은 뼈를 잘라내거나 이식하지 않고, 허리의 나쁜 병적 조직으로 변해버린 가시돌기 사이 인대와 황색 인대만 제거하고 인공인대로 허리를 보강함으로써 보다 더 척추를 강화하는 정밀한 수술법이다.

우선 전신마취한 환자의 허리 쪽을 3~4cm 정도만 절개해 가시돌기 사이의 정상 기능을 하지 못하는 인대와 신경을 압박하는 황색 인대만 제거한다. 그러고 나서 신경을 누르는 나쁜 인대를 뼈는 건드리지 않고 원래 생리적으로 존재하는 가시돌기 사이 공간을 통해 제거한다. 우리 몸에 자연적으로 존재하는 구멍인 가시돌기 사이의 공간을 이용하므로 뼈를 잘라내지 않는다. 피가 안 나니 수혈이 필요 없고 뼈를 손대지 않으니 혈전증도 안 생긴다. 100세에도 안전한 최소상처 수술인데 원인치료가 된다.

극돌기 사이에 인대를 재건하기에 더 이상 뼈가 미끄러지지 않도록 척추 불안정증으로 진행되는 여러 가지 퇴행성 질환을 장기적으로 억제한다. 수술 과정에서 척추 관절과 뼈가 대부분 그대로 보존되며 디스크 조직이나 뒤세로 인대 구조를 보호하는 최소침습 수술 방법이다. 출혈이 없는 간단하고 신속한 수술이므로 수혈이 필요 없으며, 뼈 이식도 하지 않는다. 나사못이나 금속 디스크 통 역시 사용하지 않는다.

기존의 표준 요추 협착증 척추수술의 위험성 때문에 치료를 회피해 온 초고령 노인 환자에게 적합한 수술이다. 65세 이상의 노인과 70~80세 이상의 고령 환자, 심지어 100세도 가능하다. 내과적으로 뼈 융합술이 어려운 허약자, 중노동이 필요 없는 여성들, 척추 불안정증을 동반한 척추관 협착증과 경중의 척추 전방 전위증 환자가 적응 대상이다. 빠른 시간 내 일상 복귀가 가능하며 수술 후에도 보행, 헬스, 골프, 테니스, 등산이 가능해 건강 증진에도 큰 도움이 된다. 뼈를 자르지 않아 출혈이 없어 80~90세의 고령 환자도 호전되어 정상적 수명과 건강을 유지할 수 있는 획기적 수술법이다. 미래와 희망과 꿈을 다시 주는 삶의 질 향상이다.

# 6장

# 작은 절개 원인치료

## 최소상처 척추수술

# 최소상처 척추수술의
# 5대 테크놀로지

척추수술은 후유증과 합병증이 겁난다고 한다. 특히 목 디스크와 흉추 디스크 수술은 위험하다. 수술을 안 하는 것이 낫다는 말이 일반인과 의사들에게 함께 얘기된다. 그 이유는 그동안 또는 등 디스크 수술을 한 뒤에 하반신 마비나 사지마비가 된 사람들이 가끔 있었기 때문이다. 뒤뚱거리고 느리지만 분명히 자기 발로 병원에 걸어 들어갔는데 누워서 또는 휠체어를 타고 병원을 나왔다는 말도 들려왔다. 흉추 디스크나 목 디스크 수술이 정말 그렇게 위험한가? 그렇다. 그런 점이 좀 있다.

그러나 다섯 가지 새로운 테크롤로지의 발달로 목 또는 경추 디스크 수술은 안심하고 받을 정도가 되었다. 최소침습으로 수술 후 회복도 빨라 90%에서는 1주 이내에 퇴원하여 집으로 돌아간다. 5대 새로운 테크놀로지는 척추수술을 안전하게 만든다.

## 고성능 디지털 미세수술 현미경

나는 우리들병원 모든 수술방에 독일 자이스 수술 현미경을 장치했다. 척추수술은 현미경으로 밝은 조명을 크게 확대시켜서 한다. 현미경이 발달하여 보는 각도가 어디로든지 움직이고 그 밝기가 대낮처럼 훤하다. 1cm의 작은 구멍으로도 목 깊은 곳의 모든 구조를 상세히 볼 수 있다. 육안이나 돋보기안경을 끼고 수술하던 시대는 이미 지나갔다. 1mm의 정밀도로 현미경 수술이 가능해졌다. 수술 부위가 15배 확대되어 머리카락처럼 가는 것도 젓가락처럼 또렷이 볼 수 있다. 또한 컴퓨터 내비게이션이 장착돼 있어 수술하는 위치가 어디인지 알게 해주며 제거해야 될 부분이 어디에 있는지를 수술 공간과 영상 공간을 연결시켜준다.

수술 현미경이 컴퓨터와 워크스테이션과 좌표 추적 카메라 시스템과 조합돼 있는 수술 장비다. CT, MRI 등의 데이터를 워크스테이션에 입력한 후 이들을 분석하여 수술 계획을 한다. 가장 안전한 수술 경로를 설정해주어 실제 수술 시 모니터를 통해 수술 과정의 경로를 확인할 수 있기 때문에 보다 정확하고 안전하게 수술할 수 있도록 한다.

## 현미경 장착 디지털 레이저

나는 대한민국 최초로 1991년 척추수술에 스테인리스 철제 기구 대신에 머리칼처럼 가늘고 섬세하고 오로지 직진하는 레이저를 사용했다. 150~300µ의 작은 점으로 허공을 날아가는 빛의 에너지인 레이저는 철제 수술 기구보다 훨씬 가늘고 정밀하고, 지문과 지문 사이 지문에 손상 없이 점을 찍을 정도로 정확하다. 육안으로 보면 철제 수술 기구가 흔들리지 않는 것 같아도 현미경으로 크게 확대해보면 미세하게 흔들린다. 그러나 레이저는 미동을 하지 않는 섬세한 빛의 칼이다.

골증식체, 뒤세로 인대 골화증, 뒤세로 인대 비대증 같은 것들은 척수를 누르고 있으므로 제거해야 하는데 과거에는 위험과 어려움이 많았다. 경막과 유착이 된 경우가 잦아 메스나 펀치나 집게 같은 철제 기구를 사용하다 합병증이 생길 수도 있었다. 그래서 손을 대지 못하고 그대로 두고 수술을 끝마치는 수도 있었다. 그러나 이제는 정밀한 레이저로 안전하게 기화 또는 수축시킨다.

탈출된 디스크 수핵을 제거하려고 집게를 뒤쪽으로 깊이 넣는 것은 뒤세로 인대의 저항이 아주 약하므로 척수를 다칠 위험이 있다. 따라서 탈출된 디스크를 없애는 것은 현미경으로 레이저를 사용하는 것이 훨씬 안전하다.

레이저는 집게 같은 스테인리스 스틸로 만든 기구보다 더 섬세하고 더 정밀해서 기구가 닿을 수 없는 깊은 곳까지 접근할 수 있다. 레이저는 신경에 가까이 닿지 않고도(no-touch technique), 주변 조직에 손상을 주지 않고도 바로 탈출된 디스크 수핵 자체를 오그라뜨리고 기화시킨다.


## 디지털 카메라 내시경

내시경과 내시경용 미세수술 기구, 내시경용 레이저가 우수한 성능으로 개발되어 수술할 부위를 일일이 절개하지 않고 작은 구멍을 통해 내시경을 넣어 병변을 제거하기 때문에 최소침습 수술이 가능하게 한다.

특히 연성 목·흉추·요추 디스크 병일 때는 90%에서 절개하는 관혈적 수술을 안 해도 되도록 해준다. 내시경과 레이저를 병용해 국소마취를 흉터 없이 목 디스크, 등 디스크, 허리 디스크를 원인치료할 수 있다.


## 고속 공기 드릴

회전 스피드가 10만 RPM의 고속으로 척수나 경막에는 충격이 가지 않으면서 단단한 조직들을 섬세하고 정밀하게 제거할 수 있다. 흔들림 없는 드릴로 시야의 장애 없이 고난도의 미세수술이 가능하다. 척추 내시경 수술에도 사용이 적합하다.

예를 들면 흔들림이 없는 고속 회전으로 된 조그마한 특수 다이아몬드 또는 커팅 드릴이므로 달걀의 막과 내부는 전혀 터뜨리지 않은 채 단단한 껍질만 갈아낼 수 있다. 특히 경추, 흉추에서 고속 다이아몬드 드릴이 흔들림 없이 안정적일 필요가 있다. 허리 신경 구멍에서도 이 고속 공기 드릴은 필수적이다. 이것 없이는 트레핀, 펀치 같은 기구를 사용해야 하는데 정작 정상 신경을 건드릴 위험도 도사리고 있다.


## 컴퓨터 내비게이션

O-arm 컴퓨터 내비게이션은 수술하는 위치를 3차원적 영상과 축평면으로 순식간에 보여주기 때문에 가려진 부분의 해부도 알게 된다. 따라서 수술의 오차를 1.9mm 이내로 줄이고 합병증을 낮추어준다. 요사이는 보통 목 디스크, 흉추 디스크, 허리 디스크 수술을 할 때도 감압하기 위해 앞쪽 신경 구멍 확장술을 하게 되는데, 이때 내비게이션하여 영상 안내 펀치를 이용해 동맥 손상을 막을 수도 있다.

경추 뒤쪽 인대 골화증, 경추관 협착증, 경추 척추증성 척수병증, 경추 종양 수술 등에서 뒤쪽 척수판을 제거해 신경 감압술을 하는 경우가 있는데, 이때 발생하는 경추 불안정증을 치료하기 위해, 또는 경추 외상성 불안정을 고치기 위해 경추 외측괴 고정술(뒤쪽 목뼈 가쪽 융합술)을 할 때 컴퓨터 내비게이션을 한다. 또한 나사못의 위치를 선정해 박을 때 O-arm 컴퓨터 내비게이션을 하게 된다.

류머티스 관절염 또는 외상으로 경추 제2번 치아돌기 제거술에도 정밀 수술을 위해 컴퓨터 내비게이션을 사용한다. 수술 전에 CT를 다시 찍게 되는데 컴퓨터 내비게이션의 데이터 입력을 위해서는 1mm 간격으로 얇게 썰어 평행으로 찍고 병변 부위를 포함해 길이는 약 10~14cm를 연속으로 찍게 된다.

이 단층 촬영 데이터를 컴퓨터 워크스테이션으로 전송한 다음에 여러 각도의 평면도와 3차원 영상을 재구성한다. 컴퓨터 영상 공간에서 경추뼈의 어느 부위를 기준점으로 선택 표기한다. 이 등록 기준점은 서로 너무 가깝지 않도록 하고 적어도 세 곳 이상을 잡는다.

뒤쪽 경추뼈 융합술을 위해서는 보통 가시돌기 두 끝과 뒷관절 선상의 중앙부, 경추 제1번의 뒤쪽 결절, 뒷관절의 가쪽 끝들을 사용한다. 앞쪽 경추뼈 융합술을 위해서는 디스크 공간의 복판, 양쪽 가로돌기, CT 영상과 수술 시야에서 정확히 일치하도록 뚜렷이 돌출한 몸통의 뼈를 기준점으로 잡는다. 앞쪽 경추뼈 융합술에서는 뒤쪽 경추뼈 융합술처럼 mm의 정확성은 필요하지 않지만 실제 경추의 앞쪽은 돌출한 경계표가 부족하여 뒤쪽만큼 정밀하지는 못하다.

수술 전에 먼저 영상 공간에서의 기준점 선택과 CT 이미지 세팅을 하여 저장해놓는다. 수술을 해 경추 표면의 해부가 보이면 등록 탐침으로 영상 공간에서 표시한 기준점에 일치하는 해부학적 경계표를 찾는다. 영상 공간에 수술 공간을 정확히 등록하려고 4개 이상이 기준점을 선택한다. 컴퓨터에 내장된 등록 프로그램은 평균 등록 오차를 1.9mm가 넘지 않도록 만들어져 있다.

등록이 끝나면 집도자가 내비게이션을 시작할 수 있다. 수술할 방향과 위치를 탐침으로 환자의 수술 부위에 표지하면 영상 공간에서 그 방향과 위치가 정확한지, 어디로 가는지 화면에 가상 탐침으로 그려진다. 영상 공간에서 올바른 수술 위치 방향일 때 환자의 척추에서도 정확해진다.

필요하면 O-arm으로 수술방에서 CT를 하거나 방사선 투시 촬영도 해본다. 그러나 이 방사선 투시는 척추의 축단면도는 보여줄 수 없다. 척추의 축단면도와 3차원 입체 영상은 컴퓨터 내비게이션만이 보여준다.

경추 골절, 척추 기형 같은 경우에도 정상 해부가 이미 찌그러지거나 변화한 경우이므로 수술방에 설치된 O-arm 컴퓨터 내비게이션의 해부학이 필요해진다.

빙하의 본체가 바다 속에 숨겨져 있는 것처럼 척추도 근육과 몸 내부 속에 묻혀 있기 때문에 척추수술도 망망대해를 항해하는 것과 유사하다. 방사선 투사기, 포터블 X-ray로, 해부학적 그림 그리기로 참조를 하지만 그것만으로는 목표지점 찾기의 오차가 너무 클 수가 있다.

수술 때 컴퓨터 내비게이션으로 목표지점 찾기를 하면 그 오차는 1.3mm 이내이다. CT, MRI란 지도를 컴퓨터에 입력하고 빛 발산 2극 진공관을 수신기로 사용해 그 데이터를 컴퓨터로 보내면 모니터에서 지금의 위치가 어디인지 3차원적으로 위도와 경도를 보여준다.

새 기술인 내비게이션이 귀찮아서 종전처럼 눈으로 직접 수술하다 보면 오차로 인해 환자에게 위해가 생길 위험성이 있을 수도 있다. 뉴욕의과대학 신경외과의 패트릭 켈리는 말했다.

"컴퓨터 이용 내비게이션은 척수나 뇌 같은 신경의 실질 수술에는 표준적으로 상용될 것이다. 병소를 직접 보며 동시에 내비게이션을 통해 주변 해부 구조를 보다 더 잘 파악할 수 있다는 것은, 최소침습으로 최대 효과를 보는 것이다. 작게 수술할수록 더 훌륭하다."

최근에 미국과 유럽, 일본에는 척추신경외과 수술에 컴퓨터 내비게이션을 중요한 기술로 사용하고 있다. 미국 신경외과 의사 알랜 코헨은 말했다.

"비행기 조종사가 컴퓨터 내비게이션 없이 직접 눈으로 보면서 비행로를 찾아갈 수 있을 것이다. 그러나 만약 내가 나쁜 날씨에 비행기를 탄 승객이라면 조종사가 내비게이션 테크놀로지를 이용해서 계기 착륙을 하는 데 큰 박수를 보낼 것이다."

케네디 대통령의 아들은 1999년 7월에 육안으로 직접 목표지점을 찾는 경비행기를 타고 가다 부인과 처제와 함께 비행장이 아닌 바다 위에 착륙해 죽고 말았다. 깜깜한 밤, 아무것도 보이지 않을 때라도 컴퓨터 목표지점 찾기(navigation: 컴퓨터 자동 지표술)가 장치된 비행기였다면 그는 정상적으로 착륙할 수 있었을 것이다.

CT나 MRI 촬영대에 누웠을 때와 수술대에 누웠을 때의 차이가 척추에서는 별 문제가 되지 않는다. 왜냐하면 가시돌기, 가로돌기, 척추 궁뿌리가 일정하게 항구적인 관계를 유지하기 때문이다.

호흡에 따른 척축의 움직임이 영향을 미치지 않도록 빛 발산 2극 진공관을 척추에 부착하기 때문에 척추의 움직임을 즉시 카메라가 측정한다. 컴퓨터 속의 영상 공간과 환자 병변의 수술 공간이 정확하게 일치하도록 역동적 기준 잡기를 하는 것이다.

처음에 컴퓨터가 나왔을 때 사람들은 컴퓨터는 돈만 들고 별 도움도 안 된다고 불평을 했지만 지금처럼 집집마다, 사무실마다 일상적인 기본 설치물이 될 줄이야 누가 알았겠는가? 새로운 테크놀로지는 늘 회의와 비판을 받게 마련이고 어느 정도 시험 기간이 지나야 받아들여진다. 5~10년마다 새로운 고가의 치료 장비가 등장하고 있다.

1970년대에 수술용 미세 현미경이 나왔을 때 일부 의사들은 "수술 부위를 크게 째서 눈으로 보면서 수술하는 것이 제일 확실하고 제일 경과가 좋은데, 무엇 때문에 비싼 현미경을 쓰며 조금 째고 고생을 하나"라고 비난했다.

1980년대 수술용 레이저가 개발되어 나왔을 때 "스테인리스 스틸 메스가 훨씬 싸고 더 안전한데 뭣 때문에 위험한 레이저를 쓰나, 비싼 레이저 사놓고 창고 속에 먼지만 쌓이잖아"라고 비판했었다.

1990년대에 수술용 내시경이 개발되었다. 크게 절개하고 수술해야 안전하지 1cm 구멍만 내고 그 속에 내시경을 넣어서 비디오 영상을 보면서 더듬거리면 더 위험하다고 하면서 반발했다.

1994년에 영상 안내 내비게이션 신경외과학이 미국신경외과학회에서 출판되었을 때만 해도 컴퓨터 내비게이션은 별 도움도 안 되면서 귀찮기만 하고 경비만 들게 하는 자본주의적 트릭이며 환자를 끌기 위한 한 술책에 불과하다고 일부 의사들의 공격을 받았다.

그러나 지금 미세 현미경, 레이저, 내시경, 컴퓨터 내비게이션은 척추 신경외과 수술방의 기본 필수 장비가 되었다. 이러한 장비를 쓰지 않았던 1960년대, 1970년대, 1980년대보다 그런 장비를 끄고 있는 현재, 환자들의 예후가 실제로 훨씬 좋아졌다.

이제 컴퓨터 테크놀로지가 비약적인 도약을 하여 컴퓨터 내비게이션 수술이 보다 더 정확해지고 덜 성가시고 값도 내렸다. 수술할 병변 부위 찾기(목표지점 찾기)를 컴퓨터 모니터의 3차원적 영상 안내를 받으면 주변의 정상 조직을 덜 다치면서 수술 부위를 직접 찾을 수 있다는 장점이 의사와 환자와 병원 모두에게 부각되었다.

의사가 환자에게 상처를 적게 줄수록, 또는 적게 건드려놓을수록 환자의 경과는 더 좋다. 최소침습 수술, 내시경 수술은 고가의 테크니컬 장치이지만 결국 환자들에게 큰 이득이 되지 않는가?

최소상처 수술법을 사용하면 미니 수술이므로 환자가 덜 불편해하고 빨리 병원을 나갈 수 있다. 내시경으로 수술한 사람이 관혈적 개방 수술을 받은 사람보다 빨리 재활하고 빨리 직장으로 돌아간다. 만약 내가 요관 결석에 걸렸다면 종래의 절개수술을 받을 것인가, 내시경 레이저로 돌을 없앨 것인가?

최소침습−최대효과, 이것은 척수신경외과 영역에서도 이루어지고 있다. mini로 max 효과를 본다.

과거에는 병소에 접근하기 위해 필요한 최소의 상처보다 다 크게 절개해야 주변 해부 구조를 직접 잘 볼 수 있기 때문에 큰 절개를 하는 의사가 좋은 의사라고 말했다. 눈으로 수술 부위를 바로 내려다보기 위해서이지만, 문제는 보이지 않는 쪽의 해부 구조이다. 아무리 크게 절개해도 경추의 표면만 보일 뿐 그 밑과 옆의 입체적 구조는 몸속에 파묻혀 보이지 않는다.

항해술로 예를 들어보자. 바다에서 눈으로 목표지점 찾기를 할 때 경계표와 부표를 보고 배의 위치를 안다. 그러나 아무런 표지가 없는 망망대해에서는 눈으로 보면서 배 위치를 추산할 수는 없다. 먼 바다를 항해할 때 컴퓨터 내비게이션 없는 콜럼버스는 오차가 너무 커서 인도를 찾아간다는 것이 아메리카로 가버렸고 로빈슨 크루소는 무인도로 가버렸다.

요사이 컴퓨터 내비게이션을 이용해 대서양을 횡단한다면 그 목표지점 찾기의 오차가 10m 정도밖에 안 될 정도로 정확하다.

# 무수혈 최소상처
# 척추 치료 시대를 열다

1990년을 지나면서 뇌혈관과 뇌종양, 그리고 뇌실 병변 수술을 위해 현미경과 내시경이 적극적으로 이용되었다. 이 뇌수술 사용 기구를 디스크 치료에 적극 사용함에 따라 척추수술은 일대 전환기를 맞았다. 뇌수술처럼 척추 의사들이 무수혈 미세침습 치료를 도입하면서부터 척추 환자, 특히 노약자들에게 희망이 생기기 시작했다. 절개 범위를 좁혀 근육 손상을 줄이는 방식을 도입하고, 내시경을 이용해 디스크 수핵을 최대한 그대로 유지하는 것이 환자의 미래를 위해 좋다는 것을 알게 되어 정상 수핵을 보존하는 방식을 시행했고, 특히 피튜이터리 포셉, 큐렛 같은 큰 수술용 집게를 사용하지 않고 가늘고 섬세한 레이저, 뉴클레오톰, 하이드로제트와 같은 자동 흡입기, 고주파열을 사용했다. 이제는 상당수의 척추 전문 의사가 내시경 레이저 치료 등 미세침습 치료를 시행하게 된 것이다.

최소침습 척추 디스크 치료법은 수혈할 필요가 없고, 최대한 정상 디스크 조직을 보전하기 때문에 퇴원과 회복이 빠르고 최소상처의 경피적 시술이므로 치료 후 흉터가 거의 남지 않아 환자의 만족도가 매우 높다. 뼈를 자르지 않고 근육을 벌리지 않고 신경을 건드리지 않고 디스크 섬유륜을 자르지 않기 때문에 부작용이나 합병증의 발생률과 재발률 역시 훨씬 낮다. 요사이는 보다 더 발달된 미세침습 치료를 CT와 X-MR을 이용해 내비게이션으로 탐침해 시술하게 되었다. 최소침습 척추 디스크 치료는 통증을 없애고 신경장애를 호전시키는 데 머물지 않는다. 다리의 통증이나 마비 증세는 호전됐는데도 계속 허리가 묵직하고 불편하다면 정상인이라고 할 수 없다. 최소침습 척추 시술은 더 나아가 육체적 작업이나 활동, 스포츠, 운동, 성생활, 보행 등 모든 일상생활을 정상인처럼 할 수 있는 상태까지를 치료의 궁극적 목표로 한다. 최소침습 척추 디스크 치료가 척추뼈, 허리 근육, 디스크 조직 등을 가능한 한 정상적으로 보존하려는 이유가 바로 여기에 있다.

최소침습 척추 디스크 치료는 크게 '절개하지 않는 척추 디스크 미세 치료'와 '최소침습 무수혈 척추수술'로 나눌 수 있다. '절개하지 않는 척추 디스크 미세 치료'란 메스로 상처를 열지 않고, 전신마취를 하지 않고 가는 바늘, 젓가락 또는 연필 같은 관을 이용하는 비관혈적 방법의 척추 치료법을 뜻한다.

구체적으로 말하면 아프지 않도록 정맥마취와 국소마취만 해 의식이 있는 상태에서 의사와 대화하면서 영상 증폭기나 컴퓨터 단층 촬영기, 자기공명영상 진단기 또는 컴퓨터 내비게이션을 이용해 정확하고 정밀하게 병변 부위를 탐침해 약물, 레이저, 고밀도 초음파, 고주파열, 자동흡입기 등 특수 기구로 치료를 하는 것이다.

'최소침습 무수혈 척추수술'이란 가능한 한 작은 상처만 내 현미경 또는 내시경으로 확대 조명해 수술하는 방법을 말한다. 전신마취를 한 상태에서 관혈적 절개를 한다는 점에서는 표준 수술과 같지만, 최대한 정상 조직을 보존해 무출혈·무수혈 방법으로 척추 병변 부위만을 선택적으로 고친다는 점이 다르다. 최소침습 척추수술법은 레이저, 현미경, 광학, 내시경, 컴퓨터 및 영상 진단 기법 등의 첨단 장비의 개발과 더불어 급속하게 발전하고 있다.

이러한 절개하지 않는 척추 디스크 미세 치료와 최소침습 무수혈 척추수술의 기술은 아주 어렵고 많은 경험과 수련을 요하므로 습득하는 데에는 전문의 자격을 받고도 최소 5~6년 이상 전임해야 하는 오랜 시간이 걸린다. 또 모든 척추 질환에 대해 적용할 수는 없다. 각 수술법에 적합한 환자를 신중하게 선택해 적절한 치료를 제공하려면 최소 2년 이상 특별한 연수(펠로우십, 전임의)를 받고, 최소침습 또는 미세 치료 척추 학술대회에 수없이 되풀이해(50번 이상) 참여한 경험이나 그 수술을 참관한 적이 있어야 한다. 또 최소침습 전문병원에서 적어도 5년 이상 근무하며 연구한 경험이 있어야 가능하다.

특히 65세 이상 노인이거나 당뇨병·심장병 등과 같은 내과 질환으로 허약한 환자들, 하루빨리 직장이나 학교로 돌아가야 하는 사람들은 이런 특별한 훈련을 받은 의사가 이 시술을 맡아야 한다. 나는 이런 믿음으로 최소침습 척추 전임의 과정과 전문의 과정을 아시아 학술원과 미국 학술원 그리고 세계 학회를 통해 개설했다.

# 최소상처 척추수술은
# 삶의 질을 높인다

척추 질환은 생명과 직결되는 것이 아닌, 삶의 질과 연관된 특성 때문에 척추수술에 대한 논란이 끊이지 않고 있다. 암과 같이 생명과 직결된 질환은 일부 후유증이 있어도 수술하는 데 별 논란이 없지만 척추 질환은 진행성 질환인 만큼 수술이 잘 되어도 시간이 지나면서 다시 문제가 생길 수 있어 척추수술의 논란을 가중시키고 있다. 환자들도 의사들도 전통적 척추수술을 겁내고 있다. 후유증과 합병증을 걱정해서 전통적 척추수술을 거부하고 있다.

척추 질환은 주로 퇴행성 질환이기 때문에 수술로 100% 젊은 시절의 척추로 되돌릴 순 없다. 자동차 부속품을 교체하듯 수술이 새 척추로 만들어주는 것은 아니다. 수술은 치료의 종결이 아닌 하나의 과정이며, 치료 기간을 수술 후 퇴원 시점이 아닌 일상 복귀로 보고 철저하게 사후 관리를 해야 좋은 효과를 얻을 수 있다.

경우에 따라 수술을 받지 않고 통증을 견뎌온 환자나 수술을 받은 환자나 10년 뒤에는 똑같이 퇴행성 질환이 진행돼 있을 수도 있다. 하지만 수술을 무조건 기피하며 극심한 아픔을 근근이 견디며 심적 스트레스와 활동 제약을 받은 환자의 지난 10년과 수술을 받고 통증이 사라져 사회 활동과 여가를 즐긴 환자의 지난 10년간의 총체적 삶의 질과 사회적·경제적 비용은 하늘과 땅 차이다.

최고의 권위를 자랑하는 SCI급 국제 의학지 《스파인》에 발표한 논문에 따르면, 척추수술을 받은 노인 환자가 오히려 더 건강하고 장수하는 것으로 나타났다. 척추관 협착증은 나이가 들면서 척추와 주변 인대 등이 딱딱하게 굳어 신경이 지나가는 척추관이 막히면서 통증을 유발하는 퇴행성 질환으로, 이 질환을 앓는 환자의 경우 오래 걷지 못하는 특징이 있다. 그런데 앞서 언급한 연구에 따르면 척추수술을 통해 운동 능력이 향상되면 신체 기능 역시 좋아져 장수한다는 것이다.

해외에서도 수술적 치료와 비수술적 치료에 대한 비교연구는 많은 의료진이 관심을 갖는 과제다. 지난 2008년 《스파인》에 실린 〈요추 디스크 탈출증을 위한 수술과 비수술의 비교: 척추 환자 연구의 4년 결과〉에 따르면, 수술적 치료를 받은 환자들이 비수술적 치료 환자보다 신체통증점수(BP), 신체기능점수(PF), 수정된 척추기능장애지수(ODI) 등의 결과 측정에서 모두 유의하게 호전된 것으로 나타났다.

이 연구는 미국 11개 주의 15곳의 척추병원에서 무작위 501명, 코호트(주제와 관련한 특성을 공유한 집단) 743명을 2000년부터 4년간 추적 관찰한 것으로, 특히 일을 하지 않는 환자들의 경우 수술적 치료가 더 유의하게 호전된 결과를 보였다.

2009년 SCI급 국제 의학지 《Journal of Bone and Joint Surgery》에 발표된 〈퇴행성 척추 전방 전위증 수술적/비수술적 요법의 비교: 척추 질환 환자 치료 결과 조사 임상 시험(SPORT) 무작위 코호트와 관측 코호트 4년 결과 보고〉에서도 수술을 받은 환자들이 비수술적 치료를 받은 환자들보다 통증 경감과 기능 향상 측면에서 상당히 호전됨을 보여주었다. 이 연구는 미국 13개 척추 센터에서 수술 대상으로 진단받거나 12주 이상 증상이 지속된 무작위 304명, 코호트 303명을 2000년부터 4년간 추적, 관찰한 것이다. 특히 코호트 환자군의 경우 처음에 수술을 선택했던 환자의 97%가 수술을 받은 반면 비수술적 요법을 택했던 33%의 환자들이 결국 수술을 받았다.

척추수술은 삶의 질을 높이기 위한 치료이다. 꼭 수술을 받아야 할 사람이 받지 않거나 조기에 적절한 치료를 등한시한 경우 젊은 층은 경쟁력이 떨어져 사회생활에 지장을 초래할 수 있고 노년층은 활동 부족으로 결국 수명 단축을 초래할 수 있음을 새겨볼 일이다

평균수명이 85세에 다다르고 100세 시대가 다가온다. 우울증과 치매와 고통을 벗어나려면 적극적 척추 치료가 필요하다. 80대 노인도 최소상처 척추수술을 받고 50대처럼 활동적인 삶을 누리게 된다. 다시 꽃중년으로 노인들이 젊어진다.

"최소절개 척추수술을 받은 노인이 더 장수합니다"라고 전직 교사 강씨가 말했다. 그는 1999년 우리들병원에서 척추수술을 받은 후 팔순까지 20대 젊은이의 건강을 유지하고 있다. 척추수술을 받고 청년이 된 것이다. 허리가 다시 건강해진 그의 스토리를 들어보자.

그는 허리가 아파 침술, 한약, 기(氣)치료, 물리치료, 주사치료, 약물치료, 각종 시술 등 안 해본 것이 없었다. 그러나 점점 걷는 속도가 느렸다. 그러다 아예 걷는 일조차 힘들게 되었다. 집 근처에 있는 여러 의원들을 찾아보았지만 통증은 오히려 점점 더 심해졌고, 누워만 있어도 아픈 지경에 이르러서야 지인들의 권유로 우리들병원의 문을 두드렸다.

미세 미니 수술을 한다고 설명은 들었지만 그는 불안한 마음에 침대에 누워 수술실로 가던 그 순간부터 눈을 꼭 감았다. 수술을 받고 나왔는데 수술을 받았는지 안 받았는지도 모를 정도로 하나도 아픈 데가 없어서 그는 정말 신기했다. 거짓말처럼 전혀 아프지도 않고 시간이 흘러도 멀쩡했다. 그는 얼마 전에 그의 상황에 딱 맞는 기사를 본 적이 있다.

'척추수술을 받은 노인이 그렇지 않은 사람보다 더 장수한다'는데, 그게 정답이다. 그는 수술 전에는 몸이 아파서 활동량도 줄고 모든 일에 의욕도 없었는데 척추수술을 받고 아픈 데가 없어 자연스레 활동량이 늘어나서 훨씬 건강해졌다.

그는 부산 지방 교사로 마라톤에도 출전했다. 심폐 기능이 좋아지니 자연히 건강, 장수하게 된다. 그는 최소절개 척추수술을 받고 나서 경과가 무척 좋았기에 2년 후부터 마라톤을 시작했다. 처음에는 무리하지 않고 걷다 뛰다 하면서 조금씩 몸을 만들기 시작했다. 그렇게 조금씩 뛰면서 점점 속도를 붙였다. 대신 나이가 있어 무리하면 안 될 것 같아서 딱 10km까지만 뛰었다. 6개월 만에 거의 10분을 단축시켰다.

그리고 매일 4km 전후의 한두 시간 되는 거리는 걸어 다닌다. 지하철을 공짜로 탈 수 있는 나이지만 그래도 꼭 걸어 다닌다. 집이 동래 우리들병원 근처의 낙민동인데 집에서 온천천을 따라 구서동까지 걸으면 1시간 반 정도 걸리지만 온천천은 서울의 청계천처럼 예쁘게 잘 꾸며놓아서 새벽에 운동 삼아 걸으면 정말 행복해진다고 한다.

모든 척추수술이 그런 건 아니다. 침습적 전통적 수술은 후유증이 올 수도 있다. 단지 최소침습 척추수술, 현미경과 내시경 이용 최소상처 수술만이 정상인으로 재활시킨다는 것을 다시 한 번 강조한다.

# 새로운 대안은
# 미니멀 척추수술이다

　미니멀 척추수술(minimal spinal procedures)은 우리 몸의 건강한 조직의 손상은 '최소화'하면서 오직 핵심 병소만을 간결하게 치료하여 효과를 '극대화'한 모든 형태의 척추 시술을 의미한다. 비수술적 치료 효과의 한계와 개방형 척추수술의 위험성은 극복하면서 병의 원인을 근본적으로 직접 시술하여 치료율을 높인 것이 특징이다.

　지금도 상당수 환자가 미니멀 척추수술로써 근본 원인치료가 가능한 상태임에도 과거의 크고 위험한 척추수술만 있는 줄 알고 고통받고 있다. 개방형 척추수술 후 전신마취에서 깨어나지 못하거나 사망할 수도 있는 위험성, 장기 입원에 대한 부담, 그리고 수술 후 부작용에 대한 걱정 때문에 오랜 기간 참고 견디거나 전국 각지를 돌며 무분별한 비수술치료를 고집하다가 병을 키운 상태에 이르러 마비가 되어서야 우리들병원 문을 들어서고 있는 것이다.

미니멀 척추수술은 척추 주사요법, 물리치료, 약물요법, 바른 자세, 운동치료와 같은 비수술적 치료를 오랫동안 받아왔음에도 여전히 척추 질환으로 고통받고 있는 환자, 그리고 근본적 원인치료가 절실하지만 개방형 척추수술의 위험성이 두려워 망설이고 있는 환자에게 새로운 대안을 제시하고 있다.

미니멀 척추수술은 환자가 예민해 시술 중 푹 자고 싶다는 경우나 안전을 위해 환자의 움직임을 제한해야 하는 경우를 제외하고는 신경 안정을 시키는 정맥마취와 통증이 없도록 부분마취만으로 이뤄진다. 환자는 수술 중에도 의식이 있기 때문에 의사는 환자에게 문제가 없는지, 통증은 없는지 확인하면서 영상 증폭기나 컴퓨터 단층 촬영기, 자기공명영상 진단기 또는 컴퓨터 내비게이션을 이용해 정확하고 정밀하게 병변 부위를 탐침할 수 있다. 이후 안전이 확인되면 미세한 바늘이나 볼펜심 혹은 젓가락 굵기의 내시경 관(튜브)을 삽입한 다음 약물과 레이저, 고밀도 초음파, 고주파열, 미세 집게, 자동 흡입기 같은 특수 기구를 이용해 병소만을 선택적으로 치료한다. 이때 미세 비디오카메라를 통해 환하게 확대된 내부 모습을 컴퓨터 모니터 화면으로 자세히 관찰할 수 있다. 또 최근에는 CT나 X-MR 같은 첨단 영상 장비의 안내를 받아 미니멀 척추수술을 시행함으로써 안전성과 시술의 정교함을 더하게 되었다.

결과적으로 미니멀 척추수술은 피부, 근육, 요추 후궁판, 척추 관절, 디스크 수액 및 섬유륜과 같은 정상 조직을 보존해 디스크 본래의 높이와 쿠션 기능을 유지하기 때문에 흉터가 남지 않고 회복이 빠르다. 또한 근육을 벌리거나 뼈를 자르지 않으며 신경을 건드리지 않기 때문에 수혈이 필요 없고 부작용이나 합병증의 발생률과 재발률 역시 현저히 낮추었다. 이러한 장점으로 인해 미니멀 척추수술은 전신마취가 위험한 노약자는 물론 심장병, 당뇨병, 장기이식으로 면역 억제제를 복용하는 환자도 감염의 위험 부담 없이 시행할 수 있다. 시술받은 당일 퇴원(75%)하거나 최대 3일 정도 입원하고 회복도 빠르기 때문에 오랫동안 입원할 수 없는 학생과 직장인은 물론 흉터를 걱정하는 연예인이나 방송인, 시술 후에도 역동적인 운동을 해야 하는 스포츠 선수들도 부담 없이 시행할 수 있다. 척추수술 후 아시안게임이나 올림픽에 출전할 수도 있고, 프로 야구나 프로 골프 선수로 활약할 수도 있다.

미니멀 척추수술이 처음 개발된 1990년대에는 일부 척추외과 의사들이 이 시술에 대해 곱지 않은 시선을 보냈다. 이미 디스크가 심하게 망가져 연골까지 상한 환자, 척추 신경에 이상이 있어 잘 걷지도 못하는 환자, 허리가 삐뚤고 잘 서지 못하는 환자를 수술하지 않고 내시경 수술로 고친다는 사실을 그들은 받아들이지 못했고, 책이나 강의, 매스컴을 통해 "내시경 레이저 시술로 나은 환자들은 보존요법만으로도 저절로 나을 사람들"이라고 잘못된 주장을 했다. 그들은 KBS, MBC, YTN 같은 TV에 출연해 비난했고 심지어 도서를 출판까지 해서 비난했다. 그들은 살과 근육을 벌리고 뼈를 자르고 신경을 당긴 다음 디스크를 절제하고 불안정해진 허리를 다시 골 융합시키고 금속으로 된 나사못 막대로 재조립하는 것만이 척추수술이라고 믿었다. 한국에서만 그런 것이 아니었다. 일본, 유럽, 동남아, 중국, 미국 등의 국제 척추학회에서 '미니멀 척추수술'을 강연할 때마다 "자동차나 기차로 충분히 갈 수 있는데 경비 들여서 굳이 비행기를 타고 가야 하느냐"는 비판적인 질문을 자주 들어야 했다.

그러나 현재는 세계 각국의 척추 의사들이 미니멀 척추수술을 배우기 위해, 그리고 세계 각국의 환자들은 치료를 받기 위해 한국을 방문하고 있다. 그리고 오늘도 재발하지 않는 의술, 적응증을 늘리는 의술,

사회 복귀를 앞당기는 의술, 수술 시간을 단축시키는 의술, 흉터를 남기지 않는 의술, 삶의 질을 향상시키는 미니멀 척추수술에 대한 연구는 계속되고 있다. 척추 환자들이 현미경과 내시경을 즐겨 사용하는 신경외과로 모였다. 대한척추신경외과학회와 대한신경외과학회가 나에게 감사패와 공적패를 준 이유이다.

미니멀 척추수술은 환자 입장에서는 절차가 간단하지만 의사에게는 복잡하고 어려운 시술이다. 핵심 병소만을 근본 치료하면서 시술 절차가 간단하고 회복이 빠른 시술을 성공적으로 시행하기 위해서는 그만큼 반복적인 훈련과 정밀한 기술을 요하는 것이다. 단독으로 한 의사가 혼자서 할 수 있는 수술이 아니다.

이 수술을 집도하는 의사와 마취의, 방사선사, 간호사는 최소 50건 이상의 내시경 수술을 조수하고, 최소 5년 이상 내시경 척추 전문병원에서 훈련을 받은 경험이 있어야 성공적인 수술이 가능하다. 또한 척추 전문의와 마취 전문의, 전문 방사선사, 전문 간호사, 엔지니어 등 각 분야의 척추 전문가가 한 팀을 이뤄 진행해야 오류를 방지하고 치료율을 극대화할 수 있다.

이러한 사실을 뒷받침하는 대표적인 일화가 있다. 150여 명의 일본 의사들과 70여 명의 대만 의사들이 내게서 내시경 수술 교육을 받았지만 그들 중 이 수술을 성공해낸 의사는 드물었다. 일본 도쿄의 모 대형 종합병원의 경우 두 명의 의사를 1년 이상 우리들병원에 유학시켜 내시경 수술을 훈련받게 하고, 자금을 아낌없이 투자해 내시경 수술 장비를 갖추고도 첫 수술에 실패했다. 반면 척추외과 의사, 마취과 의사, 간호사, 방사선사 등 관련 의료인들 모두를 우리들병원에 유학시킨 나고야의 이토 병원은 첫 번째 내시경 수술에 성공해 현재는 도쿄까지 진출했다. 그만큼 배우기 힘든 수술이란 말이다.

미니멀 척추수술은 의사 한 사람만이 아니라 내시경 척추수술 팀 전체가 충분한 경험과 지식을 습득하고 훈련했을 때만 성공할 수 있는 것이다.

# 디스크를 잘라내지 않아야
# 재발이 없다

왜 디스크를 잘라내지 않고 성형하는가? 척추체와 척추체 사이에서 디스크의 쿠션 역할을 유지해야 하기 때문이다.

'성형술'이라는 말은 흔히 미용을 목적으로 하는 수술로 알려져 있지만, 척추 디스크 치료에 있어서는 보다 깊은 치료 철학이 담겨 있다. 그것은 바로 '최대한 정상 조직을 보존하여 최대한 원래의 건강한 기능을 복원하도록 돕는 것'이다.

통증을 해소하기 위해 무조건 병소 부위를 크게 제거하고 주변의 건강한 조직까지 파괴해버린다면 우리 몸은 본래의 생리 기능을 잃게 되고 수술 후 합병증이나 후유증의 위험에서 자유로울 수 없다.

한때 의사들이 자궁암을 예방한다고 자궁을 잘라내었다. 이제는 더 이상 자궁을 잘라내지 말자는 캠페인을 한다. 지금도 의사들이 상한 디스크를 재발 방지한다고 잘라내고 있다. 잘라내면 디스크의 높이가 내려앉는다. 제발 디스크를 잘라내지 말자.

이제 디스크를 잘라내지 않고 성형하는 시대가 열린다. 과학 기술의 비약적 발전에 힘입어 인간의 삶은 더 편리해졌으며, 이제 평균수명 100세 시대가 눈앞에 다가오고 있다. 따라서 허리를 오래 쓰니 정작 척추 디스크 병 환자 수는 오히려 증가하고 있는 현실이다.

과거 척추 디스크 병은 주로 30대 후반과 40대 초반 사이에서 빈번했고 육체노동을 하는 사람에게서 흔했다. 하지만 최근에는 척추에 나쁜 자세가 일상 습관으로 굳어지면서 10대 청소년이나 젊은 사무직의 디스크 병 환자가 증가하고 있다. 또 고령화 사회에 진입하면서 오랜 세월 디스크 병이 누적된 70대, 80대, 90대 노인 환자도 늘어나고 있다. 그렇다면 현대인이 만성적으로 또는 급성으로 디스크가 찢어져 겪고 있는 척추 디스크 질환은 과연 어떤 양상일까?

척추 디스크 병은 말 그대로 척추뼈나 관절, 근육이 아닌 디스크 부위에 문제가 생긴 질환을 포괄적으로 지칭한다. 통증 부위에 따라 디스크성 요통(discogenic back pain) 또는 디스크성 경추통(discogenic neckain) 또는 디스크성 흉추통(discogenic thoracic pain)이라 부르기도 한다. 이 중 가장 일반적으로 알려져 있는 척추 디스크 병은 튀어나온 수핵이 신경을 압박해 통증을 일으키는 디스크 수핵 탈출증이다. 그런데 척추 디스크 질환은 디스크가 튀어나오지 않고 디스크 내부에서 구조와 성질만 변화해도 생길 수 있다. 특히 최근 병리해부학의 발달로 디스크 수핵 탈출증에 비해 상대적으로 덜 알려져 있던 디스크 내부 찢어짐증(Internal Disc Disruption)이 디스크 통증을 일으키는 주요 원인 중 하나로 주목을 받고 있다.

디스크 내부 찢어짐증은 손상된 섬유륜 틈을 따라 흘러나온 수핵이 섬유륜 바깥층 신경말단과 만나 통증을 일으키거나, 수년에 걸쳐 흡수

되지 않고 혈관과 신경을 포함한 육아 조직으로 자라 들어가 통증을 일으키는 디스크 병이다. 주로 팔다리 방사통을 호소하는 디스크 수핵 탈출증과 달리 이 디스크 내부 찢어짐증은 요통, 경추통, 등배부통과 척추 중심부 통증(axial pain)이 주 증상이다.

하지만 그동안 척추 전문의들은 주로 엉덩이와 다리 혹은 어깨와 팔이 심하게 아픈 증상을 보이는 파열 디스크 치료에 관심을 가져왔고, 정작 디스크부 병인에 의한 척추 중심부 통증, 즉 요통, 추통, 등배부통에 대한 성공적인 치료 방법은 제시하지 못했다. 심지어 정확한 원인을 밝히고 적절한 치료를 하기에 앞서 정신과적인 문제로 치부해버리기도 했다.

기존의 고주파열 단독 치료술, 레이저 단독 치료술은 절차가 간단한 반면 요통과 같은 척추 중심부 통증에 있어 좋은 치료 성적을 보여주지 못했다. 통증이 있는 디스크를 제거하고 인공 보형물을 삽입하거나 추가로 나사못을 고정하는 방식의 전통적 수술은 척추 근육을 훼손하고 척추뼈까지 일부 제거하기 때문에 합병증과 후유증 위험이 상존했다. 사람들은 후유증이 무서워 척추수술을 멀리했다.

내시경 하에서 깨끗이 명백히 보면서 고주파열과 레이저를 병용하여 사용하는 내시경 디스크 성형술(Endoscopic Discoplasty)은 바로 이러한 위험성을 없애면서 치료 성공률은 90%대로 높인 디스크 병 치료술이다. 내가 방법을 발명하고 시술했으나 이제는 미국까지 알려졌다. 피부와 근육을 절개해 벌리거나 척추뼈를 잘라내는 방법을 사용하지 않고, 볼펜심처럼 가느다란 내시경 관을 피부에 찌르듯이 삽입해 병소가 있는 뒤쪽 섬유륜만을 선택적으로 치료한다. 이때 앞쪽과 중앙의 건강한 디스크 수핵과 섬유륜은 건드리지 않고 보존해 디스크 본래의 쿠션 기능을 잃지 않도록 해주는 것이 이 시술의 핵심이다.

나는 척추신경외과로 1982년 개원한 이래 37년간 척추 디스크 한 분야만을 집중적으로 치료, 연구해왔다. 특히 정상 조직을 보존하는 내시경 디스크 치료 분야에 있어서 세계적으로 독자적인 업적을 쌓았다는 평가를 받고 있다.

앞서 언급했듯 1992년에 정상 조직을 보존하는 내시경 허리 디스크 시술을, 1994년에는 정상 조직을 보존하는 내시경 목 디스크 시술을, 그리고 2000년에는 등 디스크 내시경 시술을 정립함으로써 단순히 통증 해소에만 머물지 않고 인간의 삶의 질까지 향상시켜주는 척추 디스크 병 치료법을 발전시켜온 것이다.

그리고 나는 '디스크 절제술(discectomy)'을 넘어 통증의 원인이 되는 병소를 직접적으로 치료하면서도 건강한 디스크는 최대한 보존하고 손상된 섬유륜은 다시 튼튼하게 만드는 '디스크 성형술(discoplasty)'의 시대를 열어가고 있다.

내가 많은 디스크 병 환자들이 디스크를 잘라내지 않는 척추수술 후에 더 활동적인 스포츠를 즐기고 땀 흘리는 노동의 행복을 느낄 수 있기를, 그리하여 더욱 의미 있는 삶을 영위하기를 희망했기 때문이다.

내가 디스크 병 치료의 새 지평을 연 '내시경 디스크 성형술'은 요통과 같은 척추 중심부 통증은 물론 팔다리 연관 통증까지 90%대의 높은 성공률로 치료할 수 있는 첨단 시술로 세계적 권위의 학술지에 발표했다. 2010년 세계적인 학술지 《World Neurosurgery》 3월호(World Neurosurgery 2010 Mar; 73(3):198-206; discussion e33. Epub 2009 Mar 27)를 통해 만성 디스크성 요통의 주요 원인이 뒤쪽 섬유륜의 손상에 있음을 주목하고, 현미경 조직 검사를 통해 찢어진 뒤쪽 섬유륜에 자리 잡은 이상혈관과 이상신경을 포함한 깨알 같은 육아 조직의 존재를 밝혀냈다.

또 이처럼 뒤쪽 섬유륜이 손상된 환자들 가운데 6개월 이상의 보존요법에도 호전되지 않고 만성적인 요통을 호소하는 환자를 대상으로 내시경 디스크 성형술을 시행하여 93.3%의 높은 성공률을 거두었다. 시술을 받은 환자군에는 찢어진 뒤쪽 섬유륜 속으로 육아 조직이 성장해 주로 허리 통증을 일으킨 경우와 디스크 수핵이 불룩하게 튀어나와 섬유륜 바깥층 신경을 자극해 주로 다리 통증을 일으킨 경우가 모두 포함되었으며, 내시경 디스크 성형술을 받은 후 요통은 물론 다리 통증까지 호전되는 결과를 보였다.

내시경 디스크 성형술은 디스크 병 치료의 새로운 대안으로 주목받고 있는 것일까? 그렇다. 하룻밤 만에 10년 아팠던 만성 요통을 고쳐버리는 'Over Night Miracle'이다. 내가 가장 뿌듯해하는 일생의 새로운 발견이었다.

나는 가능하면 수술하지 않고 원래의 정상 조직을 최대한 보존하는 '사랑과 인간 존중'의 치료 철학을 바탕으로, 이제 전 세계인의 기대와 주목을 받는 우리들병원을 성장시켰다. 특히 나는 정상 조직을 보존하는 내시경 디스크 치료 분야에 있어 세계적으로 독자적인 업적을 쌓았다는 평가를 받고 있다. 2002년 국제최소침습학회 조사 결과 전 세계 내시경 디스크 시술 시행 병원 19곳 중 시술 성적에서 공동 1위, 시술 건수에선 8,000여 건으로 최다 횟수를 기록했다.

나는 임상에 못지않게 연구에도 주력해 세계적인 학술 업적을 이루었다. 척추 단일 치료 과목으로서는 혁신적으로 2011년까지 200여 편의 논문을 세계적 권위를 자랑하는 SCI급 학술지에 등재했다. 이는 나 혼자 이룩한 게 아니다. 척추신경외과, 척추정형외과, 척추내과, 척추재활의학과, 척추흉부외과, 척추복부외과 등 130여 명 척추 전문의 등 1,500여 명의 척추 전문가가 상호 협력하여 이루어낸 세계적 성과이다.

이 밖에도 나를 찾아온 외국 환자들이 많다. 영국, 미국, 캐나다, 프랑스, 일본 등 선진국에서도 찾아온다. 우리들병원 국제환자센터 집계 결과 매년 외국인 환자 방문객 수가 전년 대비 30% 이상 증가했으며, 이 같은 성과는 미국 《뉴욕타임즈》 및 CNN, 일본 《니케이 비즈니스》 등 세계적인 매체를 통해 보도된 바 있다.

"우리들병원을 찾은 외국인 환자는 2008년에만 47개국 1,000여 명으로 이 가운데 3분의 1이 미국 환자이다. 우리들병원에서 허리 치료를 받은 미국인 그레고리 켈스트롬(Gregory Kellstrom)은 '미국에서 6개월 걸릴 치료를 우리들병원에서 하루 만에 해결했다'며 만족을 표했다"라고 2008년 11월 16일 미국 《뉴욕타임즈》가 보도했다. 또한 "한국이 지향하는 것은 외국인 환자들이 단순히 (태국 등 의료 관광 선진국들의) 차선책으로 선택하는 수술 시장이 아니다. 우리들병원은 외국 환자들이 척추 치료를 목적으로 선택하는 전문적인 병원이 되고자 노력하고 있다"라고 2010년 11월 11일 미국 CNN이 보도했다. 그리고 "우리들병원은 세계 최고를 목표로 목과 허리 질환에 집중해왔다. … 우리들병원은 정상 조직을 보존하는 내시경 디스크 시술을 보급하는 데 힘쓰고 있다. 연 6회 정도 해외 연수 의사를 받아들이고 있으며, 2월 중순에도 일본에서 3명의 의사가 이 병원에서 연수를 받았다"라고 2009년 4월호 일본 《니케이 비즈니스》가 보도했다. 일본과 미국 환자들이 찾아오는 이유였다.

# 지긋지긋한 요통을
# 무수혈 앞쪽 척추체 뼈 융합술로 없애다

지긋지긋하게 수시로 허리가 아파서 미국에서 온 만성 디스크 변성 환자를 사례로 보자. 미국의 여러 척추 의사를 만났지만 미국에서는 고치는 방법이 없었다.

그녀는 미국에서 거주하는 재미교포 중년 여성(55)으로 앉아 있으면 허리가 아프고, 일어서면 허리가 얼른 펴지지 않고, 일을 조금만 해도 요통으로 몸져눕는 상태였다. 심지어 부엌일조차도 조금만 무리하게 움직이면 꼼짝도 하기 싫을 정도로 요통 발작이 잦았다. 평소에 누워 있거나 잠시 서 있거나 잠시 앉아 있을 때는 정상적이라서인지 그녀는 미국에서 이렇다 할 치료법을 찾지 못했다. 허리를 절개하는 방식의 미국식 수술은 오히려 허리를 손상시켜 허리가 더 아플 수도 있다고 적응증에 해당되지 않는다고 했다. 그냥 집 안에서 제한적인 생활을 하는 상태였다. 활동적인 일을 무리하게 하면 금방 꼼짝 못하는 상태가 됐기 때문이다. 고통을 참을 수 없는 상태에 이른 그녀는 결국 한국행 비행기에 올랐다. 마지막 희망으로 척추 디스크 분야에서 요통을 치료한 이상호 박사의 우리들병원에 가기 위해서였다. 병원에 도착해 여러 가지 정밀검사를 받은 후 그녀는 최선의 치료법이라는 후복막강경을 이용한 앞쪽 추체간 뼈 융합술을 받는 데 동의했다.

그녀는 디스크가 까맣게 상하면서 쿠션 역할을 하지 못해 연골뼈와 연골뼈가 부딪치는 디스크성 요통 질환을 앓아왔다. 먼저 정확한 진단과 원인을 규명하여 적절한 근치법을 찾기 위해 자기공명영상 촬영(MRI)으로 촬영하니 디스크 색깔이 검고 물렁뼈가 하얗게 변한 것을 확인할 수 있었다. 컴퓨터 단층 촬영(CT)상에서는 말라붙은 디스크의 높이가 낮아져서 척추 관절 말단이 밀려들어 감으로써 신경 구멍이 좁아져 척추 신경절이 눌린 상태였다. 방사선 촬영을 해보니 디스크가 내려앉으면서 위쪽 척추가 뒤로 밀리는 후방 전위증이 있었다. 다시 MRI 신경 조영술을 했더니 신경절이 압박을 받아 사진 영상에서 척추 신경근이 잘려 보이는 증후(spinal neue cutting)가 나타났다.

5단계의 검사 과정을 거치고 나니 왜 만성적 요통이 왔는지 알게 된 것이다. 마지막 확진을 위해 통증 유발 디스크 간판 조영술을 시행했다. 요통의 원인이 디스크만의 문제인지, 또 다른 원인이 있는지, 또 그 기능은 얼마나 되는지 확인하기 위해서였다. 그녀는 고함을 지를 정도로 디스크 속으로 0.5cc 정도 약물이 들어가자마자 아파했다. 반면 이상이 없는 곳에서는 약물을 투입해도 통증을 느끼지 못했다. 결국 만성 요통의 원인이 요추 제2번, 3번, 4번의 디스크 변성 이상에 따른 것이라고 확진한 후 뒤쪽 후복막경(retroperitoneal scope) 척추체 뼈융합 수술을 시행했고 결과는 성공적이었다. 이제 그녀는 가사일도 안심하고 하며 스포츠, 헬스, 요가도 마음껏 즐긴다.

수술 결과는 성공적이었다. 통증이 사라진 것만으로도 다시 태어난 것 같았지만, 수술 후 흉터가 거의 남지 않았다는 사실에 또 한 번 행복해했다. 수술 후 2년이 지나 경과 확인차 다시 우리들병원에 들러 X-ray 촬영을 한 결과 여전히 척추 상태는 정상적이고 문제가 없다는 진단을 받았다. 미국 로스앤젤레스에서 못 고쳐 한국행 비행기에 올랐던 것은 정말 잘한 선택이었다.

좌골 신경통으로 종아리나 허벅지, 뒷다리, 엉덩이, 사타구니가 아픈 것은 허리의 척추 신경에 문제가 생긴 말초 신경통이므로 뒤쪽 허리에서 척추 신경을 감압 수술하면 호전되며 성공률이 높다. 그러나 다리는 안 아프고 허리만 아프면 어떻게 하나? 요통을 없애려고 허리를 수술하면 뼈를 자르고 관절과 근육을 다치게 되면 요통이 좋아지기는커녕 오히려 더 나빠지거나 불편해도 그대로 지속되어 참아야 한다.

따라서 허리 근육과 척추 후궁뼈, 척추 관절과 같은 대부분의 허리뼈를 다치지 않고 요통을 일으키는 척추 디스크 질환을 고치려면 복부를 통해 앞쪽 접근 수술을 받아야 한다. 배 쪽에서 접근하는 방법이 복강경, 후복막강경, 배꼽 경유 최소절개, 그리고 옆구리 최소절개 앞쪽 척추체 골융합 수술이다. 옆구리에서 접근하는 방법이 뒤쪽 복막강경 척추수술은 만성 디스크 변성증, 척추측만증, 척추후만증과 같은 척추 변형증, 척추관 협착증, 후방 전위증에 사용한다.

미국, 일본, 유럽뿐 아니라 한국 병원에서도 만성 요통을 치료하기 위해 허리뼈를 자르고 신경을 당겨 후방 추체간 뼈 융합술을 많이 한다. 후방 추체간 뼈 융합술은 다리 저림증, 요통 잔존, 신경 손상 등의 합병증이 5%나 발생하고 근육 손상이 많아 오래 입원해야 하며 회복이 느리고 수술 직후 통증이 심한 편이었다. 1993년 우리들병원은 허리뼈를 손대지 않고 배꼽 앞쪽에서 디스크 병과 척추뼈 변형을 고치는 복강경 또는 후복막강경 요추 간판 절제 및 전방 뼈 융합술을 시행했다.

배꼽 아래와 옆구리 쪽에 지름 1cm 이하의 작은 구멍을 4개 내고, 내시경 화면을 보면서 병변 디스크를 제거한 다음, 인공 디스크 통에 뼈를 담아 삽입한다. 1cm 정도의 상처들은 나중에 거의 흔적도 없다. 절개 부위가 적기 때문에 복부 근육을 손상시키지 않고 등 쪽 근육을 절개하지 않기 때문에 직접 신경을 건드리지 않아서 수술 후 허리 통증이나 다리 저림 등의 후유증이 거의 없다. 따라서 수술 후 통증이 적어 조기에 퇴원할 수 있는 효과적인 최소침습적 수술법이다. 같은 날 또는 다음 날 경피적 후방 나사못 고정술을 병용해 허리가 360도로 안정되도록 한다.

주된 치료 대상은 척추 가장 아랫마디인 요추 제5번과 천추 제1번 사이의 퇴행성 디스크 변성증으로, 허리 통증으로 인해 오래 앉거나 걷기가 힘들어져서 척추 사이가 좁아지면 신경공이 좁아져서 다리 쪽이 저리거나 통증이 온다. 척추 분리증, 척추뼈 전방 전위증, 척추뼈 후방 전위증, 척추 신경 구멍 협착증의 경우, 요추 제5번과 천추 제1번 사이에서 이 방법을 시행하며, 최소침습적이므로 출혈과 상처 없이 안전하며, 거의 후유증 없이 병을 고칠 수 있다.

복강경 요추뼈 융합 수술을 받은 다음 날부터 보행이 가능하고 평균 입원 기간은 5일이며, 성공률은 90% 이상으로 아주 높다. 지금까지 만족하지 않은 환자가 없었다.

내가 일찍이 1993년에 개발하고 1996년에 미국 시애틀에서 개최된 미국신경외과학회 사이언티픽 세션에서 구연 발표했던 무수혈 최소상처 앞쪽 척추체 사이 골 융합술은 허리의 뼈, 허리의 근육, 그리고 어떠한 척추의 정상 조직도 건드리지 않고 그대로 보존한다. 최소침습 무수혈 척추뼈 융합술은 어긋난 척추 때문에 앉아 있을 때는 증상이 없다가 서거나 걸으면 불편을 느끼는 척추골 전방 전위증에도 매우 효과적인 치료법이다. 척추뼈를 전혀 자르지 않고 척추 신경을 전혀 손대지 않는 획기적인 신기술이다. 시애틀 학회에 한국에서 온 모 대학 신경외과학 교수가 우리들병원이 자랑스럽다고 감격해했던 기억이 새롭다.

후방 척추뼈 융합술의 수술 방법은 허리 근육을 넓게 벌린 다음 척추의 후궁을 완전히 또는 상당 부분을 제거한 후 신경을 당겨야만 뼈를 융합할 수 있다. 그로 말미암아 과다한 출혈, 신경근 손상, 신경 유착 같은 수술 후 합병증이 생길 수 있고, 수술 후 통증이 심하며 수술 회복이 늦어 노약자나 당뇨병 환자에게 시술할 수 없는 단점이 있다. 정말 대수술이다. 대부분은 수혈도 해야 하고 폐혈전증 같은 중증 합병증도 가끔 발생하고, 수술 후 통증도 심하다. 오랫동안 입원을 해야 하고 직장 복귀 시기도 아주 늦다.

나와 우리들병원 척추수술팀은 척추 분리증과 척추 전방 전위증 환자에게 허리의 정상 조직인 척추 신경, 인대, 근육, 뼈에 전혀 손상을 주지 않는 앞쪽 뼈 융합술을 한 뒤 돌려 눕혀서 허리를 절개하지 않고 젓가락으로 찌르듯 허리 뒤쪽 피부를 통해 (경피적) 나사못을 고정하는 새로운 수술법을 세계 최초로 성공했다. 이 신기술은 우리들병원에 의해 세계에 전파되었고 이미 미국과 유럽에서 최고의 척추뼈 융합 수술이라고 여러 논문에 의해 증명되었다. 피가 거의 나지 않는 깨끗한 수술이라 수혈을 싫어하는 외국인들이 굳이 한국까지 오는 이유 중의 하나이다.

척추 전방 전위증(척추 앞쪽 미끄러짐증)이란 척추가 앞쪽으로 미끄러져 척추관 내 신경을 압박하여 통증을 유발하는 질환이다. 요추 간판 탈출증 같은 척추 디스크 질환 다음으로 많아 전체 허리 수술 환자의 약 15%를 차지한다.

척추 전방 전위증의 특징적인 증상은 앉아 있을 때는 아무 이상이 없다가 서거나 걸을 때에는 전위된 뼈가 신경을 압박해 요통과 좌골 신경통 증세가 나타난다. 쪼그려 앉으면 불편한 증세가 곧 없어지기도 한다. 심하면 다리가 저려 마비 현상을 보이며, 걸어 다니는 것이 힘들 정도의 증상이 나타나기도 한다. 척추관 협착증 증세를 일어서면 보이는 것이다. 환자 대부분이 수술하지 않고 운동치료나 통증 시술 같은 비수술적 치료로 오랜 시간을 버티고 있다. 내가 후유증 없는 앞쪽 요추골 융합술을 하라고 말했는데 안 하고 오래 버티다가 비만, 당뇨병, 보행장애 상태로 악화된 유명 가수도 있다. 이 병은 뼈의 구조적 문제라 대부분 환자는 배꼽 경유 또는 최소절개로 후복막강 척추골 수술을 통한 치료를 해야만 정상적인 생활을 할 수 있다. 척추 전방 전위증 외에 척추관 협착증, 척추 불안정증, 척추측만증, 척추후만증, 디스크 변성증, 퇴행성 디스크 변성증, 디스크 내부 장애증도 적응증이 된다.

이 무수혈 미세침습 척추뼈 융합술의 장점은 최소한의 상처를 내기 때문에 거의 출혈이 없어 수혈이 필요 없다. 척추 신경을 건드리지 않으므로 신경 유착의 발생을 줄여 수술 후 통증이 적으며, 이로 인한 합병증을 줄일 수 있다. 허리 근육을 벌리지 않고 피부만 관통하여 마치 젓가락으로 고구마를 찌르듯 피부를 통해 나사못을 안전하게 집어넣을 수 있다. 허리를 수술하지 않으므로 허리가 안 아프다. 입원 기간이 짧아 치료비가 절감되며, 사회생활로의 복귀가 빨라 경제적인 수술법이다.

우리들병원에서는 연간 800여 명에 이르는 척추 분리증 또는 척추 전방 전위증 환자에게 이 수술법을 시술한다. 그중 2000년 10월부터 2002년 2월까지 166명의 환자를 조사한 결과 155명의 환자에게서 만족한다는 세계 1위의 성공률(93.4%)을 얻었다. 뒤쪽에서 접근하는 전통적 후방 골 융합술은 척추뼈와 디스크를 허리 쪽에서 절제하는 수술법이므로 신경 손상과 유착이 흔히 동반되어 그 성공률이 70~80%뿐임을 감안하면 이 수술법의 성공률은 놀랄 만한 수치다. 허리뼈를 자르지 않으므로 특히 합병증이나 후유증이 거의 없었다. 이 새로운 수술법이 세계의 많은 척추골 전방 전위증 환자에게 희망의 길을 열어준 것이다.

브라질에서, 영국에서, 캐나다에서, 미국에서, 라틴아메리카에서, 멀리 남아프리카공화국에서 1차, 2차, 3차 수술을 해도 좋아지지 않는 척추수술 실패 환자들에게도 이 전방 수술은 치료의 기적을 준다. 척추 재수술은 이 앞쪽 복부 접근으로 완치할 수 있다.

# 디스크 치료에
# 레이저를 도입하다

분자, 전자, 원자, 중성자, 그보다 더 작은, 눈에 전혀 보이지 않는 미립자의 세계에 양자가 있다. 이 양자가 물리학적인 현상으로 나타난 것이 레이저이다.

미국의 영적 치료사 에드가 케이시는 영적인 치료술로 널리 알려져 있다. 그는 수천 년 전에 사라진 대륙 아틀란티스에서는 힘과 파괴의 원천으로 레이저 광선의 발달이 있었다고 말했다. 그는 쉽게 이해될 수 있는 과학적 용어가 아닌 일반 언어로 레이저의 사용에 관해 설명했다. 특수하게 조정된 빛의 에너지에 관해 레이저라는 것이 이 세상에 알려지기 훨씬 전에 케이시는 레이저의 존재에 관해 말했었다.

서쪽 대서양에 있는 버뮤다 삼각지에서 배가 지나가거나 비행기가 지날 때 방해를 받곤 했다. 제2차 세계대전 말 버뮤다 삼각지 부근에서 사라져버린 배들과 비행기들을 탐색하던 비행사들은 그 바다 밑 버뮤다 둑에서 벽이나 길 같은 것 혹은 물에 가라앉은 빌딩의 꼭대기 같은 것을 관찰했다. 1만 2,000년 전에 파괴된 아틀란티스의 피라미드 혹은 다른 구조물이 보존돼 있는 것이 아닌가 하고 추정되었다. 에드가 케이시가 눈에 보이지 않던 아틀란티스의 레이저 광선에 대해 언급한 뒤 수십 년이 지난 지금 우리는 일상생활에서 레이저 광선을 이용한 조명 쇼를 보고 있으며 레이저 광선을 이용한 척추 치료법들이 시술되고 있다.

70여 년 전에 아인슈타인 박사가 '아주 강한 에너지를 가진 빛'이란 개념을 발전시켰고, 1960년에 정말 레이저가 실용화되었다. 지금으로부터 10여 년 전에 이미 레이저 수술법은 의술에 이용되기 시작했으나 컴퓨터 공학이 미숙해 초밀도의 아주 가늘고 섬세한 레이저 광선을 낼 수 없었기 때문에 많은 의사들이 실망하고 사용하지 못했다.

그러나 마침내 1989년경 많은 과학자들의 노력으로 정밀한 컴퓨터와 레이저 공학의 발전에 힘입어 레이저는 고밀도의 에너지를 목표지점에 아주 정확하게 보낼 수 있게 되었다. 1990년경부터 의사들은 각종 레이저를 본격적으로 의술에 적용하기 시작했다. 안과에서는 엑시머 레이저를 이용해 눈의 각막을 고도로 정밀하고 정확하게 수술함으로써 많은 근시 환자들이 콘택트 렌즈나 안경을 벗을 수 있게 도왔다. 피부과에서는 아르곤 레이저, 다이 레이저 등을 이용하여 흉터를 남기지 않고 피부의 혈관종이나 문신, 반점들을 지울 수 있게 되었다.

1992년에는 홀뮴야그 레이저를 척추 내시경으로 보면서 정확하게 병변 부위인 뒤쪽 섬유륜에 주사하는 척추 내시경 레이저 디스크 치료법을 사용할 수 있게 되었다. 이것은 케이티피(KTP) 레이저나 엔디야그(Nd-YAG) 레이저 또는 고주파열을 가는 바늘을 통해 척추 디스크 속으로 보내어 병변 부위는 그대로 두고 디스크 중앙을 감압해서 요추 디스크 수핵 탈출증을 고치는 경피적 디스크 감압 방법보다 훨씬 정확하고 성공률도 높다. 레이저는 내시경과 현미경으로 확대하여 보면서 식염수로 세척해내면서 정밀하게 사용한다.

레이저는 의사가 원하는 정확한 부위에 에너지를 보낸다. 레이저의 열은 작은 혈관들을 막아버리므로 수술 부위의 출혈이 적다. 또한 레이저의 열이 동시에 열소독을 하는 것이므로 감염의 위험성도 줄인다.

레이저는 한 점에 그 큰 힘을 집중시킨다. 마치 여자의 하이힐 뒤축 둥근 점 하나에 체중이 모이는 것과 같다. 탄산가스 레이저는 0.1mm 홀뮴야그 레이저는 0.5mm 깊이에만 정확히 침투하고 그보다 더 깊이는 들어가지 않기 때문에 수술을 요하는 곳보다 깊은 조직들을 다치지 않아 흉터가 적다. 피부의 수술뿐만 아니라 이비인후과, 비뇨기과, 산부인과, 심장외과, 척추외과, 안과 수술에서도 레이저는 일반적으로 전통적 기구를 사용하는 수술보다 흉터가 훨씬 적다.

정확한 절제술에는 레이저가 필요하다. 레이저는 목표로 조준한 곳의 조직들에게만 영향을 미치고 그 주위 조직은 거의 건드리지 않고 보존한다. 레이저는 대단히 정확하고 정밀하다. 신경외과에서는 주위 신경에 영향을 미치지 않고 레이저로 종양을 제거할 수 있다. 척수에 종양이 생기면 그 종양을 제거하려다 정상 척수 신경을 다치는 수가 있는데 이를 예방하기 위해 뉴욕 의과대학의 앱스타인 교수는 레이저를 사용하여 정밀하게 종양만 제거했다.

레이저 수술은 칼을 사용하는 전통적 수술보다 섬세해서 손상을 적게 주고 출혈이 훨씬 적어 아픈 것이 덜하다. 또한 수술 후 염증 반응도 적다. 레이저를 이용해 수술한 상당수의 환자들이 수술 당일에 집으로 돌아갈 수 있다.

세계적 척추 전문 의사들이 내시경으로 보면서 레이저를 이용해 정밀하게 디스크 수핵 탈출증을 수술하고 있다. 연조직 수술을 할 때 레이저를 사용한다. 쇠로 만든 수술 칼이 하는 역할을 거의 레이저로 대체할 수 있다.

그러나 "망치를 갖게 되면 모든 것이 못처럼 보인다"라는 서양 속담처럼 모든 수술에 레이저를 사용할 수 있는 것은 아니다. 레이저 광선보다 훨씬 굵고 큰 칼과 기구를 사용해야 하는 수술도 있다. 레이저는 사용해서 더 나은, 섬세한 수술이 가능할 경우에만 쓴다.

레이저는 여러 가지 무기 중의 하나이다. 칼과 창, 권총과 M16 소총, 대포와 미사일로 전쟁을 치를 수도 있지만 거기에 레이저 무기까지 있으면 전쟁에 보다 도움이 될 것이다. 얼마 전까지도 끌과 집게와 메스, 그리고 드릴만 사용해서 척추수술을 했었다. 그러나 거기에 레이저라는 수술 기구를 하나 더 가지면 수술에 보다 큰 도움이 된다. 메스도 충분한 연습을 하지 않고 쓰면 위험하듯이 병에 맞는 종류의 레이저를 선택하고, 그 레이저 기술을 충분히 숙련해야 한다. 동물 실험, 사체 실험이 필요한 것이다.

총을 정확하게 겨냥하지 않고 대충 아무렇게나 쏘아대면 어떻게 되겠는가. 레이저도 마찬가지다. 아무 곳에나 쏘면 그 효과가 없을 뿐 아니라 위험하기까지 하다. 척추 디스크 수핵에다 레이저를 쏘는지, 척추 연골판에 쏘는지, 척수 신경에 쏘는지, 복부의 혈관이나 창자를 뚫었는지를 확실하게 볼 수 있어야 한다. 따라서 현미경이나 내시경이 겸비되어야 한다. 밝은 조명에 확대시켜 정확히 보면서 섬세하게 레이저를 사용해야 안전하고 효과적이다.

척추 디스크 병에 걸려 허리가 아프고 다리가 당겨서 고생하는 한 의사가 찾아왔다. 그 의사는 입원해 안정을 취하면서 약물치료를 받았다고 했다. 침술과 척추 교정을 포함한 여러 가지 물리치료도 받았는데 좀 낫는 듯하더니 다시 아프면서 발목과 엄지발가락에 마비가 왔다는 것이다. 이제는 수술로 근치를 해야겠는데 육안으로 하는 전통적 수술은 입원과 회복 기간이 오래 걸려 곤란하다는 것이었다. 대학병원의 한 교실을 책임지는 과장으로서 환자 진료와 전공의 및 의대생들 교육 때문에 오래 자리를 비워둘 수가 없었다. 그래서 회복 기간이 빠르고 성공률이 90%가 된다는 내시경 레이저 디스크 수술을 받고 싶은데 과연 그 안정성과 효험성이 사실인지 물었다.

"알아봤더니 어떤 의사는 의약품과 수술 기구를 승인하는 데에 있어서 세계에서 가장 엄격한 곳인 미국의 FDA가 공인한 수술이니 안심하고 하라 하고, 또 다른 의사는 자기가 미국에서 견학하고 나서 디스크 레이저 수술을 직접 해보았는데 그 성공률이 25%로 아주 낮더라면서 의문을 나타내더군요."

나는 그에게 설명했다.

"전통적 수술도 수많은 훈련이 필요한데 아마 그 의사는 동물 실험을 통한 연습이 불충분했을 겁니다. 내시경으로 병변부인 뒤쪽 섬유륜 찢어진 곳을 보면서 하기에 디스크 레이저 수술은 보다 더 안전합니다."

사실 척추수술이 육안 수술에서 내시경 수술로 발달된 때가 1991년이니 이미 검증받은 지 오래다. 메스 같은 스테인리스 스틸 기구에서 보다 섬세한 빛의 칼인 레이저로 발달된 것이 1986년이니 30년 이상 되었다. 최근에는 내시경과 레이저가 디지털 컴퓨터화하여 최소의 상처만으로 보다 섬세한 수술이 가능해진 것이다. 더구나 내시경으로 보면서 식염수로 세척하며 레이저를 쏨으로써 정밀해졌다. 그러나 이 내시경 디스크 레이저 수술에 성공하려면 다음 두 가지 조건을 갖추어야 한다.

첫째는 충분한 동물 실험과 사체 실험이다. 비록 이론적으로는 레이저를 깊이 공부하고 수술 장면을 많이 견학했다 하더라도 자신의 환자에게 그 수술 기법을 시술하기 전에 최소한 그 척추 디스크 수술팀의 책임 의사가 동물 실험을 통해 충분히 그 기법을 연습했어야 한다. 척추에는 몸의 움직임과 감각 기능을 지배하는 신경이 들어 있으므로 확실한 안정성과 효험성을 기해야 하기 때문이다. 척추 디스크 레이저 수술에 일가를 이룬 독일 하노바 의대의 지버트, 스위스 취리히 의대의 로이, 미국 컬럼비아 의대의 초이, 일본 가네자와 의대의 니시지마, 영국 척추재단의 나이트, 오스트리아 비엔나대학의 아서 박사도 디스크의 어느 부위에 어떤 각도로 어떤 종류의 레이저를 어떤 용량으로 어떻게 쏘아야 안전하고 효험이 있는가를 사체와 동물 실험으로 수없이 연습한 끝에 그 기법을 익힌 것이다.

두 번째 조건은 1995년 베를린에서 열린 유럽신경외과학회 총회에서 회장의 자격으로 베를린 의대 교수인 브로크에 의해 공식적으로 선언된 조건이다. 내시경 디스크 수술은 아주 어렵다. 그래서 내시경 레이저 디스크 수술을 이미 능숙하게 하는 의사 밑에서 50번 이상 조수로 수술에 참여하고, 그 후 1년에 100명 이상 그 수술을 계속하는 의사만이 이 절개하지 않는 비관혈적 최소침습 척추수술인 내시경 레이저 디스크 수술에 성공할 수 있다는 것이다.

내시경 레이저 디스크 수술이 1992년에 이미 FDA에 의해 공인되었다 하더라도 미국과 유럽의 의학 교과서만을 읽고 수술 견학을 몇 번 한 것만으로 이 레이저 수술을 시도한다면 그것은 충분히 연습하지 않은 채 비행기 조정하듯이 메스를 사용하는 수술처럼 성공률이 낮을 수밖에 없다.

비행기 조종 연습을 충분히 하지 않은 채 비행하다가 추락해놓고 비행기는 나쁜 것이라고 말할 수 있겠는가? 비행기나 레이저도 첨단 기술이므로 철저한 연구와 실험을 한 사람만이 비행과 수술에 성공할 수 있다.

내가 이미 사체 실험과 동물 실험을 통해 훈련을 했으므로 안심해도 된다고 설명해주자 그 의사는 대학병원에서 몰래 나와 내시경 레이저 디스크 수술을 받았다. 국소마취를 했으므로 그는 시술 도중에 나와 이야기를 나누면서 내시경이 보여주는 텔레비전 같은 비디오 모니터를 들여다보았다. 자신의 디스크에 정확히 홀뮴야그 레이저가 쏘아지는 것을 보면서 그는 그토록 당기던 다리의 불편이 없어지는 것을 수술방에서 느꼈다. 그뿐만 아니라 레이저를 쏠수록 점차 요통이 사라졌다. 수술방에서 바로 요통, 신경통이 바로 없어졌다. 3시간 후에 그는 자신의 병원으로 되돌아갔다. 큰 대학병원을 맡고 있어 하루도 자리를 비우지 않아야 했기 때문이다. 대학병원 교수들과 임원진, 직원들 아무도 그분이 허리 내시경 레이저 디스크 수술을 받고 온지를 몰랐다.

지금 그 의사는 대학병원을 잘 이끌면서 환자 진료와 수술, 그리고 의대생과 전공의 교육에 전념하고 있다. 어느 날 헬스클럽에서 막 운동을 마치고 나오던 그가 내게 반갑게 인사를 했다.

"선생님 덕택에 발목 마비도 풀리고 머리도 좋아 헬스 운동도 잘하고 있습니다."

최근 25년이 지나 만났는데 여전히 정상 허리로 건강하셨다. 완전히 정상인이 되신 것이다.

국민의 허리가 안 아프게 되는 것은 바로 국가 경쟁력이 향상되는 것이다. 척추 의사들이 수술 기법을 충분히 연구할 기회를 갖도록 보건복지부, 대학병원, 국공립 병원, 제약 회사, 의료기 회사들이 보다 투자를 늘려 우리나라에도 공동으로 사용할 수 있는 동물 실험실을 도시마다 만들기를 바란다. 앞으로 척추 의사들은 나처럼 미국, 프랑스, 독일, 스위스, 호주 등을 떠돌아다니면서 사체 실험과 동물 실험을 구걸하지 않도록 말이다.

레이저 수술 기법을 충분히 숙련한 의사는 자신의 환자가 이 레이저 수술 기법으로 나을 수 있겠는지, 이 기법에 적응증이 되는 조건을 갖추었는지 의학적·신경학적·방사선학적 검사를 충분히 되풀이한 다음에 결정을 내려야 한다. 수술 기법이 A에서 Z까지 수없이 많으므로 그에게 적합한 방법을 선택해주는 것이 의사의 의무이기 때문이다.

일전에 미국 세인트 루이스의 워싱턴 의과대학에서 주최하는 〈척추 세미나 및 워크숍〉에 참석했었다. 모든 세미나와 강의가 끝나고 이제는 척추수술 기법의 워크숍이 있었다. 나는 독일의 척추 의사 함스의 연습장에 참석했다. 일본의 척추 의사 가네다가 나와 나란히 앉아서 열심히 연습하고 배우고 있는 것을 보고 깜짝 놀랐다. 가네다는 앞 허리뼈 몸통 제거술을 개발한 유명한 교수였다. 그는 자신의 기술만 고집하지 않고 함스 박사의 기술을 배우고 연습하고 있었던 것이다. 여기서도 보듯이 늘 새로운 지식과 기술을 훈련으로 익혀야 한다.

특히 척추수술 분야에는 고도의 경험과 연습을 요하는 수술이 많다. 레이저 수술이 그렇고, 앞 허리뼈 몸통 사이 고정술이 그렇고, 뒤 허리뼈 몸통 사이 고정술도 그렇다. 뒤 허리뼈 몸통 사이 고정술을 많이 발전시킨 미국의 폴린 박사는 이렇게 말했다.

"뒤 허리뼈 몸통 사이 고정술은 반드시 숙련된 척추 의사만이 시도해야 한다. 끌, 망치, 소파용 기구를 사용하는 데 숙달된 기술이 있어야 하며 섬세한 신경 조직을 계속 접촉하는 훈련과 신경의 경막상 출혈을 멈추게 할 수 있는 방법에 익숙해진 의사만이 해야 한다. 그리고 첫 시도 때는 그 방면의 숙달된 의사들과 협력해 함께 수술해야 한다."

뒤 허리뼈 몸통 사이 고정술의 성공률을 보자. 이 수술법에 대해 충분한 연구와 연습을 마쳐 숙련된 폴린 박사는 만족할 만한 성공률이 89%였으나 벨기에의 빌루이 박사는 45%밖에 안 된다고 보고했다. 그래서 우리들병원은 아주 불가피한 경우에만 뒤 허리뼈 융합술을 한다. 대부분 앞쪽 골 융합술을 한다.

척추 레이저 수술도 그렇다. 충분한 동물 실험, 사체 실험, 모형 실험, 임상 실험을 거친 독일의 지베르트 박사는 90%, 미국의 카스파 박사는 성공률이 86%였으나, 한국에서 동물 실험 없이 바로 인간에게 레이저 수술을 한 어느 의사는 30%밖에 안 된다고 보고했다. 사실 레이저 연구나 실험을 하지 않은 의사는 성공률이 30%밖에 안 되며 합병증만 만들 수 있다. 좋은 무기도 사용할 줄 모르면 안전사고가 난다.

영국 맨체스터 척추재단의 나이트는 1996년 독일 카슬에서 열린 국제근골계레이저학회의 특별 강연에서 이렇게 강조했다.

"진보된 척추 레이저 수술은 점차 확산돼가고 있다. 그러나 근육, 인대, 신경 주위 조직에 최소한의 상처만을 주고 정상 조직을 보존하는 이 레이저 수술의 이점은 훈련을 제대로 받은 의사에게만 보증된다. 만약 훈련이 불충분한 의사가 이 진보된 임상 수술법을 시도한다면 임상적 적응증의 실수와 수술 합병증을 야기할 위험성이 있어 그 장점을 충분히 살리지 못한다. 레이저를 이용한 최소상처 척추수술은 보다 더 기술적 어려움이 있으므로 이를 컴퓨터에 실제 상황처럼 영상을 주어 가상현실로 척추수술 훈련(virtual reality spinal surgery training)을 시켜야 한다."

스테인리스 스틸로 만든 메스로 하는 수술법도 충분한 훈련과 실험이 사전에 요구되지만 레이저, 내시경, 수술 현미경 등의 첨단 기기들은 보다 철저한 훈련과 실험이 필요하다. 그것은 경험 많은 의사도 마찬가지다. 지금까지 사용해보지 않은 새로운 기술은 환자를 위해 자기 분야에서 충분히 익혀야 하고, 그렇지 않으면 이미 훈련을 쌓은 의사한테로 환자를 리퍼하여 그쪽으로 가도록 권유하는 것이 올바른 의사의 길이다. 환자 사랑의 길이다.

나는 여러 의사들이 단순 레이저 디스크 감압술(PLDD: Simple Blind

Percuta-neous Laser Lumbar Disc Decompression)의 효과 없음과 고열로 인한 화상 위험성에 대해 지적하는 것을 듣곤 한다. 나는 이 방법을 한 번도 사용하지 않았다. 나는 처음부터 내시경 하에서만, 또는 현미경 하에서만 레이저를 사용해왔다. 내가 사용하는 방법은 내시경을 사용하고 식염수로 세척하는 것으로, 그 의사들이 지적하는 것과 다르다. 레이저의 종류와 시술 방법의 종류가 한 가지밖에 없는 것은 아니다. 레이저 수술이 다 같은 것은 아니다. 어느 레이저를 어떻게 쓰느냐에 따라 다르다. 칼로 하는 수술도 종류가 다 다르고, 어떻게 칼을 사용하느냐에 따라 구별하는 것과 마찬가지다.

단순 레이저 수술과는 달리 내시경이나 현미경에 부착한 레이저는 척추수술에서 효능과 안전도에 큰 차이가 있다. 단순 레이저 디스크 감압술은 디스크 내부를 보지 않고 맹목적으로 디스크의 중앙에 레이저를 쏘는 것이고 또 식염수로 씻으면서 하는 것이 아니므로 동물 실험 없이 잘못 시술하면 위험이 있을 수도 있다. 적응증이 극히 제한돼 있어 아주 작은 크기의 탈출증(섬유테 안에 내포된 탈출증)에서, 그것도 변성이 적고 디스크 압력이 높은 경우에만 효과가 있다. 디스크 병에 걸리면 먼저 병원을 찾는 미국인과 유럽인들에게는 약 70%의 성공률이 있는 방법이지만 한국인들은 침술 척추 추나요법 같은 한방요법과 도수치료, 물리치료, 주사시술 같은 보존요법을 더 선호해 시간이 많이 지난 후에야 병원을 찾기 때문에 대개 병원에 도착했을 때는 악화돼 있으므로 단순 레이저 디스크 감압술의 적응증에 맞는 환자를 찾아내는 것은 극히 드문 것이 사실이다.

우리나라에서도 일부 병의원에서 잘못된 적응증에 단순 맹목적 방법으로 레이저를 시술해 성공률이 거의 50% 이하에 불과했다. 모 대학병원은 레이저를 이용해 단순 레이저 디스크 감압술을 시술했는데 그 성공률은 단지 30%에 불과했다고 발표했던 적도 있다.

1992년 초부터 나는 내시경을 이용하여 기계적으로 디스크 탈출 수핵을 일부만 끄집어내는 방법과 내시경이 부착된 홀뮴야그 레이저로 수술하는 경피적 내시경 레이저 병용 디스크 수핵 부분 절제술(PELD: Percutaneous Endoscopy and Laser Discectomy)을 병용하는 방법을 시행해왔다.

목에서는 직경 0.4mm 관을 목 중앙에 넣고, 허리에서는 직경 0.65cm 정도의 가는 관을 허리 중앙에서 약 9~10cm 떨어진 곳에서 피부 속으로 집어넣는다. 그 관 속에 내시경을 넣어서 확인하며 상한 디스크 수핵을 90도 각도로 쏘아지는 홀뮴야그 레이저로 먼저 디스크를 감압하고, 이어서 내시경으로 보면서 집게로 나쁜 파편 일부만 제거한 다음, 다시 내시경이 달린 레이저를 넣는다. 홀뮴야그 레이저는 내시경이 달려 있고 휘어지며, 항생제가 혼합된 식염수로 계속 세척한다. 그 투과 깊이가 0.3mm의 정확성이 있게 시술하므로 뼈와 연골 혹은 신경 부위에 고열의 화상이 전혀 없다.

내시경 레이저는 정밀하여 요추에서 탈출 수핵 덩어리 자체를 수축 기화시킬 뿐만 아니라 섬유테와 혼합돼 있는 탈출 수핵 덩어리를 유착 박리시켜준다. 훨씬 크기가 작은 목 디스크 병에 사용해도 안전하다. 경추의 중추신경, 즉 척수가 있는 경추 간판 탈출증 때도 뼈나 척수 신경에 영향을 미치지 않고 안전하고 정확하게 목 디스크 탈출 수핵 덩어리 자체를 수축시키고 기화시킬 수 있다. 그뿐만 아니라 홀뮴야그 레이저는 디스크 수핵과 돌출된 섬유테의 줄어듦, 디스크 가쪽의 강화, 진통 효과가 있어 수술 도중에 대부분 즉시 좌골 신경통이나 상지 신경통이 좋아질 뿐만 아니라 1년 후에도 디스크 간격의 높이가 10% 이상 내려앉지 않는다.

벌써 수술 후 1년, 2년을 추적 조사해 그 안정성을 세계의 여러 학회에서 보고하여 증명했다. 허리 디스크 병에서는 '경피적 내시경 레이저 병용 허리 디스크 수핵 절제술'이란 제목으로 1992년 스위스 취리히 의과대학 제11차 척추내시경최소침습수술학회와 1993년 서울 제19차 국제 정형외과 및 외상학회(SICOT)와 1993년 멕시코 아카폴코 제10차 세계신경외과학회에서 논문 채택 발표, 1993년 미국 애리조나 투산 제9차 미국 합동 척추신경외과학회와 1994년 스페인 마드리드 제5차 유럽척추학회와 1994년 미국 플로리다 제10차 미국 합동 척추신경외과학회, 1994년 스위스 노이샤텔 세계레이저수술학회에서 논문 채택, 1996년 1월 독일 스프링거−페르라게사에서 출판되는 세계적인 저널《데르 오르소패디(Der Orthopaedie)》에 논문으로 게재되었다. 목 디스크 병에서는 '경피적 목 디스크 내시경 레이저 병용 수술법'이란 제목으로 1994년 미국 시카고 미국신경외과학회(CNS)와 1994년 스페인 마드리드 유럽척추학회(ESS)와 1994년 스위스 노이샤텔 국제근골계레이저학회(IMLAS)에 논문으로 채택 발표, 1994년 스위스 취리히 국제척추내시경수술학회와 1994년 및 1995년 프랑스 파리에서 열린 국제척추수술연구회와 1995년 베를린 유럽신경외과학회(ESNS)와 1995년 대만 타이페이 제9차 아시아 호주 신경외과학회와 1996년 미국 아스펜 국제최소침습신경외과학회에서 발표했다. 이 논문들은 인터넷에도 올라 있다.

독일 베를린 의대 마이어와 브로크는 경피적으로 상한 디스크 수핵을 기계적으로 부분적으로만 제거하고 나머지는 그대로 보관해 쿠션 역할을 하게 하는 경피적 디스크 수핵 부분 감압술 내지 수핵 부분 절제술을 세 가지 방법으로 나누었다.

1. 경피적 디스크 수핵 부분 절제술(집게, 자동절단기)

2. 경피적 내시경 디스크 수핵 부분 절제술(일부 의사는 관절경이라 부른다. 디스크를 일종의 관절로 보는 의사들이다)(집게, 자동절단기, 디스크 내시경)

3. 경피적 내시경 레이저 디스크 수핵 부분 절제술(집게, 자동절단기, 디스크 내시경, 레이저)

집게, 자동 절단기만을 사용하는 경피적 디스크 수술은 성공률이 70%, 거기에다 내시경을 사용하면 성공률이 80%, 거기에다 레이저를 추가하여 더 정밀히 하면 성공률이 90%로 올라갈 뿐만 아니라, 무엇보다 수술의 적용 범위가 넓어진다.

경피적 디스크 수핵 절제술은 탈출된 디스크 수핵의 크기가 작아야 성공하므로 중간 내지 큰 크기의 탈출증은 적응증이 되지 못한다. 경피적 내시경 디스크 수핵 절제술은 직접 보고 시술하므로 보다 큰 중간 크기의 탈출증도 고칠 수가 있고 파열된 디스크 병도 고칠 수 있고, 이동된 파열된 디스크 병도 고칠 수 있다. 고치는 적응증 범위가 보다 넓어진다.

경피적 내시경 레이저 디스크 수술은 90도 각도의 발사로 뒤쪽으로 휘어지는 레이저 사용으로 도달할 수 있는 범위가 훨씬 넓어 큰 크기의 수핵 탈출증도 성공할 수 있어 적응증 범위가 훨씬 넓어진다.

직선으로만 쏘아지는 단순 레이저, 직선으로만 가는 디스크 뉴클레오톰(자동 흡입술), 직선의 기구만 들어가는 내시경 부분 절제술은 디스크의 63%에만 접근이 가능하다. 게다가 수핵이 탈출된 디스크의 뒤쪽 병변 부위에는 기구가 닿지도 않는다. 따라서 젊은 층과 디스크 수핵 탈출이 경미한 경우에만 시술할 수 있고, 탈출증이 심한 경우에는 효과가 낮다.

허리 중앙에서 약 9~10cm 떨어진 곳에서 허리 수평면에서 각도 30~40도로 근육의 통로를 조금씩 넓혀 직경 0.65cm의 가는 관을 아프지 않게 넣으면 휘어지는 레이저를 사용할 수 있다. 휘어지는 내시경이 달린 레이저 섬유는 90도 위아래로 굽어진다. 스테인리스 스틸로 된 집게 같은 기구가 닿지 않는 부위에도 접근이 가능해진다.

특히 디스크 수핵이 탈출돼 있는 뒤쪽의 병변 부위에 접근이 가능하다. 이 부위는 수술의 핵심으로 가장 중요한 부분이다. 레이저를 이용, 이 부위의 탈출된 디스크 수핵 덩어리와 팽창된 섬유테를 수축시키고 기화시키는 것은 효과성과 성공률을 높이는 데 결정적인 역할을 한다. 따라서 디스크 수핵이 상당히 크게 탈출된 경우와 80세 이상의 연령층에서도 이 경피적 최소침습 수술이 가능해진다.

허리와 다리를 불편하고 고통받게 하는 것은 고무처럼 단단하게 섬유화된 수핵 덩어리다. 변성되고 부분적으로 찢어지고 뒤틀린 섬유륜의 섬유들이 뒤쪽에서 막고 있기 때문에 탈출된 수핵 조각이 다시 디스크 속으로 되돌아가지 못한다는 것이다. 내시경으로 보면서 이 찢어지고 뒤틀린 섬유륜을 레이저로 태우면 탈출된 디스크 수핵 덩어리가 디스크 속으로 내려오고, 이때 이 병변을 집게를 사용해 끄집어내는 것이 비로소 가능해진다.

단순히 내시경이 부착된 레이저를 사용하는 것과 여기서 말하는 내시경 레이저 병용 시술이 다른 점이 바로 이것이다. 내시경으로 보지 않고 맹목적으로 레이저를 디스크 내에 쏘는 디스크 레이저 수술은 효과가 떨어질 뿐 아니라 주변 척추뼈의 연골에 손상을 줄 수도 있으므로 좋지 않다. 홀뮴야그 레이저가 가장 좋으며 반드시 내시경으로 보면서 식염수 속에서 해야 한다.

현재 적어도 6주 이상 보존요법을 해도(실제는 평균 증상 기간이 2년이었다) 실패한 사람, MRI나 CT에서 객관적으로 절개수술이 필요하다고 판단될 정도로 탈출이 현저한 사람으로 상체 견인술에 양성 반응을 보이며 신경 증상이 뚜렷한 사람 약 1,000여 명을 5년째 추적 조사, 경피적 내시경 레이저 병용 디스크 수핵 부분 절제술 결과를 조사했더니 그 성공률이 90%에 달하며, 합병증이 절개수술보다 훨씬 적었다.

미국 펜실베이니아 의대 셔어크, 미국 피닉스의 안소니 영, 미국 필라델피아의 캠빈, 독일 하노버대학의 지버어트, 스위스 취리히 의대의 슈라이버, 프랑스 파리 제6대학의 베나제, 독일 베를린대학의 브로크와 마이어, 뉴욕 굿사마리탄 병원의 신경외과 사비츠도 모두 내시경 하에서 레이저를 사용해 최소침습 수술을 성공했다고 보고했다.

식염수와 내시경도 없이 맹목적으로 하는 단순 레이저 디스크 감압술은 내시경이 부착되고 식염수로 씻어내면서 하는 내시경 레이저 디스크 수핵 절제술과 구별되어야 한다. 정확하고 성공률이 높은 내시경 레이저 병용 수술법은 위험하지 않고 안정성이 있고 효과가 있다. 경피적 내시경 레이저 디스크 수술법은 1992년 FDA의 공인이 난 것이다. 관혈적 절개수술에도 수많은 종류가 있는 것처럼 레이저 수술에도 수많은 종류가 있으므로 비교 구분해야 한다.

경피적 내시경 레이저 병용 디스크 수핵 부분 절제 수술을 할 때 먼저 내시경을 본다. 내시경으로 보면 혈관, 신경을 구별해낼 수 있다. 내시경을 통해 홀뮴야그 레이저로 먼저 뒤쪽의 디스크 수핵을 일부 제거, 시야를 만든다.

이 내시경은 구멍이 3개로 돼 있다. 카메라 구멍, 식염수 세척 구멍, 기구 넣는 구멍이다. 세척 구멍으로 항생제가 혼합된 식염수를 펌프질해 디스크를 씻으면 혈관, 연부 조직, 지방 조직, 신경이 잘 구분된다. 확대된 영상은 비디오 모니터에서 확실하게 보인다. 비디오 화면을 보면서 나는 신경과 혈관을 피해 레이저(직선으로 발사되는 것, 90도로 발사되는 것, 여러 각도로 휘어지는 것)를 이용해 섬유륜의 뒷가쪽에 찢어져 있는 균열을 찾아낸다. 레이저로 일단 뒤쪽의 디스크 수핵을 감압해주면 환자들은 불편이 벌써 많이 줄어든다.

미국, 독일, 벨기에, 프랑스에서 개발된 여러 가지 가는 집게를 사용해서 탈출된 수핵 덩어리를 끄집어낸다. 90도로 발사되는 레이저 또는 내시경이 부착된 레이저로 수핵 덩어리를 꽉 잡고 있는 섬유륜의 유착을 박리했으므로 탈출된 파편 덩어리는 비교적 잘 빠져나온다.

세 번째로 아직도 신경을 압박하고 있는 잔존한 수핵 돌출부, 섬유륜 돌출 팽창부, 뒤쪽 섬유륜 내부, 잔존한 상한 디스크 수핵에 내시경이 부착된 홀뮴야그 레이저를 쏘아 수축시키고 기화시키면서, 디스크 내부를 보며, 항생제가 섞인 식염수로 씻어낸다.

디스크에서 레이저는 다음 네 가지 효과를 나타낸다.

첫째, 내시경 홀뮴야그 레이저는 디스크 수핵 자체와 섬유륜 주변에 끼여 있는 디스크 조직들을 오그라들게 하여 수축시킨다. 이것은 수술 시작과 수술 끝에 시행한 수술 중 요추 간판 조영술로 증명되었다.

둘째, 내시경 홀뮴야그 레이저는 디스크 조직의 주변을 강화시킨다. 따라서 디스크 높이가 좁아지거나 내려앉는 비율을 감소시킨다. 이것은 내시경 레이저 수술 후 5년간 임상 관찰했을 때 증명되었다. 또한 스위스 노이샤텔 의료센터의 거비 박사팀이 생체 역학 검사에서 검증한 사실이다.

셋째, 뒤쪽의 섬유륜에 휘어지는 내시경 레이저로 약 1,200줄 정도의 에너지를 보내면 요통을 느끼지 않게 하는 진통 효과가 있다. 이것은 국소마취 하에서 시술을 하므로 수술 도중에 이미 증명이 된다.

넷째, 세균성 염증 예방이다. 이것은 고열 에너지인 레이저 자체가 살균하는 것보다는 레이저 옆에 달린 펌프질로 씻어내는 구멍이 있기 때문인 것으로 보인다.

내시경으로 보면서 집게로 탈출 수핵 덩어리를 끄집어내는 것도 중요하지만 디스크의 뒤쪽에 정밀한 레이저를 쏘아 수축시키는 것도 중요하다. 독일의 제3차 국제근골계레이저학회와 미국에서 열린 제10차 국제디스크내치료학회에 발표된 우리들병원원 논문에 의하면, 757명의 경피적 내시경 레이저 디스크 수술 환자를 2년간 추적했을 때 5,000줄의 레이저 에너지를 쏜 환자(성공률 88.3%)보다는 1만 줄의 레이저 에너지를 쏜 환자(성공률 96.8%)에서 훨씬 성공률이 높았다.

이 경피적 내시경 레이저 병용 시술법은 특히 공부하는 학생(고교생, 대학생, 고시생은 회복 기간이 절개수술보다 짧아 휴학하지 않고 공부를 계속할 수 있다), 아직 장가가지 않은 청년, 시집가지 않은 젊은 여자(흉터가 없다), 휴직을 하면 곤란한 직장인(직장 복귀가 절개수술보다 훨씬 빠르다)들에게는 큰 희망이자 위안이다. 입원이 필요 없는 외래 수술로 당일 바로 집으로 갈 수 있다.

척추뼈, 척수 신경, 척추 관절 등 어느 것도 건드리지 않고 시술하므로 후유증과 합병증이 거의 없다. 전신마취를 하지 않으므로 노약자도 가능하다. 그러나 적응증 찾기와 수술은 경험과 연구가 충분히 된 의사만 가능하다.

관혈적 절개수술을 과거에 이미 받았던 사람 중 5% 정도가 1년 후 혹은 10년 후에 다시 같은 장소에서 디스크 수핵이 탈출되는 경향이 있다. 섬유륜에 수술할 때 뚫어놓은 구멍이 안 막히기 때문이다.

재발성 요추 디스크 수핵 탈출증의 수술은 그 성공률이 50~80% 보고되었다. 재수술은 신경 손상을 받을 가능성이 첫 수술에 비해 10배는 높아 상당한 위험성이 있다. 그래서 재수술은 의사들도 꺼려서 처음 수술한 의사에게 찾아가라고 회피하는 경향도 보인다. 한 번 수술한 곳은 신경과 주위 연부 조직과 뼈가 유착되어 엉켜 있기 때문이다. 해부학적 경계도 불분명하고 조직들이 섬유화되어 딱딱하고 유연성이 없어 수술에 어려움이 많다.

그래서 재수술을 할 때는 정상 부위를 먼저 찾아내어 이상 부위를 찾아 올라가거나 내려가야 한다. 병이 없는 부분도 자연히 손상을 주게 된다. 자연히 출혈도 많고 수술 시간도 오래 걸린다. 척추뼈를 1차 때보다 더 많이 제거하므로 요추 불안정증이 생겨 척추뼈 융합술, 금속 나사못 고정술을 병행하는 수도 있다.

만약 절개하는 수술을 하지 않고도 재발성 요추 디스크 수핵 탈출증이 낫는다면 얼마나 좋을까? 우리들병원 의사들과 나는 그 해답을 세계 최초로 찾아냈다. 우리는 그 결과를 1997년 미국에서 열린 신경외과 학회와 일본에서 열린 국제근골계레이저학회에 보고했다.

재발성 요추 디스크 수핵 탈출증은 주변에 유착이 있어 탈출된 파편 덩어리가 작고 또 멀리 가지 않는다는 사실을 발견했다. 전신마취를 할 필요 없이, 메스로 피부와 근육과 뼈를 건드릴 필요도 없이 국소마취로 단순히 가는 관을 넣고 내시경과 레이저를 이용해 유착된 부분을 박리, 기화시켜 터진 파편을 집게로 집어내면 낫는다. 성공률이 90% 이상이었다. 관혈적 절개수술보다 성공률이 훨씬 높다. 후유증은 훨씬 낮다.

내시경이 달린 휘어지는 홀뮴야그 레이저는 디스크 수핵이 탈출된 뒤쪽으로 도달할 수 있기 때문에 재발된 디스크 탈출 덩어리와 주변에서 그것을 부여잡고 있는 섬유륜을 직접적으로 수축시킬 수 있다. 이 질긴 섬유질의 탈출 덩어리는 디스크 속의 정상 쿠션 역할을 하는 수핵과 달리 단단하게 엉겨붙어 있으므로 보통 집게만으로는 빼낼 수가 없다. 레이저로 유착을 분리하면 빼낼 수 있다.

재발된 디스크 병을 관혈적 절개 수술 없이 내시경 레이저로 간단히 고칠 가능성은 90%이므로 먼저 이 방법을 재발 환자들에게 권하고 싶다. 그래도 낫지 않는 10%만이 절개하는 관혈적 수술이 필요한데, 이때 현미경을 이용하여 시야를 확대하고 대낮처럼 밝은 불빛 아래 탄산가스 레이저를 이용하는 것이 안전하다.

흉추 제2번부터 요추 제1번과 제2번 사이는 뒤쪽 등허리에서 절개하는 수술이 쉽지 않다. 왜냐하면 이 부분의 척추에는 중추신경인 척수가 있기 때문이다. 앞의 디스크에 접근하려면 이 척수를 옆으로 당겨야 하므로 수술 후 하반신 마비 또는 대소변장애가 올 수 있기 때문이다. 그래서 이 부위에서는 가슴과 배를 열고 들어가는 수술로 앞쪽 접근 디스크 수핵 절제술을 시도한다. 부득이하게 꼭 등허리에서 수술을 하다가 척추 관절과 신경에 손상을 주는 수도 있다.

그런데 이렇게 수술 위험성이 높은 부위의 디스크 병을 절개하지 않는 내시경 레이저로 아주 간단히 고칠 수는 없을까? 이 방법은 일본 가네자와대학의 니시지마, 프랑스 척추수술연구회의 가스탕비드와 함께 우리들병원이 개발했다. 니시지마 교수는 평균 나이 48세인 일본인 30명에게서 내시경 레이저 디스크 수핵 감압술을 했는데 그중 82.4%가 성공하여 만족스러웠다고 1996년 독일 카슬에서 열린 국제 학회에서 발표했다. 나는 감압술보다는 한 수 높은 탄출 수핵 절제술을 했으므로 그 성공률이 더 높은 90%였다.

흉요추부에서는 비침습적이고 안전하고 효과적인 이 경피적 내시경 레이저 디스크 수핵 부분 절제술이 가장 좋은 방법이다.

최근에는 디스크 수핵이 뒤세로 인대 바깥으로 파열되어 신경 구멍 속으로 들어가 버린 경우에도 척추 사이 신경 구멍 내시경 수술법이 개발되었다. 척추 사이 신경 구멍 바깥에 디스크 수핵이 나온 경우에도 내시경 레이저 수술이 가장 안전하고 효과적이다.

1991년부터 미국 테네시의 마튜, 미국 로스앤젤레스의 딧츠월스, 스위스 취리히의 로이, 독일 뮌헨의 후글랜드 등이 이 방법을 시술했다.

동물 실험과 임상 실험 후 영국 척추협회의 나이트, 미국의 카스파, 독일의 지버트는 척추 사이 신경 구멍 내시경 하에서 레이저를 이용하여 파열된 디스크 수핵을 제거하고 있다.

신경 구멍 MRI 검사를 해봄으로써 요추 디스크 수핵 탈출 파편 조각이 척추 사이 신경 구멍으로 이동되어 척수 신경절을 직접 압박하는 모습을 잘 볼 수 있게 되었다.

디스크 변성이 오래전부터 진행돼온 경우, 갑자기 허리를 비틀고 숙이다가 파열되어 뒤세로 인대를 뚫고 나오는 파열성 디스크 병은 심한 통증을 수반한다.

디스크 수핵이 신경 구멍 또는 아주 외측에 나온 경우, 전통적인 종래의 수술법은 가로돌기 사이 인대와 척추 관절의 바깥쪽을 절제해 허리의 뒷가쪽으로 접근한다. 또는 척추 관절을 완전히 절제하는 경우도 있어 이미 척추 안정에 지장이 있는 허리를 더욱더 불안하게 만든다.

50대 남자가 찾아왔다. 평소에 요통이 자주 있었으나 방송국에서 성우 생활을 하는 데 전혀 지장이 없었다. 어느 날 무리하게 운동을 한 후 카드놀이로 밤샘을 한 적이 있었다. 그다음 날부터 오른쪽 다리에 심한 통증이 왔다. 단순 방사선 촬영과 CT 검사를 해보니 상태가 심하지 않으므로 수술할 필요 없이 물리치료를 하라는 1차 진단을 받았다. 그러나 물리치료에도 아무 효과가 없이 침술 같은 보조적 대체의학도 해봤다. 고통 속에서 2개월이 지나자 엄지발가락 힘만 약해진 것이 아니라 발목을 들어올리는 힘도 약화되어 발뒤꿈치로는 서기가 어려웠다. 걸을 때 통증은 비교적 견딜 만했으나 발을 끌게 되고 문지방을 넘을 때는 발끝이 걸렸으며 절룩거리기도 했다. 그렇게 해서 결국 우리들병원을 찾아온 것이다.

MRI 검사를 해보니 척추 사이 구멍 바깥으로 디스크 수핵이 파열되어 조각이 들어 있었다. 요추 제5번과 천추 제1번 사이의 디스크에서 수핵이 터졌으나 척추 사이 구멍으로 빠져나간 디스크 수핵 파편이 척추 제5번 신경근을 누르게 되어 통증과 발가락과 발목의 부분 마비가 왔던 것이다.

종래의 수술법은 전신마취에다 뼈를 많이 제거해야 접근이 가능했다. 뼈를 많이 제거하면 요추 불안정증이 오므로 척추뼈 고정술까지 시행해야 되었다.

유명한 성우로서 주요 방송국 프로그램을 맡고 있는 그로서는 그런 큰 수술을 받을 수가 없었다. 장기간의 휴직은 그에게는 치명적이었다.

"척추 사이 구멍 내시경 수술법은 절개하는 관혈적 척추수술보다 정밀합니다. 뼈와 신경에는 전혀 손대지 않고 가는 관을 넣어 하는 방법이므로 수술 상처가 거의 없어 빨리 회복되는 장점이 있습니다. 그러나 최소상처 수술은 성공률이 90%이고, 효과가 없는 사람 중 7%는 견딜 만하나 3%에서는 결국 절개수술을 해야 합니다."

그는 제5요추, 제1천추 사이라서 접근이 특히 어려웠다. 골반뼈가 너무 높아 병이 난 디스크가 그 아래쪽에 있어 바늘이 직선으로 가지 못하고 비스듬히 기울어야 했기 때문이다. 그럼에도 내시경 수술은 잘 되어 그날 오후에 즉시 좋아져 집으로 돌아갔다. 2개월 이상 겪은 고통과 마비가 상처 없이 순식간에 없어지자 그는 너무 즐거워했다.

그런데 그가 집에서 허리를 다시 삐끗했다. 드문 경우이지만 재발이 된 것이다. 이번에는 더 큰 파편이 신경 구멍 속으로 빠져들어 와 있었다. 나는 다시 척추 사이 구멍 내시경을 넣어 들여다보면서 고주파율로 요통을 없애고 레이저와 집게를 사용해 그 파편을 제거했다. 그는 즉시 통증이 없어지고 좋아져 역시 당일 집으로 돌아갔다. 그 후 그는 조심하여 10년이 지난 지금까지 재발하지 않고 정상적으로 방송 생활을 하고 있다. 물론 절개하는 수술은 하지 않아도 되었다.

그는 시술 6주 후부터 메덱스를 이용한 재활 운동치료도 3개월 동안 해 오래된 디스크 변성증과 허리 근육 위축증까지 고쳤다.

1992년 3월에 나는 돼지와 소의 척추를 이용한 수술 실험에 뒤이어 사체 실험을 통해 보다 경과가 양호한 현미경 레이저 디스크 수술법을 미국, 스위스에 이어서 개발하게 되었다. 수술 성공률은 95%를 기록하고 있다(여기서 말하는 성공률이란 환자 자신의 만족도 평가를 따른 것이다).

전신마취 혹은 척추마취를 시행한 상태에서 피부를 약 1.5~2cm 정도만 절개한다. 피부를 절개할 때부터 사물을 크게 확대하고 밝은 빛을 허리 깊숙이 비추는 독일 자이스 사의 자동 현미경을 사용한다.

처음에는 저배율로 확대해 수술한다. 피하지방을 조각으로 조금씩 떼어 식염수에 담가둔다. 이는 나중에 신경근 위에 지방을 이식하기 위해서다. 직경 1cm의 벌리기를 이용해 근육을 벌린 뒤 중간 배율로 확대해 요추 고리판의 일부를 다이아몬드 드릴로 안전하게 갈아내어 척추에 조그만 구멍을 낸다. 이 구멍을 통해 현미경에 부착돼 있는 레이저 광선을 발사한다.

레이저에서 발사되는 광선의 굵기는 사람의 머리카락처럼 아주 가늘어서 겨우 0.3mm에 불과하지만 이 섬세한 초정밀의 작은 한 점에 고밀도의 에너지가 모여 있다. 다시 말하면 레이저의 성능은 손가락 지문의 선과 선 사이에 지문의 선을 전혀 건드리지 않고도 정확한 점들을 살짝 살짝 찍어 넣을 수 있을 만큼 정밀하다.

피부 절개를 1~2cm(평균 1.5cm)만 하기 때문에 허리에 흉터가 거의 남지 않아 정신적으로 좋다. 특히 미혼 남녀에게는 외모에 자신감을 준다. 또한 극히 작은 절개이므로 근육이나 인대, 그리고 척추 관절의 손상을 최소로 줄임으로써 수술 후 요통이나 유착을 훨씬 감소시킨다.

수술 부위를 햇빛과 같이 밝은 빛 아래에서 현미경으로 확대해 언제나 완벽하게 보고 확인할 수 있고 디스크 수핵 제거 시에 메스를 쓰지 않고 보다 가늘고 섬세한 0.3mm의 레이저 광선을 쏨으로써 신경 조직과 척추 조직에 대한 안정성을 높여 수술 후 신경 다침의 후유증이 없다. 또한 안쪽에 잔존한 디스크 수핵을 빼내기 위해 큰 집게(피튜이터리포셉)나 큐렛(긁어내는 기구)을 사용하지 않고 레이저를 쓰므로 척추 물렁뼈를 다치지 않기 때문에 수술 후 요통이나 척추 간판염 같은 감염증이 훨씬 줄어든다.

재수술의 경우에도 오래된 디스크 병에 흔히 보이는 신경 조직 주위의 유착된 부위를 안전하게 기화시킬 수 있다. 또한 주변의 신경 조직을 잘 보존하면서 디스크 수핵 파편을 안전하게 기화시킬 수 있다.

성공률이 보다 높아 95% 이상에서 신경 기능이 좋아졌고 통증이 없어졌다. 입원 시간이 현저히 줄어 대부분의 경우에 수술 후 입원하는 시간이 24시간 이내(1박 2일)이다. 회복이 빠르고 재활 운동치료를 빨리 할 수 있어 직장 복귀가 빠르다. 수술 당일이나 다음 날 바로 서서 걸을 수 있고 수술 1주 후에는 오래 걸을 수 있으며 3주 후에는 장시간 외출이 가능하다. 또한 6주 후에는 재활 운동치료를 할 수 있고 가벼운 일이 가능하며, 3개월 후에는 힘든 일이 가능하다.

내시경을 사용해 신경외과에서 최소침습 수술의 혁명을 일으킨 지가 벌써 27년이 넘었다.

## 신경 유착 박리술

영국의 나이트가 1996년 독일 카슬에서 내시경의 발달로 척추수술에서 레이저를 적용하는 범위가 넓어졌음을 강의한 바 있듯이 척추 레이저 수술이 엄청나게 발전되었다.

척추수술 후 신경 유착이 되어 다리가 저린 환자들에게 내시경 레이저를 이용해 신경 구멍 속 신경을 박리하여 고친다. 신경 유착을 풀어 주면서 신경 구멍을 좁게 만든 가시뼈, 연부 조직, 돌출된 디스크들을 내시경 레이저를 이용해 기화시킬 수 있다. 이 기법은 대단히 어려운 것으로, 숙련된 레이저 사용 기술이 필요하다.

단 많은 실험 연구와 연습을 동물이나 사체를 이용해 충분히 한 의사만 이 방법을 사용해야 된다. 환자의 디스크를 보면서 수술하는 것이 아니라 텔레비전 모니터를 보고 수술을 하기 때문에 방향 감각, 보는 것과 실제의 차이감을 익히는 연습이 있어야 성공한다.

또 성능이 좋은 내시경, 가늘면서도 흔들리지 않는 질 좋은 고속 공기 다이아몬드 드릴, 고주파열 기구, 섬세하게 제작된 수술 기구들이 충분히 갖추어진 상태에서만 이 방법을 사용해야 한다.

# 레이저로
# 통증 원인을 제거한다

요추 간판 탈출증 치료을 위한 내시경 수술에서 레이저는 필수 도구다. 홀뮴야그 레이저를 이용해 탈출 덩어리를 꽉 붙들고 있는 섬유륜의 유착을 박리해야 디스크 탈출 덩어리가 더욱 잘 빠져나오기 때문이다. 레이저로 상한 섬유륜을 치료해야 요통이 없어지기 때문이다.

여전히 신경을 압박하고 있는 잔존 디스크 수핵의 돌출부, 섬유륜의 돌출 팽창부, 뒤쪽 섬유륜 내부를 내시경이 부착된 홀뮴야그 레이저를 쏘아 수축시키고 기화시킨다. 뒤쪽 섬유륜 속에 요통의 원인이 있는데 이곳을 레이저로 쏘니깐 수술 도중에 요통이 사라지게 된다.

내시경 디스크 시술에 있어 레이저의 역할은 크다. 내시경 허리 디스크 시술에 사용되는 레이저는 위아래 90도 방향으로 꺾이기 때문에 스테인리스 스틸로 된 집게 같은 기구가 닿지 않는 부위까지 접근할 수 있다. 따라서 디스크 수핵이 탈출돼 있는 뒤쪽의 병변 부위로 접근해 피가 나는 찢어진 섬유륜을 지혈시키며 통증 신경을 치료할 수 있다.

이렇게 레이저를 이용해 뒤쪽의 탈출된 디스크 수핵 덩어리와 팽창된 섬유륜을 수축시키고 기화시키는 방법은 내시경 수술 성공률을 높이는 데 결정적인 역할을 한다. 디스크 수핵이 매우 심하게 탈출된 경우나 65세 이상의 노인층도 이 레이저가 있으면 관혈적 절개수술을 하지 않고 내시경 허리 디스크 수술을 가능하게 하는 핵심이다.

레이저는 스테인리스 기구보다 안전하다. 투과율 0.3mm로 정확하게 시술하기 때문에 뼈와 연골 혹은 신경 부위에 고열의 화상이 생길 위험이 전혀 없다. 만약 내시경만 사용하고 레이저나 고주파열을 병용하지 않으면 적용 범위가 좁아져 중증의 디스크 병이나 바깥쪽 협착증이 동반된 경우에는 수술이 실패할 가능성이 높다. 집게만으로는 안 된다.

레이저를 병용하면 내시경 허리 디스크 수술이 잘 되어 대부분 수술 당일 즉시 허리 통증이 없어지고 다리의 신경통을 호전시킨다.

컴퓨터 모니터를 통해 내시경 화면을 확인하면서 손상된 뒤쪽 섬유륜의 병변 위치를 확인 다음, 홀뮴야그 레이저를 정확히 병변 부위에 직접 조사해 통증 신경줄을 치료한다. 찢어진 섬유륜 안쪽에서 밀려 나온 육아 조직이나 탈출된 디스크는 수축 기화시키고, 손상된 섬유륜을 고주파열과 함께 레이저를 사용해 응고시켜 섬유륜 성형(annuloplasty)을 한다.

수술 중에는 레이저 에너지에 의한 조직의 열 손상을 방지하고 감염을 막기 위해 항생제를 혼합한 생리식염수로 지속적인 세척을 병행한다. 이는 선명한 내시경 시야를 확보하는 데도 도움을 준다. 내시경으로 보면서 식염수로 씻으면서 레이저로 수술하면 즉시 수술방에서 통증이 해소되기 때문에 의사는 환자와 자주 대화를 나누면서 통증의 호전 여부를 그 자리에서 물어서 확인할 수 있다.

때로는 CT 내비게이션 영상을 통한 내시경 등 디스크 성형술을 확인한다. 때로는 O-am 내비게이션 영상을 통한 내시경 등 디스크 성형술을 시도한다. 내시경을 통해 통증을 일으키는 육아 조직과 탈출 디스크가 레이저로 완전히 수축 기화되었는지 확인한 후 일회용 반창고만 붙이면 끝난다.

이집트에서 한국 대학원에 유학 후 종일 앉아 있다가 요통이 생겨 휴학하려다가 내시경으로 요통을 고친 이슬람 무하메드의 예를 보자. 내시경으로 상한 섬유테에 레이저를 쏘면 나쁜 신경이 죽고 새 조직이 생성되므로 요통이 사라진다. 그는 말했다.

"허리 통증이 말끔히 사라져 연구에 더 집중할 수 있어요."

그는 이집트 자가지그(Zagazig)대학을 졸업한 후 장학생으로 선발되어 10개월 전 한국으로 유학을 왔다. 서울대학교 대학원 수의학과에서 박사과정 중으로, 동물 복제(animal cloning)와 성질 전환 유전체(transgenesis, genome modification)를 연구하고 있었다. 그런데 연구실에 앉아서 너무 열심히 연구에 몰두했던 탓으로 6개월 전부터 허리와 양쪽 엉덩이가 아프고 오른쪽 허벅지와 종아리에 통증과 저림 증세가 나타났다. 책상에 앉아 있을 수 없어 안절부절못하고 돌아눕곤 했다. 3개월 전부터는 그 증세가 심해져 30분 이상 한자리에 앉아 연구에 집중할 수도 없고 15분 정도만 걸어도 통증이 심했다.

그는 우리들병원 수술팀에게 경피적 내시경 허리 디스크 시술을 받았다. 시술 후 다음 날 증세가 많이 호전된 상태로 퇴원했고 지금은 통증이 말끔히 사라졌다. 우리들병원에는 별도의 국제환자센터(WIPC)가 있어 외국인 환자도 전혀 불편 없이 원스톱(One-Stop) 진료 서비스를 받을 수 있었다. 또 그가 가입한 보험회사(Vanbreda International)와 우리들병원이 협력 관계에 있어 치료 비용 면에서도 보험 혜택을 받을 수 있었다.

심지어 우리들병원에 입원했을 때에는 무슬림인 그를 위해 할랄 푸드가 제공되었다. 한번은 입원 중에 정해진 기도 시간이 되어 카펫을 깔고 기도를 드리기도 했다. 한국에서 박사 학위를 취득한 후 이집트로 돌아가 대학에서 학생들을 가르칠 그는 다시 책상에 앉게 되었다. 요통이 내시경 레이저로 사라졌기 때문이다.

# 현미경 척추수술에
# 레이저를 쓰다

1991년 나는 한국에서 최초로 수술 현미경에 탄산가스 레이저를 부착해 척추 디스크 치료에 사용했다. 미세수술 현미경은 사람보다도 키가 훨씬 크다. 이 큰 현미경에 부착된 탄산가스 미세 레이저는 미세 조정 기구 조이스틱이 있고 컴퓨터로 조작이 되며 그 레이저 광선의 굵기는 머리카락처럼 가늘다. 300μ, 즉 0.3mm이다.

현미경 불빛은 대낮의 햇빛처럼 밝게 수술 시야를 조명한다. 현미경에 부착된 탄산가스 레이저는 가장 정밀하다. 스테인리스 메스가 아니라 빛의 메스다. 디스크 수술에 이용된다. 디스크 수핵 제거술이나 섬유륜 수술에 쓰인다. 가시뼈 제거술, 신경을 보호하면서 나쁜 뼈를 정밀하게 기화시키는 수술에 좋다. 빛의 칼이 없으면 크게 절개해서 큰 끌과 망치로 뼈를 쳐내야 하는데 이 레이저는 아주 작은 절개 구멍으로 날아가기 때문에 효과적이다. 수술 부위는 10배 정도 확대한 가운데 조이 스틱으로 레이저를 정조준하고 발판을 눌러 레이저를 쏜다.

레이저는 물속에서는 에너지 작용이 안 된다. 정상 조직에 식염수를 뿌리면 레이저는 식염수를 통과하지 못하기에 정상 조직은 레이저에 안전해진다. 정상 조직에 식염수를 뿌리면서 레이저를 쏘면 자연히 정상 조직의 손상이 적다. 병든 디스크 조직을 수축시켜도 정상 조직은 손상이 가지 않도록 한다. 디스크 주변 조직이 강화되어 안정된다.

정밀하게 만든 아주 얇고 섬세한 스테인리스 스틸 기구로 혈관과 신경을 보호한 상태에서 나쁜 병변에만 레이저를 명중시킨다. 한 발씩, 한 발씩 또는 연속 발사로 사용한다.

일반 전등의 빛은 퍼지지만 레이저 빛은 퍼지지 않고 한 줄기로 직선으로 진행한다. 응축된 빛의 에너지다. 레이저는 메스이다. 스테인리스 스틸로 된 칼이나 전기로 된 칼보다 레이저는 훨씬 더 정확하고 섬세하다.

디지털 컴퓨터로 정밀하게 그 레이저 빔의 굵기, 에너지, 파장이 조절된다. 수술 현미경으로 크게 확대된 손가락의 지문 사이에 지문을 전혀 다치지 않고 0.1~0.3mm 직경의 점들을 레이저로 쏠 수 있다. 정확도가 우수하다.

뼈를 포함한 단단한 조직들도 잘 기화시킨다. 석회가 침착된 연부 조직들도 잘 기화시킨다. 디스크에 아주 작은 구멍을 정밀하게 낼 수 있다. 레이저를 사용하면 수술하는 동안에 출혈이 훨씬 적다. 출혈이 없으므로 수술이 보다 잘 된다.

또한 조직들에 부종이 거의 생기지 않는다. 혈관이 작을 경우엔 동시에 지혈이 된다. 말초신경 종양을 잘라내도 나중에 그 말단에 흉터 같은 신경종이 생기지 않아 수술 후 아프지 않다.

현미경 레이저를 이용하면 절개를 훨씬 작게 할 수 있다. 요추 간판 탈출증은 1.5cm만 절개하면 고칠 수 있다. 빛의 칼은 작은 구멍으로 통과되기 때문이다. 볼펜처럼 큰 스테인리스 의료 기구들은 더 크게 절개해야 들어간다.

척수와 바싹 붙어 있는 유착 조직들과 뒤세로 인대와 섬유륜을 스테인리스 스틸 집게나 펀치, 칼로 절개·제거하는 것은 너무 아슬아슬하고 위험하다. 정신이 바짝 긴장되고 손에 땀이 난다. 큰 기구를 넣어야 하므로 뼈도, 근육도, 피부도 넓게 많이 잘라야 한다.

빛의 칼 레이저를 쓰면 두터워진 뒤세로 인대의 절개와 제거를 보다 작은 절개를 통해 정밀하게 할 수 있다. 빛은 작은 구멍으로 시야를 막지 않고 병변에 도달하도록 갈 수 있기 때문이다. 만약 경추 뒤세로 인대 비후증이나 경추 뒤세로 인대 골화증일 때는 현미경 시야 아래에서 사용할 수 있는 정밀한 디지털 레이저가 있으면 수술이 섬세해지고 또 위험성과 합병증의 가능성이 줄어든다. 신경 경막과 유착돼 있는 뒤세로 인대 골화를 레이저로 절개 분리시킬 수 있기 때문이다.

증례를 들어보자. 50세 된 한 남자 분이 있었다. 파킨슨병으로 오랫동안 약물치료를 하고 있던 분이었다. 양다리에 힘이 없어 걸음이 뒤뚱거릴 정도로 일어서기와 걷기가 힘들었다. 불완전 하반신 마비로 인한 보행장애였다.

MRI를 찍어보니까 경추 간판 수핵 탈출증이 있었다. 탈출된 디스크 조각은 크지 않았으나 척추 신경은 거의 3분의 2 가까이 눌려 있었다. 탈출된 디스크 파편 뒤쪽에 있는 뒤세로 인대가 종이처럼 얇아야 되는데 손가락처럼 두터워진 뒤세로 인대 비후증이었다. 이런 경우에 레이저가 나쁜 두터워진 뒤세로 인대를 제거하면 편리하다. 레이저가 있으면 정밀하게 최소침습으로 기화시켜버리고 수축시켜버릴 수 있다. 대낮처럼 밝은 빛이 현미경으로부터 수술 부위를 환하게 비추고, 수술 시야는 크게 확대되어 0.3mm의 점이 뚜렷이 크게 보이게 된다.

5와트 이하의 낮은 에너지로 세 가지 파장의 레이저를 사용한다. 연속 파동, 간헐적 파동, 단발 파동으로 상태에 따라 레이저의 발사는 컴퓨터로 조정된다.

초점 거리는 40cm로 미세수술 현미경과 수술 부위 거리가 섬세한 정밀도와 안정성을 가진다. 목 디스크 수술에서 레이저를 사용하면 메스로 자를 때마다 출혈이 적고, 섬세하고, 근육 손상이 없다. 또 수술 후 흉터 형성이 보다 적게 생긴다. 신경을 보호하고 뒤세로 인대를 펀치 같은 쇠로 된 큰 기구를 사용하지 않고 레이저로 정밀히 제거할 수 있다.

인대를 메스로 절개하려면 힘이 많이 든다. 인대를 열 때 레이저는 안전하게 제 역할을 한다. 특히 신경 경막과 유착된 디스크 파편, 신경 경막에 딱 달라붙은 뒤세로 인대 석회는 레이저만이 신경 경막을 보호한 채 척수 자체를 노출시키지 않고 제거할 수 있고 기화시킬 수 있다.

# 7장

# 혁신적
# 척추 치료법

# 척추 질환에 식이요법을 도입하다

나는 1982년 이상호 신경외과 시절부터 척추 질환에도 식이요법이 중요하다고 생각해 척추 질환으로 입원한 환자들에게 요오드가 많은 미역국, 피토에스트로겐이 함유된 두부를 공급했다.

위장병이 있으면 허리가 나빠질 수 있고 보다 디스크 병에 잘 걸린다는 것이 밝혀졌는데, 그 이유가 무얼까? 배가 불편할 때 허리를 구부정하게 한다든지 젖힌다든지 해 나쁜 허리 자세가 악영향을 미칠 뿐 아니라 영양 섭취에 문제가 생기기 때문이라는 걸 발견했다.

칼로리를 과다하게 섭취해 비만이 되는 것도 요통을 일으켰다. 체중이 허리 디스크에 부담을 줄 뿐 아니라 배가 앞으로 나오면 허리는 과신전되어 척추의 굽이에 교란이 생기기 때문이다.

영양 섭취를 잘하려면 섬유질이 많은 식품을 먹어 배설을 잘해야만 한다. 식물성 식품 중 어느 한쪽에 완전히 편중해버리는 불균형은 좋은 것이 아니다. 영양식이란 고기 같은 고단백 식사가 아니라 지방질이 낮고 비타민과 미네랄 등이 충분히 공급되는 채소와 과일이 포함된 균형잡힌 식사를 말한다.

비타민B와 비타민C가 풍부하지 못한 식사인 경우는 건강 식품 혹은 비타민 영양제로 보충할 필요가 있다. 폴링을 비롯한 노벨 의학상을 받은 세 명의 의학자가 비타민C 보충이 요통 치료에 도움이 된다고 말했다. 칼슘이 풍부한 해산물과 비타민C가 풍부한 야채를 많이 먹어야 한다. 약으로 만들어진 비타민류(특히 비타민B6와 비타민C, 비타민E 그리고 칼슘)가 회복에 도움이 된다는 학설이 있다. 음식 속에 들어 있는 자연 비타민은 좀 많이 섭취해도 걱정할 필요가 없다. 자연 음식으로 먹는 비타민은 잘못될 수가 없다. 가능하면 음식으로 칼슘과 비타민을 먹는데 만약 음식으로 먹을 수 없는 상태라면 하루에 비타민C 1,000mg 혹은 2,000mg과 칼슘 750mg을 복용한다.

뼈오징어를 먹으면 요통에 도움이 된다고 스위스의 자연요법 의사 포겔은 말했다.

좌골 신경통에는 마늘우유를 매일 마시는 것이 좋다. 발에 땀이 많이 나는 사람들도 마늘우유를 계속 먹으면 교감신경 절제술 같은 수술을 하지 않고도 고칠 수 있다. 마늘우유를 만드는 법은 생마늘 세 개를 짓이긴 데다 생우유를 붓는다. 혹은 데운 우유를 부을 수도 있다. 최고의 효과를 위해서는 이 마늘우유 혼합액을 매일 약 250cc 정도 마셔야 한다. 물론 모든 사람에게 같은 효과를 기대할 수는 없다. 그러나 심한 좌골 신경통이 가벼워지는 수는 많다. 이 마늘우유 식이요법은 간단하므로 먼저 해보지 않을 이유가 없다. 마늘의 과학적 근거는 충분히 있다.

첫째, 마늘은 핏속의 콜레스테롤을 줄인다. 뉴욕 의과대학 스티븐 와르샤프스키는 마늘 한 쪽을 매일 먹으면 콜레스테롤이 9% 정도 떨어진다는 것을 확인했다. 대개 1개월 안에 효과가 있다. 타프츠대학 식품영양학 교실에서 연구한 바에 의하면 매일 마늘 두 쪽을 먹으면 콜레스테롤을 낮추는 약을 먹은 것처럼 확실한 효과가 있다. 콜레스테롤이 낮아지면 피 순환이 잘 되므로 디스크나 물렁뼈의 영양 공급이 좋아진다.

둘째, 마늘은 동맥을 보호한다. 새로 발견된 마늘의 장점들은 나쁜 저밀도 리포프로테인 콜레스테롤이 산화되는 것을 예방한다. 산화된 것이 동맥 벽에 축적되면 심장마비와 뇌졸중을 일으키기 쉽다. 산화 콜레스테롤은 척추에도 나쁘다. 캔자스대학 연구팀에 의하면 하루에 600mg의 마늘 가루를 2주간 먹으면 저밀도 리포프로테인 산화가 34% 줄어든다고 한다. 그래서 마늘 섭취자한테는 해로운 콜레스테롤이 적다.

셋째, 마늘은 피를 맑게 한다. 뉴욕주립대학의 화학 교수 에릭 블록은 마늘은 피를 잘 흐르게 한다고 했다. 그는 마늘에서 아호엔느(스페인어로 '아호'는 마늘이다)라는 항응고 활동을 하는 성분을 분리해냈다. 그리고 이 아호엔느는 혈액 폐색을 예방하는 아스피린 기능과 같거나 그보다 우수하다. 인도 의과대학생들을 대상으로 하루에 생마늘 세 쪽을 먹여 실험한 결과 약 20%의 응혈 용해 능력이 증가되었다.

넷째, 마늘은 암을 차단한다. 유방암, 간암, 대장암에 걸리게 한 실험 동물들에게 마늘을 먹이면 그 속의 여러 가지 성분들이 그런 암들을 사라지게 하는 것을 보여주는 많은 연구들이 있다. 시험관 내에서 마늘이 전립선 암세포들의 성장 속도를 25% 낮추었다고 뉴욕 시 슬로만-케터링 기념 암센터의 존 핀토가 보고했다. 최근 아이오와에서 4만 2,000명의 노인 여성을 조사해보니 1주에 한 번씩 마늘을 먹은 사람이 안 먹은 여성에 비해 대장암에 걸린 확률이 반밖에 되지 않았다.

다섯째, 마늘은 감염을 견디게 한다. 마늘은 감기 몸살을 일으키는 바이러스를 죽인다. 유타 주의 브리검영대학 미생물학자 제임스 노스가 실험을 하던 중 마늘이 감기 인플루엔자 바이러스를 죽이는 것을 확인했다. 감기로 목이 아파올 때 즉시 마늘을 먹으면 더 이상 감기로 고생 안 할 가능성이 높다. 다른 연구에 의하면 마늘이 세균을 이겨내게 하는 T세포를 자극해 면역 기능을 높인다는 것을 증명했다. 애리조나 의과대학의 앤드루 와일은 만성 혹은 재발성 감염증으로 고생하는 사람에게 생마늘 한 개 내지 두 개를 매일 먹기를 권한다. 그는 생마늘을 작게 잘라서 마치 알약을 삼키듯이 삼키라고 말한다. 항균 작용과 항바이러스 작용은 생마늘에만 있으나, 익힌 마늘도 심장 혈관 응혈 방지 효과나 항암 효과는 가지고 있다. 냄새 때문에 마늘을 못 먹는다면 마늘을 약간 익혀서 먹는다.

만약 요통이나 다리의 통증이 관절염으로 인한 것이라면 아침 식사 전에 제일 먼저 생감자 주스 반 잔에 따뜻한 물을 반 잔 부어 희석한 것을 마심으로써 치료를 시작한다. 식사를 구성하는 모든 음식은 자연산이어야 하며 유기농법으로 기른 채소라야 한다.

식이요법을 최소한 6개월은 해야 허리 관절염이 좋아질 수 있으며 만약 1년 동안 할 수 있다면 더 나아질 것이다. 과도한 동물성 산성 식품, 고기류, 생선, 달걀, 치즈 같은 것들을 적절히 섭취한다. 대부분의 사람들은 이런 것들을 먹지 않고는 견디지 못하겠다고 하며 어려워할 것이다. 그러나 불과 몇 주만 시행해보면 통증이 줄어드는 것을 느낌으로써 그런 음식을 못 먹는 괴로움을 견딜 수 있게 될 것이다. 아침에는 현미밥 혹은 통밀빵을 먹는다. 레몬 주스, 딸기, 밀감, 그레이프후르츠를 주스로 먹는다. 무슬리같이 여러 곡식을 섞은 죽을 먹는다.

점심에는 프라이된 것은 먹지 않는다. 현미, 감자, 기장, 메밀, 옥수수, 노란 콩 같은 100% 자연산을 먹는다. 부추, 호박, 가지, 배추 뿌리, 양배추, 미나리 같은 야채를 살짝 데쳐서 요리해 먹는다. 토마토를 먹는다.

신선한 푸른 콩이나 두부같이 콩 종류로 된 음식을 먹어 단백질을 보충한다. 야채 샐러드는 관절염을 치유하는 능력이 있는데 계절에 따라 냉이, 민들레, 양상추, 양배추, 당근 같은 것들이 대단히 좋다. 음료수로는 가스가 들지 않은 미네랄 워터(생수)나 자연 야채 혼합 주스가 좋다.

저녁 식사는 아침처럼 소화되기 쉽게 가볍게 먹어야 충분한 숙면을 취할 수가 있다. 자연식을 먹으면 양이 보통 때의 50% 정도라도 충분한 영양 섭취가 된다. 빨리 관절염을 치료하고 싶다면 1주에 1일 혹은 2일간 야채 주스를 하루에 1,000cc를 1시간마다 규칙적으로 마시는 방법이 좋다. 그렇게 하면 소변에서 관절염을 일으키는 몸속의 노폐물들이 배출될 것이다.

이러한 위장관의 문제는 요통을 야기시킬 수 있다. 특히 햄버거, 핫도그, 샌드위치, 프라이드 치킨, 피자 같은 패스트푸드 혹은 정크푸드는 적절한 영양분이 포함돼 있지 않아 바람직하지 못하다. 그런 음식은 피곤하고 허리를 불편하게 만들 것이다.

무엇보다 중요한 것은 변비 문제다. 활동량이 적으면 자연히 변비가 올 수 있다. 운동을 하지 않고 누워 있는 경우엔 더 변비가 생기는데 변비는 요통을 상당히 악화시킨다. 변비가 생기지 않도록 많은 물, 최소한 하루에 240cc의 큰 물잔으로 8잔 이상과 야채 주스, 그리고 섬유질이 풍부한 오곡밥, 현미 혹은 통밀 같은 정제하지 않은 곡류를 먹는다. 척추수술 후 신선한 야채와 생과일을 매일 먹어야 한다.

어떤 사람은 많이 먹는데도 살이 찌지 않고, 어떤 사람은 조금밖에 안 먹는데도 살이 찌고 모든 것이 지방으로 바뀌는 경우가 있다. 예전에는 과식을 하기 때문에 비만이 된다고 생각했는데, 내분비선의 기능 부전이 부분적인 원인이라고 밝혀졌다. 이에는 뇌하수체, 난소, 고환, 갑상선의 호르몬들이 관계한다. 이러한 내분비선들이 과잉 작용을 하거나 불균형하면 야위어지고, 기능이 저하돼 있으면 뚱뚱해진다. 난소를 제거한 사람이나 난소에 병이 있는 사람이 그 호르몬 분비가 저하되면 비만이 되는 것이 관찰되었다. 라틴아메리카 여자들이나 이탈리아 여자들을 보자. 젊었을 때는 얼마나 날씬한가. 그러나 더운 날씨로 일찍 그 호르몬들이 소진돼버려 비교적 일찍 살이 찌고 만다. 나이가 들면서 내분비선의 작용이 느릿느릿해지면 살이 찐다. 이런 경우 난소를 자극한다면 살이 찌는 것을 줄일 수 있을 것이다.

뇌하수체 호르몬의 문제로 비만한 것은 쉽게 조절하기가 어렵지만 난소 기능 부진으로 인한 것은 비교적 쉽게 자극하는 방법들이 있다. 하반신만 목욕탕 속에 담그는 좌욕도 난소를 자극해준다. 가장 간단하게 난소를 자극하는 것은 비타민E가 포함된 음식들을 먹는 것이다. 맥아(엿기름: 밀이나 보리에 물을 부어 싹을 내어 말린 것. 엿갈금, 전분을 당분으로 바꾸는 효소가 많이 들어 있음) 같은 것에는 비타민E가 풍부하다. 살이 찔까봐 맥아를 먹지 않으려 하는데, 그 이유는 체중을 늘리기를 원하는 사람들에게 이 맥아를 먹으라고 권유하기 때문이다. 그러나 여성들은 그런 염려를 할 필요가 없다. 맥아 속에 들어 있는 비타민E는 난소의 작용을 적절히 조절한다. 즉 살찐 사람은 그 기능을 자극해주고 야윈 사람은 그 기능을 감소시켜준다.

비만을 없애기 위해 화학적인 약을 복용하는 것은 대단히 위험하다. 비만약의 복용은 심각하게 신체를 해칠 수가 있다. 그러므로 음식을 조절하는 것이 중요하다.

우리나라 사람들은 허리 수술을 받았을 때 빠른 회복을 위해 소뼈를 달인 곰탕을 먹거나 민물 장어를 삶은 탕을 먹는 경우가 많다. 보약을 달여 먹는 이도 있다. 허리 수술은 굳이 그런 음식들이 필요하지는 않다. 움직이지 않고 그런 동물성 식품만 먹으면 오히려 살이 찔 가능성이 있어 바람직하지 않다. 체중이 늘거나 비만이 되면 허리에 과부하가 걸리고 앞으로 나온 배가 허리 자세를 나쁘게 만든다. 그래서 오히려 단백질과 지방질은 적게 먹는 것이 좋다. 허리 디스크 병에 걸리면 안정을 취하고 되도록이면 허리를 사용하지 않고 조심해야 한다는 그릇된 고정관념으로, 허리병에는 비만이 해로운데도 운동 부족으로 오히려 비만이 되는 경우를 나는 왕왕 보았다.

허리를 튼튼하게 하는 운동이나 걷기, 낮은 산 오르기, 제자리 자전거 타기, 메덱스 기구 운동 같은 허리에 안전한 운동을 통해 체중을 줄이면 허리에 걸리는 무게가 줄어 요통이 사라진다. 줄어든 몸무게는 척추를 오랫동안 잘 견디도록 해준다. 과체중은 허리 디스크에 부담을 증가시킨다. 특히 체중을 받쳐주는 척추 관절에 골관절염이나 척추관 협착증 같은 이상을 가진 허리병 환자들은 비만이 더 문제를 일으킨다. 몸속의 수분이나 근육의 무게를 줄이는 것이 아니라 지방의 무게를 줄이는 것이 올바른 비만 치료법이므로 지방질 섭취를 삼가고 적절한 척추 건강 운동을 해야 하는 것이다.

가공된 음식, 설탕, 술, 카페인이 많이 든 커피 혹은 화학적 첨가물이 들어간 음식은 먹지 않는 것이 좋다. 술과 카페인은 십이지장궤양, 위염, 대장염 같은 것을 유도할 가능성이 있고 프라이된 음식이나 기름기가 많은 음식을 먹지 않도록 한다.


## 수술 후 적포도주를 마시면?

척추관 협착증을 가진 환자들은 대개 50대가 넘기에 포도주를 즐기는 분들이다. 인대 재건술이란 미세한 작은 상처 척추수술을 받으면 수

술 다음 날부터 몸이 가벼워져서 식사 때 반주로 포도주를 마시고 싶어
하곤 한다.

"수술 후 언제부터 포도주를 마실 수 있는지요?"

유럽척추학회에서 한 척추 의사가 척추수술 후 적포도주를 마신 그
룹과 안 마신 그룹을 비교한 논문을 구두 발표를 했다. 적포도주를 적
당히 마신 환자들이 더욱 경과가 좋다고 발표했다. 의사들은 기립박수
를 보냈다. 척추외과 의사들은 레드 와인을 좋아하는데 수술 환자들에
게도 좋다고 하니 기분이 좋았던 것이었다. 적포도주는 요추 동맥의 혈
액순환을 좋게 하는바 수술 후 회복을 도운다는 이론이었다.

그 후 나는 적포도주 속에 레스베라트롤이란 포리페놀 항산화 물질
이 있어 적포도주를 적당히 마시면 저칼로리 다이어트 같은 수명 연장
효과가 있다고 하버드대학 엉클레어 박사가 발표한 논문을 읽었다.

모 대학 동창회장이 척추관 협착증으로 나쁜 인대를 새 인공인대로
바꾼 다음 날 적포도주를 마셔도 되는지 나에게 물었다. 큰 수술도 아
니고 작은 상처 수술이니까 적포도주를 마셔도 된다고 답변했다.

이 동창회장은 각종 행사에서 연설을 서서 할 수가 없었다. 5분만 서
있으면 양다리의 힘이 빠져서 의자에 앉아야 했다. 요추 제4번과 제5번
사이에 심한 척추관 협착증으로 발목도 약해졌다. 휠체어를 타야 할 정
도로 서서 걷기가 힘들어져 뼈와 뼈의 틈 사이로 접근해서 두터워진 인
대만을 제거했다. 척추 관절과 팽창된 디스크뿐만 아니라 척추 후궁뼈
는 그대로 보존했으므로 경과가 바로 좋았다. 수술 후 입원 일주일 동
안 포도주를 마셨던 이 회장은 아무 이상 없이 잘 걸어 나가 일본 여행
까지 할 수 있었다.

두 논문과 증례를 경험한바 나도 척추관 협착증 수술 후 다음 날부
터 적포도주를 마셨다. 동료 의사들이 병문안을 와서는 포도주 두 병

을 잘 회복하라고 주었던 것이다.

나는 요추 제3번과 제4번 사이 그리고 요추 제5번과 천추 제1번 사이 두 곳이 척추관 협착증으로 우리들병원에서 내가 지도한 제자들에게 인대 재건술 수술을 받았다. 수술한 다음 날부터 멀쩡하게 잘 걸어 다니고 잘 앉아 있는 나를 보고 친구들은 나에게 슈퍼맨이라면서 적포도주로 수술 성공을 축하하자면서 자연스레 마시게 했다. 수술 다음 날부터 손님들이 병문안 올 때마다 수일간 매일 한 병씩 마시다 보니 나에게는 이 포도주가 인대 재건술 후 알레르기 작용처럼 상처에 물이 생기게 되었다. 인대 재건술에는 술을 마시면 물이 생기는구나! 재수술한 건 아니지만 알레르기성 염증을 없애기 위해 안티히스타민과 프레드니솔론을 먹어 살이 좀 찌고 배가 나와 고생을 했다.

그 후 한 달간 포도주를 마시지 않았다. 눈이 고등학생 때처럼 맑아졌다. 술을 마시면 중·고등학생처럼 눈이 맑아지는구나. 프랑스 학회에 가서 강연도 하고, 상처도 잘 낫고 에비앙 골프 클럽에서 운동도 잘했다.

수술후 적포도주는 사람마다 다른 결과를 보이는바 안 마시는 게 좋겠다는 결론을 냈다.

# 1980년부터 시작한
# 척추 운동치료

척추수술이나 시술은 치료의 완결이 아니라 치료의 시작이다. 시작이 반이라지만 척추수술은 치료의 시작일 뿐이다. 다시 말하면 수술이 아무리 잘 되어도 완치의 나머지 반은 본인의 노력에 달려 있다. 척추수술 후 조리한답시고 꼼짝 않고 누워만 있다면 수술의 목적에 어긋나는 것이다. 통증 없이 행복한 삶을 살도록 해주려는 수술인데 맨날 드러누워 지낸다면 아무런 의미가 없다. 병의 구조적 이상은 수술로 교정했지만 허리의 기능이 약한 것은 수술로 고쳐지는 것이 아니다. 따라서 수술 후에 허리를 튼튼하게 해주는 운동, 즉 척추 건강을 위한 운동을 해서 허리 기능이 좋아져야 비로소 치료가 완결되는 것이다.

나는 1980년 군의관으로 일동 야전병원에 신경외과 과장으로 부임해 디스크 환자들을 아침저녁으로 단체 운동치료를 시켰다.

"1992년 7월 16일 미당 서정주 시인(78)이 부인 방옥숙(74) 여사와 함께 아에로플로트 항공편으로 러시아 유학길에 올랐다. 미당은 코카서스 지방에 1년간 머물면서 러시아 문학을 공부할 예정이다."

이 기사와 사진을 보면서 가장 나의 눈을 끈 것은 《현대문학》에 나의 시를 추천해준 미당 선생님의 웃는 얼굴, 여권과 비행기 티켓을 들고 손을 흔드는 모습보다도 그 옆에 108염주 같은 긴 목걸이를 한 채 웃고 서 있는 방옥숙 여사의 모습이었다. 그분은 허리를 펴고 바로 서 있었다. 2년 전에는 꼼짝도 할 수 없는 꼬부랑 할머니였는데 내가 시행한 척추 디스크 수술 후 멀쩡해진 것이다.

"일흔이 넘은 동양 학생을 보면 모스크바대학의 교수들도 조금은 놀랄 거야. 공기 맑은 산수 덕분에 코카서스에서 1만 명 중 6,000명은 100살이 넘었다고들 하잖아. 늙었다고 생각해서 지레 안 된다고 하면 잘못이지. 어떤 어려움도 이겨낼 자신이 있어요."

2년 전만 해도 방옥숙 여사는 허리가 90도로 구부러지고 지팡이 없이는 걸어 다닐 수도 없었다. 그것조차도 잠시 몇 발짝밖에 못 걷고 허물어지는 상태였다. 앉은뱅이나 다름없었다고 미당 선생님은 나에게 말씀하셨다. 연세가 70이 넘으셨지만 다시 걷게 하기 위해 나는 1990년에 방옥숙 여사의 허리를 수술했다. 그 결과 방 여사는 다시 걸을 수 있게 되었고 허리를 바로 펼 수 있게 되었다. 수술 후 물리치료를 받으시길 원했다. 빨리 회복되어 미국에서 변호사로 활동하고 있는 장남 승해와 미국의 듀크 의대 의사인 둘째 아들 윤을 빠른 시간 내에 방문해야 할 일이 있기 때문이었다.

"이 박사, 내 처가 계속 물리치료를 받고 약을 먹고 있으니 빨리 회복하겠지?" 하고 미당 선생님께서 묻는 전화가 왔다.

"물리치료는 당장 그만두시고 약도 끊으세요. 처음에는 선생님이 손을 잡아주시더라도 매일 걷기 운동, 가벼운 등산(낮은 산 빨리 걷기)을 시켜주시는 것이 미국에 가장 빨리 가실 수 있는 길입니다."

미당 선생님은 나의 말대로 가만히 누워 조리하면서 물리치료를 받으러 다니시던 방 여사의 방법을 그만두게 하셨다. 바로 그다음 날 아침부터 사당동의 집 주변 걷기부터 시작해 관악산 걷기를 매일 함께 하셨다. 운동요법 후 6개월 정도 지났을 때 장거리 여행이 가능해졌다. 거뜬히 미국에 다녀오셨다. 1992년 7월 16일에는 방옥숙 여사가 미당 선생님과 함께 모스크바, 그루지야 공화국, 코카서스 지방의 여행길에도 거뜬히 갈 수 있었던 것이다. 텔레비전이나 신문에 보도된 방옥숙 여사의 허리는 바로 펴져 있었고, 혼자서 얼마든지 걸을 수 있을 정도로 건강하게 보였다.

수술해준 척추 의사로서의 나의 역할은 시작이었다. 매일 손잡고 관악산을 걷게 하신 미당 선생님의 운동요법이 아내를 앉은뱅이 생활에서 구출한 종결치료였다.

급성기(급성 요통: 6주 이내의 요통)나 아급성기(아급성 요통: 6주에서 3개월 사이의 요통)의 요통 환자가 초음파 치료, 전기 치료, 자기장 치료, 간섭파 치료, 광선 치료, 레이저 치료, 견인요법, 침술 등의 물치치료를 받는 것은 의미가 있다. 그러나 만성 요통 환자(3개월 이상 요통증 환자)는 물리치료보다 운동요법이 더 효과적이다. 국립의료원에서 유럽 스칸디나비아 의학을 배워서 이미 운동치료를 보았지만, 과학적 논문으로는 1991년부터 1995년 사이에 여러 연구에 의해 밝혀졌다.

만성 요통 환자들 중에는 척추수술을 하고도 계속 병원을 다니며 물리치료를 받는 사람들이 있다. 그 순간 시원해지고 싶어서 그러겠지만 근본적 원인을 제거한 후에는 그런 통증 감소 위주의 물리치료보다는 척추 건강 운동이 훨씬 더 중요하다. 3개월 이상 심지어 6개월 혹은 수년간 물리치료를 받는 만성 요통 환자들에게 당장 물리치료를 그만두라고 말하고 싶다.

과거에는 허리가 아프면 안정을 취하라고 의사들이 권했다. 요즘도 많은 사람이 그렇게 권하는 것을 상식으로 생각하는데, 과연 이런 조언이 옳은가?

단적으로 얘기하면 아니다. 오래 누워서 장기적으로 침상 안정을 하는 것은 결과적으로 좋지 않다. 누워 있으며 1주에 1%의 골밀도가 줄어든다. 옛날에는 거의 대부분의 의사들이 급성 요추 간판 수핵 탈출증에 걸린 환자에게 한 달 정도 일하지 않고 침상에 누워 있어야 한다고 말했었다. 예전의 의학 교과서에도 최소 4주간 침상 안정 후에도 불편한 사람을 수술 후보에 넣도록 돼 있다.

그러나 1990년에 수십 년간의 결과를 종합해 분석한 결과 침상 안정으로 고치려는 사람은 재발이 잦고, 허리를 운동시켜 치료한 사람은 재발이 드물다는 것이 명확해졌다. 누워서 조리한 사람에게는 척수에서 근육 억제 반사가 나와 허리 근육을 위축시킨다. 누워서 치료한 급성 요통 환자는 나중에 수시로 통증이 재발해 만성 요통 환자로 변했다. 급성 요통도 3일이 지나거나 또는 늦어도 2~4주 후에는 허리 근육 강화 운동을 해야 척수의 근육 억제 반사가 차단된다. 근육이 말라붙지 않는다.

수술이 아무리 잘 되었다 하더라도 척추 건강 운동을 하지 않고 누워서 안정 치료만 한다면 평생 보조기를 차야 할 정도로 허리가 약해진다. 허리 근육들이 말라붙어 어쩌면 죽을 때까지 허리에 불편을 느끼는 만성 요통 환자가 될 수도 있다. 조기 운동, 조기 활동은 그만큼 중요하다.

지금 당장은 움직이면 아프지만, 아픈 것을 이겨내고 움직이는 사람이 나중에 훨씬 결과가 좋다는 것을 나는 1만 6,000명 이상의 척추수술 환자들에게서 직접 경험했다.

아파도 허리를 튼튼하게 하는 허리 강화 운동을 꾸준히 하면 대부분의 요통 환자들(적어도 80%)은 활발하고 건강한 삶을 누리게 될 것이다. 요통 예방을 위해 운동이 중요하다는 것은 아무리 강조해도 지나치지 않다.

허리 근육은 모두 중요하지만 특히 허리 신전근(허리를 바로 곧추세우는 역할의 근육, 다시 말하면 허리를 펴서 버티게 해주는 근육으로 척추뼈대를 붙들고 움직이는 근육)이 가장 중요하다. 1991년에 나는 비행기를 20시간 이상 타고 플로리다 의사 마이클 풀톤을 찾아갔다. 그는 허리 신전근의 약화는 요통을 일으키는 큰 원인이라는 것을 밝혔다.

허리 근육이 약한 사람은 조금만 앉아 있어도 불편을 느낀다. 예를 들어보자. 허리를 펴는 근육이 약한 사람은 1시간만 방바닥에 앉아 카드 놀이를 하거나 바둑을 두어도 허리에 통증을 느낀다. 만약 허리를 펴는 신전근이 없다면 사람의 척추는 앞으로 쓰러져 꼬부랑하게 된다.

허리를 받쳐줄 정도의 힘이 없으면 나사못을 척추뼈에 삽입해 척추를 안정시켜주는 고정 수술을 한다. 이 수술을 결정하기 전에 허리 근육 강화를 먼저 해보아야 한다.

설사 척추뼈의 퇴행, 골다공증, 디스크 변성이나 척추 불안정증이 있다 하더라도 그것을 붙잡고 있는 근육과 인대(벽돌을 붙들고 있는 시멘트라고 비교할 수 있을까?)가 강화된다면 우리는 아픔을 느끼지 않고 일할 수 있다.

허리 조직의 변화 정도와 통증의 많고 적음이 서로 관계없음을 보고 나는 가끔 놀란다. 뼈, 물렁뼈, 디스크의 이상이 없어도 허리 통증을 느끼는가 하면, 많은 이상이 있어도 통증을 안 느끼기도 한다. 그 이유는 사람마다 통증을 느끼는 문턱의 높이 차이와 정신적인 이유도 있겠지만, 내가 보기에 가장 큰 요인은 그 사람의 허리 근육과 인대의 힘 차이다.

척추 운동을 통해 허리 근육이 강화된 사람은 척추 조직의 상당한 변화가 있음에도 불구하고 정상 생활을 한다. 반면 조직의 변화가 별로 없고 특이한 이상도 없는데 어떤 사람은 통증을 느낀다. 왜냐하면 약화된 그 사람의 근육과 인대가 나쁜 자세나 긴장된 생활을 버텨주지 못하기 때문이다.

허리 디스크 병의 예방은 일상생활에서 좋은 자세를 취해 허리에 작용하는 스트레스를 줄이는 것이 기본 원리다. 또한 적당한 몸무게와 균형 잡힌 신체를 유지해야 하며, 허리를 옆으로 돌린 채 앞으로 숙이는 자세는 삼가야 한다.

흔히들 디스크 병을 예방하는 방법은 나쁜 자세를 피하는 것이라고 말한다. 그러나 실제 생활에서 허리에 좋은 자세로만은 일을 해낼 수 없는 경우가 많다. 이런 수동적 예방보다도 더 중요한 것은 적극적으로 허리를 강화해 나쁜 자세라도 허리 디스크들이 견뎌내고 충격을 해소할 수 있는 능동적인 예방이다. 허리를 튼튼하게 만들면 어쩔 수 없이 나쁜 자세로 일하거나 무리를 하더라도 견딜 수 있는 저항력이 생긴다.

최근까지도 "디스크 병 초기입니다. 침상 안정을 4주 이상 하십시오. 그러면 나을 가능성이 큽니다"라는 처방이 흔했다. 학생들은 휴학을 하고 직장인들은 휴직을 하는 경향이 많았다.

지금까지도 허리 디스크 병 하면 누워서 쉬어야 한다는 선입관을 대개의 의사들이나 환자들은 가지고 있다. 돌출된 디스크 수핵에 건드려진 척수 신경근이 퉁퉁 부어 처음에는 많이 아픈데, 침상 안정을 하면 덜 건드리기 때문에 부기가 빠져 아픈 것이 덜해진다는 생각 때문이다. 누워 있으면 디스크 내부 압력이 가장 낮아지기에 디스크 수핵의 밀려 나옴이 사라진다는 이론 때문이다.

과연 누워 있으면 허리 디스크 병이 나을 수 있을까 하고 여러 전문가들이 최근까지 연구를 되풀이한 결과 3일만 안정을 하면 신경근의 부기가 빠질 만큼 빠지고 디스크 내의 압력도 낮아질 만큼은 낮아지지만, 그 이상 누워 있는 것은 오히려 허리가 약화될 뿐 디스크 병 치료에는 도움이 안 될 수도 있다는 사실이 밝혀졌다. 디스크나 척추뼈를 지지해주는 인대와 근육의 약화, 혈액순환과 신진대사의 약화를 초래할 수도 있기 때문이다. 따라서 적극적으로 올바른 자세를 유지하면서 척추 건강 운동을 해주는 것이 치유의 길임을 이 학자들은 주장하게 되었다.

나는 디스크 병에 걸렸다고 학업을 전폐하거나, 정상적인 성생활을 중지하거나, 직장일을 그만두는 것에 반대한다. 절제된 일을 하면서 치료하는 쪽이 더 합리적이라고 생각한다. 그러나 무리했던 기존의 생활은 마땅히 고쳐야 한다. 앉아 있을 때는 허리를 곧추세우고, 가능하면 허리를 돌린 상태에서 허리를 숙이지 않도록 하며, 꼭 허리를 숙여야 한다면 허리를 바로 편 채 엉덩이만 뒤로 밀거나 무릎을 낮추어주거나 한 발을 앞으로 내미는 동작을 지켜야 한다.

허리 디스크 병의 능동적 예방법이자 만성 요통의 치료법은 척수 건강 운동(Spine Health Exercise)이다.

만성 요통을 가진 사람은 1937년 윌리엄이 주창한 허리 굴곡 운동(굽히기)과 1981년 맥켄지가 주장한 허리 신전 운동(젖히기)이 필요하다. 둘 다 중요하나 병이 신경을 중심으로 그 앞쪽인 디스크 병이냐, 그 뒤쪽인 허리 관절병이냐에 따라 강조 부분이 달라진다.

허리 디스크 병 환자는 허리를 뒤로 젖히는 맥켄지의 허리 신전 운동이 더 중요하다. 1996년 영국 맨체스터 대학병원에서 사람들의 허리를 숙여서 MRI를 해보았다. 의사 퍼넬은 허리를 굽히면 디스크의 수핵이 뒤쪽 신경 쪽으로 밀려가고 허리를 젖히면 신경이 없는 앞쪽으로 이동

한다는 것을 확인했다.

사체를 이용해 디스크에 영향을 미치는 운동을 여러 방향으로 해보니 허리 굴곡, 그중에서도 옆으로 허리를 돌린 상태에서 앞으로 숙이는 자세가 디스크를 가장 많이 다치게 한다는 것이 밝혀졌다. 디스크 병에 걸렸을 때 허리를 숙이면 증상이 악화되는 이유는 디스크의 압력이 올라가 수핵 탈출이 증가되어 신경이 더욱 압박되기 때문이다. 허리를 돌린 상태, 즉 중립이 되지 않은 상태, 돌아간 상태에서 허리를 숙이는 것은 디스크의 섬유테를 가장 잘 찢어지게 하는 동작이다.

따라서 허리를 숙이는 운동은 허리를 돌리지 않은 상태, 즉 바로 앞을 보는 상태에서 이루어져야 한다. 디스크 병을 가진 사람은 허리 굽히는 운동을 할 때 누워서 상체를 일으키는 방법으로 허리를 굴곡시켜 주는 것이 안전하다. 서서 한다면 한 발을 앞으로 내민 상태에서 허리를 숙이는 운동을 하는 것이 좋다. 일을 하다 보면 허리가 언제나 앞으로 구부러지므로 보다 중요한 것은 허리를 뒤로 젖히는 신전 운동이다.

자동차 레이스와 개의 레이스로 유명한 미국 플로리다 주의 데이토나에 찾아가 의사 마이클 풀톤과 같이 연구(1991년)했을 때 척추 근육에서 가장 약화돼 있는 것은 뒤로 젖히는 허리 신전근이다. 이 신전근의 약화가 요통의 큰 원인이라는 것을 밝혔다.

앞으로 굽어진 척추를 최소침습 앞쪽 골 융합술로 앞을 받히고 뒤쪽에서 척추를 교정하면 허리는 펴진다. 그러나 수술 후 다시 앞으로 구부러지지 않으려면 허리 신전근을 기구 운동을 통해 발달시키고, 스트레칭과 빨리 걷는 보행 연습으로 강화시켜야 한다.

# 하루 10분 운동,
# 강한 허리를 만들다

척추 운동은 급성 통증을 치료하기 위한 것이 아니다. 급성 때에는 휴식, 안정을 취해야 한다. 급성 통증에는 시행하지 않아야 한다.

급성 통증이 없어지면 가능한 빨리 운동을 시작한다. 척추 운동은 만성 통증의 치료와 재발을 방지하기 위한 것이다. 스트레스를 받았거나 일을 무리하게 한 날에도 시행하면 뻐근하던 허리가 풀릴 것이다. 하루에 10분간 시간을 내어 허리를 단련하는 척추 보호 운동을 한다면 요통의 재발을 예방할 수 있다. 척추 운동은 적어도 2~3개월은 계속해야 허리가 고쳐진다. 하루에 10분씩만 말이다. 새벽에 잠자리에서 눈을 떴을 때 5분간 하고 밤에 잠자리에 들어서 5분간 할 수도 있고 한꺼번에 10분간을 해도 된다.

예전에는 허리가 아프면 안정을 취하라는 것이 의사의 권고였지만, 수십 년간의 연구를 종합해본 결과 침상 안정보다는 허리 운동으로 치료한 사람의 재발률이 훨씬 적다는 것이 밝혀졌다. 사람이 일주일 동안 누워만 있을 때 골밀도는 1% 줄어든다. 이상이 없어도 허리 통증을 느낀다. 통증을 호소하는 사람은 허리 근육과 인대가 일상생활을 버텨주지 못하기 때문이다. 1989년에 내가 출판한 《당신의 허리는 튼튼합니까》는 25만 부가 팔린 척추 건강 베스트셀러였다. 이 책은 척추 운동과 성생활이 척추를 건강하게 한다는 혁신적인 생활 패턴 변화를 한국에서 주도했다.

디스크 병을 예방하는 방법은 나쁜 자세를 피하는 것이다. 현실적으로 항상 바른 자세만을 유지하며 생활을 한다는 것은 불가능하다. 나쁜 자세를 취하거나 다소 무리를 하더라도 척추 건강 운동으로 충격을 견뎌낼 수 있는 저항력을 길러야 한다. 적극적으로 허리를 강하게 만들면 어쩔 수 없이 나쁜 자세로 일하거나 무리를 하더라도 디스크가 견뎌내고 충격을 해소할 수 있는 저항력이 생긴다. 허리병의 능동적 예방법은 척추 건강 운동이다.

오늘날 걷기보다는 차량 이동과 좌식 위주의 생활 문화, 그리고 인구의 고령화는 필연적으로 척추 디스크 질환자의 증가라는 결과를 낳고 있다. 특히 척추 디스크 질환은 45세 이하의 사람에게 매우 흔한 질병으로 꼽힐 만큼 증가하고 있으니 가장 왕성하게 활동해야 할 나이임을 감안하면 사회적으로도 큰 문제이다.

지난 40여 년간 수많은 척추 디스크 환자를 치료해오면서 나는 이 척추를 단련하는 운동을 소책자로 만들어 수천 명에게 나누어주었다. 수많은 환자는 운동으로 요통이 줄어들었으며, 허리에 대한 불안을 없애는 데 효과를 보았다.

나이가 들면 흰 머리칼이 생기듯이 디스크에 퇴행이 오거나 척추관협착증이 와서 허리가 아파지는데, 그 약해진 만큼 우리는 척추를 보호하는 근육과 인대를 이 방법으로 강화시킨다. 동시에 자세를 올바르게 정상적으로 유지하여 일상생활의 활동을 주의한다. 정상적 삶을 가꾸어나갈 수 있는 것이다.

복근 강화 운동이 중요하다. 복근을 강화하고 나면 당신의 척추는 마치 보조기를 허리에 단 것처럼 복근이 허리를 튼튼하게 받쳐주어 보호하게 된다. 윗몸일으키기 복근 강화 운동을 하다 목이 아플 수가 있다. 이것을 피하려면 바닥에 누워서 한 다리씩 허벅지 들기 운동을 한다. 동시에 두 다리를 올리지 말아야 한다. 동시에 두 다리를 올리는 것은 허리를 휘게 해 요통을 일으킨다.

여기서 42세 된 여교사의 예를 들어보자. 그녀는 18개월간 매일 요통 치료 체조를 했으나 특별한 효험이 없었다.

"복근을 강화시키는 운동을 하면 만성적인 요통이 좋아진다고 의사, 물리치료사, 허리 건강에 관한 지침서 등이 모두 말하기에 아침마다 1년 6개월 동안이나 시행해왔는데, 알고 보니 대부분의 운동법이 틀렸다는 것을 알고 쇼크를 먹었어요. 나는 여기저기서 전해 듣고 그 말 그대로 해왔지만 오히려 도움은커녕 손해만 본 것 같아요."

그녀는 자신이 무엇을 잘못했는지를 이제는 깨달았던 것이다.

"그때 나는 복근을 강화시키려면 윗몸을 완전히 올려야 한다고 생각했기 때문에 많이 윗몸을 일으켜 세울수록 좋은 줄로 알았는데 말이죠. 그게 틀린 것이었어요. 또 윗몸일으키기를 할 때 무릎을 굽히는 것보다 펴는 것이 더 옳다고 생각했었는데 그것도 알고 보니 틀렸잖아요."

사람들은 윗몸일으키기가 복근을 강화시키므로 배가 들어가면서 동시에 척추를 자극해줌으로써 허리에 좋다는 것은 잘 알고 있다. 양다리를 쭉 뻗은 채 발목을 소파 밑에 끼워 넣거나 누군가 발목을 잡아주고 윗몸을 일으키는데, 이는 허리에 스트레스를 줄 뿐만 아니라 복근과 엉덩이 굴곡근도 오히려 손해를 본다. 요통 완화를 위해 복근을 강화시키려면 무릎을 세운 채 윗몸일으키기를 30도 정도만 해야 한다.

수술을 성공적으로 마쳤음에도 사후 관리를 잘못해 또다시 통증을 호소하는 경우가 종종 있다. 바른 자세와 척추 건강 운동은 척추 질환의 예방뿐만 아니라 척추수술 후 재활에 있어 매우 중요한 요소이다.

척추를 위한 바른 자세란 무엇일까? 바른 자세란 척추 디스크와 근육, 인대, 관절의 부담을 덜어주고 일련의 동작이 연속될 때 척추가 유연하게 움직이는 상태를 의미한다. 자세에 따라 허리 디스크에 실리는 무게를 100kg으로 보았을 때 앉은 자세는 140kg, 앉은 상태에서 앞으로 숙일 경우 185kg으로 그 부담은 늘어난다. 선 자세보다 앉은 자세가 척추에 더 부담이 되며, 구부정하게 숙이거나 허리를 비트는 등 자세까지 바르지 못하면 그 부담은 더욱 심해진다는 얘기다.

# 척추 유연 운동과
# 강화 운동요법

루마니아 국립 발레단 수석 무용수이며 체조 선수이자 수영 선수였던 줄리오 호바스가 무용, 체조, 수영, 요가에 필요한 주 동작의 원리를 도입해 주요 근육을 상호 의존적이고 통합적으로 사용하도록 만든 새로운 차원의 운동 시스템. 신체를 기본 모형으로 하여 특별히 고안된 장비를 사용해 자연스러운 원형, 나선형, 파동형의 동작과 상응하는 호흡법을 동시에 사용하여 척추 기능을 향상시킨다. 센타르(Centaur) 컴퓨터 척추 안정 운동을 도입했다.

척추의 움직임 없이 몸의 기울기에 의한 중력과 체중만으로 능동적인 근육 운동을 유도하는 새로운 3차원 운동 시스템으로 2004년 우리들병원이 국내 최초로 도입했다. 메덱스(Medx) 컴퓨터 척추 강화 운동도 시행했다.

미국 플로리다 의과대학 척추건강연구소와 메덱스 사가 연구개발한 운동 시스템으로 회전운동을 제어하고 굴곡, 신전 운동만을 컴퓨터 프로그램화하여 척추 근력을 강화하는 운동치료이다. 걷기는 허리를 치료하는 능력이 있다. 걷는 운동은 요통 예방과 치료이다.


## 척추 건강 걷기 대회를 시행하다

"바르게 걷는 한 걸음, 척추 건강의 시작입니다!"라는 슬로건으로 1995년부터 시작된 '척추 건강 걷기 대회'는 일찍부터 대중들에게 걷기의 중요성을 알려왔으며 수많은 매체에서 '걷기 운동'에 관심을 갖게 되는 계기가 되었다. 척추 건강을 위해 가장 좋은 운동인 '걷기'의 바른 자세를 보급하고자 시작된 이 대회는 이제 척추 전문병원이라면 필수적으로 벤치마킹하는 대상이 되고 있다.

운동치료로는 댄스가 좋다. 댄스 치료 교실을 열었다. 음악을 들으며 홍신자, 공병규 같은 무용가를 초빙 치료 교실을 열었다. 건강하고 생기 있는 삶을 영위하도록 도움을 주고 있다. 소리 내어 웃는 것을 척추 운동치료 차원에서 웃음치료 교실은 웃음이 주는 질병치료, 예방 효과가 있기에 지역 주민 및 환자, 보호자에게 큰 호응을 얻었다.

# 사랑으로
# 요통을 고친다

마사지는 수축된 근육을 이완시켜준다. 이완된 근육에는 보다 더 혈액순환이 증가된다. 증가된 혈액순환은 유산을 포함한 노폐물들을 제거시켜준다. 유산이 요통을 일으킨다는 것은 과학적 사실이다.

마사지를 하면 근육이 풀려서 허리가 부드러울 수도 있다. 마사지는 수천 년 전에 동양에서 유래한 것이다. 서양에서도 BC 1200년의 호머의 글이나 BC 400년경의 히포크라테스의 글을 보면 마사지에 대한 언급이 있다.

사랑하는 사람이 다정다감하게 만지는 힘은 사랑을 만든다. 마사지 방법으로 요통을 치유한 경험은 흔하다. 일종의 도수 치료이다. 나는 아내가 남편에게, 남편이 아내에게, 아빠가 아들에게, 엄마가 딸에게, 친구에게 해주는 마사지야말로 최선의 만지기라고 말하고 싶다. 겨울에는 벽난로가 있다면 그 앞에서, 난로가 있다면 그 근처 따뜻한 곳에서 사랑하는 사람이 마사지를 해주면 그것만으로도 아픔이 많이 사라지고 가벼운 요통은 치유될 수도 있다.

먼저 목욕이나 샤워를 한 뒤에 편안히 배 밑에 베개를 깔고 다리에는 이불을 받치고 엎드리면 사랑하는 사람이 부드럽게 허리, 잔등 부위를 마사지한다. 정신적으로나 신체적으로나 스트레스를 보내버리고 이완하는 기회가 아닌가.

에너지의 교환이 이 마사지의 문지르기, 손대기, 마찰하기, 누르기의 만지기에서 이루어진다. 접촉하기는 편안한 상태로 인간을 이끌어가는 가장 효능 있는 자극이다. 손대기는 무언의 언어이다. 사람들 사이에는 신뢰와 애정의 감정이 충분해진다. 사랑이 있는 사람과 서로 베풀고 돌보는 애정의 통로를 가진 사람에게는 그만큼 의미 있게 통증이 사라진다.

마사지는 생리적으로나 정서적으로 요통에 도움이 된다.

1989년《당신의 허리는 튼튼합니까》를 통해 나는 "사랑이 허리 치료이다"라고 말했다.

디스크 환자의 주된 고통은 허리와 다리의 통증이다. 그러나 그에 못지않게 성생활의 불편을 호소하는 사람이 많다. 그리고 원만하지 못한 성생활로 인해 부부간의 관계가 서먹서먹해지고 결국에는 외도, 별거, 이혼 등을 하는 수도 있다. 단순하게만 보이는 허리의 질병이 엄청난 인생의 불행까지도 초래하게 되는 것이다. 나는 디스크 환자들이 치료 과정에서는 원만한 성생활을 양립시킬 수 없다고 하는 고정관념을 가지고 있는 것을 보아왔다. 과연 디스크 환자의 성생활은 불가능한 것일까?

사실 그렇지 않다. 디스크 병으로 치료 중인 환자라도 성생활을 사랑 속에서 나눔으로써 오히려 치료에 도움이 된다. 섹스란 가장 동물적이면서도 동시에 인간과 인간의 가장 정신적인 의사소통 행위다. 이 중요한 통로가 막혔을 때 여러 가지 문제점이 야기되는 것은 당연한 일이다. 섹스에 대한 인식의 차이, 그 습관 등으로 모든 인간의 무의식의 비밀을 열고자 했던 프로이트의 생각이 결코 과장된 것은 아니다. 디스크 병과 정신 그 역학 관계를 보면 육체가 얼마나 정신적인 것인가를 새삼 상기시켜준다. 마음이 곧 병이라고.

디스크 환자 중 수술요법을 성공적으로 시술 받고도 요통이 낫지 않는다고 호소하는 사람들의 경우 소견상 완전히 회복된 상태를 증명하는데도 잘 낫지 않는다고 불평하는 사람들을 보면 성관계가 불편해 성생활의 문제점을 해결하지 못한 사람인 경우도 있다.

첫째, 환자 스스로 혹은 배우자가 디스크 환자에게 섹스는 절대 금물이라고 생각하는 경우, 다른 이유의 만성 요통 시에도 섹스는 해롭다는 선입견을 갖고 있어 섹스 그 자체를 금기시하는 경우.

둘째, 허리의 통증이 섹스의 쾌감을 반감하기 때문에 상대가 접촉을 기피하여 열등감과 소외감에 빠지게 되는 경우, 디스크 환자인 배우자에게 자극적인 성적 접촉을 못 해주기 때문에 상대적으로 쾌락이 덜하다고 착각하는 경우.

셋째, 디스크 병이 생기기 이전부터 서로 간에 문제점들이 산적돼 있으나 현시를 직시하고 해결할 용기가 없어 무의식적으로 허리 때문이라고 생각하는 경우, 즉 사랑의 위기를 요통의 정도가 심해진 허리 탓으로 돌려 진정한 문제점을 직시하지 않으려는 무의식의 방어기전에 의해 더욱더 요통이 가중되는 경우.

이들의 허리병은 육체적 치료만으로는 해결될 수 없다.

아주 신경이 예민한 여자 환자가 한 사람 있었는데, 그녀는 다소 엄살이 많고 두려움이 많아 척추 조영술이나 컴퓨터 촬영 등 적극적인 치료를 위한 검사도 받지 않으려 하고 단지 물리치료나 약물요법으로 요통과 신경통을 낫게 해줄 수 없느냐고 요구했다. 거의 1년 남짓 나에게 다니며 치료를 받고 있는데도 차도가 없다고 나를 볼 때마다 어리광 비슷하게 불평을 한다. 그녀가 오면 나는 아이쿠 하며 끝도 없는 그녀의 일상생활에 대한 불평을 들어야 되는 사실에 난처해지곤 했다. 그렇게 시간이 흐르면서 나는 그녀의 남편이 혼자 놀기 좋아하고 외도를 즐기는 사람이라는 것을 알게 되었다. 그녀가 생각하기에는 자신이 허리가 아프기 시작한 뒤부터 남편의 나쁜 버릇이 더 심해졌다는 것이었다.

나는 그녀에게 요통이 그렇게 불행의 이유가 된다면 왜 더 적극적으로 치료하지 않느냐고 설득을 했다. 어떻든 이분은 열심히, 그야말로 병원에 오는 것이 중요한 외출이라도 되는 듯이 예약된 날 예약된 시간에 어김없이 나를 찾곤 했는데 어느 날 남편 되는 사람이 내게 면담을 요청했다.

"선생님, 허리를 찢거나 어디를 찢어서 수술을 해서라도 제발 그 허리병 좀 낫게 해주십시오. 이거 원, 허구한 날 신경질이가 자기가 구실을 못 하니깐 의심만 늘었어요. 이건 자신이 허리 아프다는 핑계로 멀쩡한 사람에게 바람을 피우니 어쩌니 하며 의심을 하니 살 수가 있어야죠. 확실하게 수술을 해서라도 집사람 몸이 나아야 이 지옥에서 해방이 되겠어요."

"이젠 정말 정나미가 떨어져 디스크가 나아서 정상적이 된다고 해도 서로 접촉할 욕망이나 생길는지 모르겠어요. 자기가 아프니깐 완전히 의부증이 되어버렸어요."

그는 부인과 마지막 사랑을 나눈 것이 언제였는지도 기억이 잘 나지 않는다고 말했다. 남편과 의논하여 정밀검사를 그때서야 했는데, 그녀가 내원한 지 거의 1년이나 지나서 특수 촬영을 한 셈이다. 디스크는 엄청나게 돌출되어 척추 신경을 꽉 조이고 있었다. 그래 가지고서야 저절로 나으려면 약물치료나 물리치료를 몇 년을 해야 하고 너무 오래 고생을 할 것이다. 빠른 시간 내에 나으려면 수술 외에는 고칠 방법이 없어 보였다.

"노이로제 환자를 수술해봤자 낫지도 않을 텐데" 하고 나의 동료 의사들은 그녀에게 수술을 고려해보기를 권했고, 나 자신도 1년에 걸친 그녀와의 면담에 진력도 났던 터라 마음먹고 요추 제4번, 5번에 현미경 미세수술을 시행했다. 예상했던 대로 그녀는 "수술을 했는데도 아픈 것이 싹 가시지는 않았어요. 나는 이제 어떻게 살죠? 수술까지 받은 병신이라고 남편은 바람이나 피울 텐데…" 하며 내게 그 책임을 전가하려 했다.

어쩌다 우연히 그녀를 보면 활달히 잘 걷고 잘 행동하는데도 그녀는 영원히 허리가 아프겠다고 확고하게 결심한 사람처럼 나만 보면 "나는 결코 낫지 않을 거예요"라고 슬픈 얼굴로 한숨을 쉬는 것이었다. 나는 그녀의 남편에게 아내를 좀 더 따뜻한 마음으로 사랑해줄 것과 그녀의 통증이 성생활에 지장을 줄 정도의 것도 아니고 섹스가 허리에 해롭기는커녕 유용한 운동이 될 수 있다는 것을 설명했다.

"섹스하다가 허리 삐었다는 사람 어디 한 번이라도 보았습니까? 없지요? 안심하고 성생활을 해도 됩니다. 그러나 자동차를 제대로 움직이려면 예열을 충분히 가해야 하듯이 워밍업을 사전에 충분히 해주셔야 합니다. 미리 샤워해주거나 허리를 마사지해주거나 애정 어린 키스, 애무가 있다면 허리는 심장의 열을 받아 따뜻해지면서 좋은 혈액 공급이 이루어져 허리는 오히려 부드러워지게 될 것입니다. 성생활이 오히려 요통을 호전시키는 운동이 될 것입니다"라고 내가 말하자 "요는 마음이 문제죠"라고 남편이 난감하다는 듯이 말하며 한숨을 쉬는 것이었다. 물론 마음이 문제다. 나는 섹스가 디스크 환자들에게 해롭지 않을 뿐만 아니라 병을 회복하는 데에도 상당히 도움이 된다는 것을 자신 있게 말할 수 있다.

실제로 나의 환자들 중 한 남자 환자의 얘기를 들어보자.

"옛날에는 그저 육체적인 욕망을 해소하려는 목적으로 부부생활을 해서 언제나 서두르고 급하게 하느라 진정한 섹스의 기쁨을 음미할 기회가 전혀 없었는데, 제가 허리가 아픈 이후로는 허리에 부담이 가지 않도록 아내가 배려하기 때문에 체위도 새로 개발하고 속도도 호흡도 조절하여 신중히 성행위를 하기 때문에 오히려 새로운 느낌을 경험하고 있습니다. 뭐라고 할까요? 서로를 깊이 아끼는 감정에서 우러나는 희열이랄까요? 시간도 지연되어 강렬하지는 않지만 밀도나 심도는 강한 그런 것이죠. 처음으로 사랑하고 사랑받는 법을 알았다고까지 느껴집니다."

오래 허리가 아파 친정에 가 있는 바람에 본의 아니게 별거생활을 하던 여자 환자의 경우를 들어보자.

"선생님 말씀대로 이번에는 수술 받고도 허리를 조리한다고 친정집에 가지 않았습니다. 수술 안 하고 디스크를 낫게 해보겠다고 꼼짝 않고 친정에 가서 드러누워 있을 때에는 남편과 무엇인가 서먹서먹했고, 혹시 남편이 외도나 하는 것이 아닌가 하고 불안했기 때문에 더 허리가 아팠던 것 같았습니다. 이번에 수술한 뒤에도 친정어머니가 혹시라도 남편이 잠자리를 같이 하지고 할까 봐 친정에 와서 조리하라고 권했지만, 선생님 말씀을 듣고 그냥 내 집으로 갔었죠. 남편은 내 허리에 손상이 갈까 봐 보물단지 다루듯이 나를 조심스럽게 부드럽게 해주었습니다. 남편이 나를 진정 아껴주고 사랑해주는 것 같아 허리가 아프기 전보다도 더 좋았습니다. 허리도 더 빨리 나아지는 것 같았어요."

척추 디스크 수술을 받은 사람의 정상적인 성생활은 오히려 더 빨리 허리 상태를 좋게 해준다. 보통 최소절개 디스크 수술 2주 후에는 성생활이 가능하다. 디스크 병을 재발시킬 것이라는 두려움은 버려도 된다.

성관계를 갖지 않으려는 가장 편리한 구실은 요통이다. 요통을 갖고 있지 않다는 걸 증명을 할 수 없기 때문에 허리가 아파 성관계를 하지 않겠다는 구실은 보통 성공적으로 먹혀들어 간다. 성적 좌절은 요통 때문인가? 아니다. 상대 파트너가 허리 통증을 악화시키고 자극시킬까 봐 두려워할 필요가 없다. 성관계에서 요통은 충분히 예방할 수 있기 때문이다. 두 가지의 방법으로 요약할 수 있다.

첫째, 장기 대책으로 복근 강화 운동, 허벅지 들기 척추 보호 운동을 시작하여 허리를 단단히 받쳐주도록 한다

둘째, 허리에 부담이 적게 가는 자세를 찾아내어 성관계를 하라는 것이다. 허리나 목을 휘어지게 하지 말라는 것뿐이다.

셋째, 요통 환자는 특히 워밍업이 필요하다. 사랑받고 있다고 느낄 때 엔돌핀이란 물질이 몸에서 증가한다. 엔돌핀은 아픔을 없애주는 호르몬의 일종이기 때문에 요통이 줄어드는 것은 과학적이 아닌가. 성관계에 들어가기 전에 뜨거운 물에 목욕을 하거나 샤워를 한다는 것은 허리를 부드럽게 이완시켜줄 뿐만 아니라 몸을 워밍업시켜주기 때문에 요통 환자나 흔히 허리가 불편한 적이 있는 사람에게는 대단히 중요한 일이다. 허리 근육은 피가 잘 돌게 되어 요통은 사라질 것이다. 또한 사랑받고 있다는 마음이 요통을 줄여줄 것이다. 허리와 등을 부드럽게 마사지를 해줌으로써 워밍업시킨다.

얼마 전에 한 젊은 청년이 허리에 손을 받친 채 구부정한 자세로 찾아왔다. 이마를 잔뜩 찡그리며 띄엄띄엄 하는 말이 허리가 아프고 양쪽 다리가 당겨 한 달간 집 안에서 대소변을 받아내며 절대안정을 취하고, 한약도 먹고, 척추 교정원, 지압, 침까지 다 했으나 낫지 않는데 어떻게 하면 좋겠느냐는 것이었다. 자기 병이 근본적으로 완치되기 위한 방법은 수술이라는 것은 여러 신경외과 의사들에게 들어서 알지만, 그래도 불안한 것은 수술할 경우 앞으로의 결혼생활에서 자식을 낳는 생식기

능이나 성생활에 지장이 생길 수도 있지 않겠느냐는 것이었다.

디스크 수술요법을 시행할 경우 과연 생식기능과 성생활에 영향을 미치느냐, 안 미치느냐? 디스크 수술을 해도 성기능에는 아무런 성향이 없으며, 오히려 고통에서 해방되기 때문에 성기능에 더 도움이 된다고 확실히 이야기해주고 싶다. 요추 간판 탈출증 또는 좌골 신경통이 생기는 부위는 요추 제4, 5번이나 요추 제5번과 천추 제1번 사이이고 성기능과 관계되는 곳은 요추 제1번, 2번 위의 교감신경과 천추 제2번, 3번, 4번이 주 부위로서 디스크 발생 부위와는 완전히 다른 곳이기 때문이다.

디스크 병, 즉 좌골 신경통의 요추 간판 탈출증은 신경의 가지에 이상이 오는 경우가 대부분이고 성기능의 문제는 마미신경 자체에 이상이 오는 경우가 대부분이기 때문이다. 남자인 경우 발기는 부교감신경이 담당하는데 부교감신경이 있는 곳은 디스크 발생 부위보다 훨씬 위이므로 디스크 수술과는 아무런 관계가 없는 것이다.

여자의 경우 역시 디스크와 생식기능은 하등의 관계가 없다. 오히려 디스크 증세가 심한데도 수술을 안 할 경우에 허리 동통, 허리 운동의 장애, 하지의 방사통으로 인한 간접적 원인으로 성생활 지장이 초래되며, 수술을 하는 경우 오히려 그런 원인이 제거되므로 성생활도 좋아진다.

디스크가 아주 심해 수술을 해야 하는데도 불안을 느끼고 겁을 내어 수술을 하지 않고 차일피일하다가 지압 등으로 인해 디스크가 완전히 터져버린 경우나 넘어지고 다쳐 디스크가 완전히 터져 나온 경우에는 신경 전체가 마비돼버리기 때문에 하반신 마비와 성기능의 마비, 대소변의 마비가 올 수도 있는 것이다. 이런 경우에도 정말 24시간 내에 빨리만 수술하면 마비가 풀릴 수도 있다.

## 섹스란 언어를 요통 치료에 도입하다

"가장 훌륭한 의사는 희망에서부터 오는 영감이다"라고 19세기 프랑스의 의사 장 마탕 샤르코가 말했다. 아마 그는 인간의 세포가 듣고 느끼고 말한다는 것을 그때 이미 알았던 것이다. 인간의 뇌에서 생산되는 신경 전달 물질에 대한 연구가 진행될수록 마음과 육체의 연관성이 우리가 생각하는 것 이상으로 밀접하다는 사실이 밝혀지고 있다.

그중 하나가 섹스의 언어이다. 사랑하는 사람끼리의 섹스는 세포에 희망을 불어넣어 질병을 낫게 하는 효과를 발휘한다. 금실 좋은 성생활은 좋은 약이다.

미국 피츠버그대학에서는 동일한 치료를 받고 있는 유방암 환자들을 정상적인 섹스를 하는 그룹과 그렇지 않은 그룹으로 나누어 치료 효과를 조사했다. 그 결과 정상적인 섹스를 한 쪽의 치료 효과가 월등히 좋았다고 보고했다.

섹스는 때때로 암을 낫게 하는 놀라운 치유력을 발휘하기도 한다. 암환자의 자연 치유 사례 중에는 성적 흥분이 최대치에 도달해 일어난 경우를 찾아볼 수 있다. 이때 암세포를 죽이는 T임파구가 백혈구 속에서 순식간에 증가하면서 면역력을 향상시켰기 때문이다. 1996년에는 미국의 바르바라 키슬링이 '성생활을 통한 치유'를 주장했다. 미국의 바르바라 키슬링의 《성 치유》에는 불치의 백혈병에 걸린 55세 된 데이비란 사람을 그의 아내가 사랑에 가득 찬 마사지를 해주면서 사랑의 언어를 계속 들려줌으로써 기적적으로 회복시킨 사례가 보고돼 있다.

1998년 영국의 의학 저널에 발표된 조지 스미스 박사의 연구에 따르면 일주일에 2회 성교를 하는 남자들은 월 1회 성관계를 갖는 경우에 비해 사망률이 2분의 1이었다. 빈번한 성행위의 결과 나타나는 호르몬 효과 덕택이다.

한 여성이 주방일을 하다 허리를 다쳤다. 저녁 식사 때 남편은 아내가 허리가 아프다는 것을 알고 설거지를 대신 해줬고 얼음 팩으로 허리를 찜질해주었다. 아내는 감동했고 로맨틱해진 그들 부부는 조심스럽고 부드럽게 성관계를 가졌다. 그런데 걱정하던 것과 달리 성관계 도중 아내는 전혀 요통을 느끼지 않았으며 오히려 성관계 이후엔 씻은 듯이 요통이 낫게 되었다.

성생활을 지속적으로 영위하는 허리병 환자가 그렇지 않은 사람들보다 요통이 잘 낫는 것을 오랫동안 직접 목격한 나는 1989년에 처음 출판된 《당신의 허리는 튼튼합니까》란 책에서 사랑의 행위로 요통을 고친다고 이미 썼다.

내가 이 책을 쓰기 전에는 전통적 고정관념에 따라 성생활의 자제가 허리 치료에 필요하다고 생각했던 의사들이 생각을 바꾸었다. 수술 받은 요통 환자에게 수술 후 정상적 성생활을 권하게 되었다.

우리들 척추건강연구소에서 20대에서 60대 사이로 3개월 이상 허리가 아픈 만성 요통 환자 100명을 대상으로 조사해보았다. 허리가 아플 때의 성관계는 허리병을 악화시킨다고 생각하는 사람이 45%, 병은 악화시키지 않지만 허리는 더 아프게 할 것이라고 생각하는 사람이 51%였다. 다른 말로 하면 요통을 가진 한국인들은 96%가 요통을 앓고 있을 때 성관계는 허리병을 악화시키고 통증을 더 느끼게 할 것이라고 생각한다. 단지 4%만이 성관계가 병도 통증도 악화시키지 않는다고 생각하고 있었다. 성생활이 병을 악화시킨다고 믿고 금욕하는 사람들이 많았다.

실제 성생활을 계속한 요통 환자들 중 35%는 전혀 지장이 없었다. 불편해서 조심했지만 성생활이 가능했던 경우가 48%로 합계 83%가 성관계 후에 통증의 악화가 없었다. 17%만이 성생활에 상당한 지장이 있었다.

허리 디스크 병을 앓은 이후 부부 혹은 연인 관계가 소원해진 경우는 무려 54%였다. 3%는 헤어질 정도였고 19%는 부부 사이가 소원해졌으며 32%는 불편이 있었다. 성생활을 영위한 46%는 사랑 관계에 별 차이가 없었다.

성생활을 거절하는 쪽은 어느 쪽인가? 환자 자신이 겁이 나서 거절하는 경우가 40%, 환자 자신은 별 걱정을 안 하는데 파트너가 겁을 내는 경우가 32%였다. 환자와 파트너 모두 겁을 내는 경우는 28%였다.

그럼에도 의사에게 성생활에 대해 의논한 적이 있는 환자는 13%에 불과했다. 87%가 진찰실에 누군가 있어서(15%), 의사가 비협조적이어서(24%), 부끄러워서(61%) 성생활에 관해 상담한 적이 없었다.

금욕을 하면 부부간의 친밀감도 약해지기 때문에 좋은 치료를 받더라도 효과가 줄어든다. 상대방도 섹스를 하면 환자의 허리를 더 아프게 할까 봐 두려워한다. 그런 잘못된 선입견이 디스크 병을 앓거나 만성 요통을 가진 부부들의 관계를 나쁘게 만든다. 심지어 별거를 하거나 이혼까지 가는 수도 있다. 어떤 환자는 허리가 아파 잠자리를 같이 할 수 없으니 배우자에게 딴 애인을 가지라고 요구하기도 한다. 어떤 사람은 섹스를 피하는 핑계로 허리가 아프다고 둘러댄다. 그러나 요통은 섹스를 피하는 이유가 될 수 없다.

우리 신경계는 접촉 감각의 신경이 통증 감각의 신경보다 우선적이기 때문에 기분 좋은 쓰다듬음의 접촉 감각은 통증이 올라가는 통증 감각 신경줄을 차단한다. 접촉 감각은 굵은 신경섬유로 전달되는 데 반해 통증 감각은 가는 신경섬유로 전달되므로 접촉 감각이 더 우위에 있다. 섹스가 요통을 낫게 한 것은 결국 접촉 감각이 요통 감각보다 우선적으로 전달됐기 때문이다. 사랑하는 사람끼리의 신체적 접촉은 통증을 잊게 하는데 '엄마 손이 약 손'이라는 것도 같은 이치다. 루트 저어스대학의 버벌리 휘플 교수도 섹스는 통증의 문턱을 높여주어 관절통, 척추통, 두통을 없애준다고 밝혔다.

섹스는 허리 근육을 이완시켜 통증을 완화시키는 작용을 한다. 성생활은 내분비계의 마사지이며, 부작용도 없는 근육 이완제다. 오르가슴 그 자체가 훌륭한 근육 이완제라는 것에는 의심의 여지가 없다. 미국의 생리학자 웨스트하이머는 섹스가 가장 효과적인 근육 이완제의 하나라고 보고했다. 그는 섹스를 하면 전신 근육이 이완되면서 통증이 사라진다고 밝혔다.

미국 펜실베이니아 하버포드의 아테나 여성건강연구소 소장인 생물학자 위니프래드 커틀러는 독신자이거나, 애인과 신체 접촉을 드물게 하는 여성보다는 매주 성관계를 가지는 여성의 월경 주기가 더 일정하다고 보고했다. 검사 결과 에스트로겐의 혈중 농도도 2배 높아진다는 것을 발견했다. 많은 여성들도 경험적으로 이 사실을 알고 있다. 사랑 만들기는 생리통, 생리의 불편, 생리 전 증상을 경감시키더라는 것이다.

전립선에 이상을 느끼는 많은 남성들도 섹스를 통해 전립선 문제가 좋아짐을 경험했다. 규칙적 섹스는 전립선을 건강하게 만든다. 노어스 웨스턴 의과대학의 카렌 도나휴 교수는 섹스가 남성에서는 테스토스테론이란 남성 호르몬을 증가시켜 뼈와 근육의 발달에 기여한다고 밝혔다.

여성들은 뼈가 약해지는 골다공증을 특히 걱정스러워한다. 그런데 사랑 만들기는 에스트로겐을 더 분비시켜 골다공증을 예방한다. 섹스가 여성의 에스트로겐 호르몬 분비를 촉진시켜주기 때문이다. 에스트로겐 호르몬은 여성의 난소에서 분비되는 호르몬이다. 에스트로겐은 심장을 보호하고 혈액순환을 잘 되게 하고 여성 질 조직을 풍부하게 지켜주면서 피부의 탄력을 유지하고 머리카락의 신진대사에도 관계하지만 칼슘의 흡수율을 높여 골밀도를 유지시켜주는 역할을 한다. 이 에스트로겐 호르몬이 부족하면 골 밀도가 낮아져 골다공증이 온다. 일주일에 한 번 섹스를 하는 여성은 그렇지 않은 여성에 비해 에스트로겐의 수치가 2배나 높다. 이 에스트로겐은 골격의 견고성을 유지하는 데 이바지한다. 젊은 여성조차도 에스트로겐 수치가 낮은 상태로 오래 지속되면 뼈의 양이 준다. 나중에 폐경기가 되어 골다공증이 될 수도 있다. 1주에 한 번 이상의 규칙적인 성관계를 가지면 칼슘이 뼈에서 덜 빠져나가므로 폐경기 이후에도 허리뼈를 튼튼하게 유지할 수 있다.

성행위 시의 골반 움직임은 복근과 척추 근육을 사용시키며, 오르가슴의 근육 수축은 척추를 유연하게 하는 효과를 갖는다. 섹스는 신체적 운동이기 때문이다. 허리의 근육이 작동한다. 신진대사가 증가되어 체중을 유지하는 데도 도움이 된다. 펜실베이니아 의과대학 내과 교수 마이클 치리글리아노는 섹스가 훌륭한 운동으로 지방 연소를 시킨다고 말했다. 1주에 세 번의 섹스는 1년에 1만 칼로리를 연소한다.

여성들은 흔히 말한다.

"얘, 너 예뻐졌다. 요새 연애하는 것 아니야?"

사실이다. 사랑하는 사람과의 섹스는 여성의 피부를 맑고 깨끗하게 하며 빛이 나게 한다. 여성의 피부를 부드럽고 윤기 나게 해주는 것이다. 피부는 신선하고 눈도 밝아진다. 파리에 사는 오페라 가수 델리아는 말했다.

"애인이 있을 때는 머리카락이 숱도 많고 윤기가 났는데, 요즘 혼자 지낼 때는 그렇지 않아요."

사랑 만들기는 호흡을 자극하고 산소 흡입을 증가시킨다. 폐활량도 증가시킬 수 있다. 섹스로 자극된 호흡은 산소를 폐 속으로 끌어 넣고 산소는 핏속으로 스며든다. 깊은 숨쉬기는 혈액을 펌프질하며 산소를 몸 구석구석으로 운반시킨다. 흥분이 올라 오르가슴을 느끼면 온몸의 혈액순환이 증가된다. 특히 피부와 팔다리의 근육에 혈류가 좋아진다. 심장은 활발히 박동하게 되어 혈관이 막히는 일이 예방된다. 많은 과학자들은 만족스러운 섹스가 몸에 좋은 고밀도 리포프로테인의 콜레스테롤 치를 증가시켜 피 순환을 촉진시킨다고 했다.

섹스는 우리 신체에 엔돌핀을 엄청나게 분비시킨다. 뇌신경은 현저한 흥분이나 힘든 육체적 활동을 할 때 엔돌핀이란 화학물질을 분비할 뿐만 아니라 섹스를 하고 있을 때에도 이 호르몬을 증가시킨다. 엔돌핀은 아픔을 없애주는 자연 진통제다. 오르가슴은 엔돌핀을 대량 분비시켜 준다. "오늘은 허리가 아프니 나를 건드리지 마" 할 것이 아니라 그 반대로 말해야 한다. "우리 섹스하자. 허리가 아파"라고.

《섹스의 치유 능력》이란 저서를 낸 쥬디스 삭스는 연구 결과를 발표했다.

"한 번의 오르가슴은 편두통, 관절염 또는 경추 손상으로 인한 목의 통증, 만성 요통증을 가진 사람들에게 6시간 동안 통증을 없애줄 수 있다."

섹스를 통해 분비된 엔돌핀은 처음에는 진통 작용을 잠깐 동안 하더라도, 두 번째 또는 그다음 번에는 엔돌핀의 효과가 보다 빨리 나타난다. 섹스가 통증을 없애준다는 것을 이미 알고 기대하고 있기 때문이다.

섹스를 통한 엔돌핀의 분비는 부수적 효과를 준다. 면역 기능을 더 강하게 해준다. 면역 기능의 증진에 효과적이다. 엔돌핀이 보다 적절히 분비되는 사람은 병에 잘 걸리지 않는 경향이 있다고 많은 과학자들이 보고했다.

오르가슴을 느낀 후의 숙면도 허리 통증을 경감시킨다. 섹스는 스트레스로 인한 요통에 특효약이다. 노어스 웨스턴 의과대학의 도나휴는 성적 접촉은 인간관계의 좋은 형태로 스트레스를 중화시켜준다고 밝혔다. 캘리포니아대학의 하워드 프리드먼에 의하면 특히 우울, 불안은 요통을 일으킬 뿐만 아니라 만성 관절염, 편두통 또는 성적 기능의 장애도 일으킨다. 이런 우울한 마음을 부드럽게 이완시키는 치료에 섹스는 도움이 된다. 성의 기쁨과 편안함과 이완은 부교감신경을 자극시켜 긴장으로 인한 교감신경계 불안을 없애준다.

옥시토신이란 호르몬이 있다. 이 호르몬은 정신을 집중시키고 명석하게 하는 데에도 도움을 주는 뇌하수체 분비 호르몬이다. 이 근사한 호르몬이 사랑 만들기에 의해 분비되면 감성을 올려주고 창조성을 증가시킨다. 섹스를 통한 사랑의 증가가 이 호르몬에 의해 일어난다. 자기 존중의 마음을 불러일으켜 자신을 좋은 쪽으로 생각하게 되므로 삶의 기쁨을 불러일으킨다.

근육 경련으로 통증이 많을 때조차도 사랑으로 파트너의 피부와 접촉하고 껴안기를 하는 것은 치료가 된다. 육체적으로 친밀한 밀착을 나누는 것은 허리 아픈 이의 치료에 도움이 된다.

허리 수술을 받은 사람들은 무리 없이 약 1,500m를 걸을 수 있을 때 성생활을 시작할 수 있다. 최소상처 척추수술 후에는 대개 1주 이내에 가능하며, 큰 척추수술을 받은 경우라도 대개 3주 후에는 성생활이 가능하다. 성행위 도중에 아픔이 생기지 않는다면 그 동작은 전혀 문제가 없다. 성의 체위와 동작이 문제가 있고 없고는 통증이 하나의 지침이 된다.

여러 가지 체위로 곡예를 한다든지 과격한 열정과 힘을 나타내는 섹스는 물론 적절하지 못하다. 부드럽고 섬세하고 느린 움직임이야말로 중요한 사랑 만들기의 핵심이다. 통증을 참을 만할 때 음악을 틀어놓고 무드를 만든다. 비교적 단단한 침대에 에어쿠션같이 약간의 쿠션이 있는 매트리스를 택한다.

섹스도 일종의 육체적 활동이므로 워밍업이 필요하다. 목욕으로 몸을 데운다. 목욕은 짧게 15분 이내로 한다. 척추수술 1주 후면 상처 부위를 방수 처리한 다음 목욕을 짧게 하는 것은 아무런 위험성이 없다. 성관계에 들어가기 전에 뜨거운 물에 샤워를 하는 것은 허리를 부드럽게 이완시켜줄 뿐만 아니라 근육과 심장을 워밍업시켜준다.

# 제대로
# 인사하는 법

동양인들에게 목 디스크 병이 많은 이유를 생각해보자. 일본인들은 하루에도 수십 번, 아니 수백 번 고개를 흔들어대며 절을 하는 인사를 한다. 그만큼 목의 인대나 근육, 나아가 디스크에 충격이 가리라 짐작된다.

모든 인간은 평등한데도 나이가 많다고 해서, 상관이라 해서, 동양예의지국이라 해서 허리와 목을 굽혀 절하는 인사를 하기 때문에 허리 디스크와 목 디스크에 부담이 된다.

민주사회에서 권위주의가 일소됨에 따라 아는 사람에게 손을 들어 반겨주며 미소로써 인사를 나누면 좋지 않겠는가. 도산 안창호는 일찍이 머리나 허리를 숙이지 않고 거수로 인사하는 법을 제창했고, 훈훈한 마음, 빙그레 웃는 얼굴로 인사하는 법을 주장했다.

나는 신경외과 의사로서, 목도 아프고 허리도 아파 수술 받은 사람이다. 미소로써 경의를 표하는 것에 찬성하며, 머리 숙여 인사하는 법, 허리 굽혀 인사하는 법을 반대한다. 특히 현재 목 디스크나 허리 디스크 병으로 경부 통증이나 허리 통증을 가지고 있다면 양해를 구해서라도 고개 숙이는 인사, 허리 굽히는 인사를 하지 말아야 한다.

손 들고 미소 띤 얼굴로 인사하자. 도산 안창호의 거수 인사다. 꼭 절을 해야 한다면 고개는 바로 세우고 허리도 직립하고 엉덩이를 뒤로 밀어 인사한다. 비행기 스튜어디스나 백화점 직원이나 허리를 숙이지 않고 고개도 숙이지 않고 엉덩이만 뒤로 민다.

높은 베개를 피하고 얇은 베개를 사용하라. 특히 목이 아파 치료하는 기간 중에는 8~10cm 정도의 낮은 베개가 적합하다. 머리와 상체와 목의 거의 수평이 되도록 사용한다. 몸을 돌려 정면으로 바라본다.

일상생활의 사소한 동작에서도 지나친 머리 숙이기, 목의 기울어짐, 목 굽히기, 목 젖히기, 목 돌리기를 피하자. 예를 들면 뒷사람과 이야기하기 위해 고개를 돌린다든지, 음료수를 들기 위해 고개를 뒤로 젖힌다든지 하는 것은 쉽게 충격을 준다.

고래를 쳐들고 높은 곳의 텔레비전이나 영화를 보는 것은 피하자. 누워서 높은 베개를 여러 개 받치고 텔레비전을 보는 것도 좋지 않다. 다방이나 음식점, 대합실 등등 우리나라의 곳곳에 설치된 텔레비전은 높이 설치돼 있다. 자연히 고개를 젖히고 봐야 되므로 목 디스크에 부담이 간다. 꼭 그런 곳에서 보고 싶다면 서서 보자.

# 디스크 치료를
# 상체 견인술로 바꾸다

디스크 비수술 치료를 위해 병원이나 집에서 1개월씩 누워 있는 방법은 경제적·시간적 낭비일 뿐만 아니라 심장과 폐 기능의 약화, 척추의 혈액순환 장애가 와 척추 건강에 오히려 나쁘다.

침상 안정보다 더욱 중요한 치료는 상체 견인술이다. 윗몸을 들어올려 양압인 디스크 내부의 압력을 음압으로 바꾸어준다. 이것은 탈출된 양압인 디스크 수핵이 안으로 도로 빨려들어 가도록 하는 방법이다. 상체를 위로 잡아당기면 디스크 내부의 압력은 약 100mmHg의 음압이 된다. 미국 텍사스대학의 라모스가 실험한 바에 의하면 디스크 수핵 탈출증은 약 200mmHg의 양압을 보인다. 상체 견인술은 디스크 내부의 압력을 낮추어 신경 압박이 줄어들므로 신경통이 사라진다.

견인술에는 누워서 당기는 골반 견인술이 있고, 중력을 이용해 공중에 바로 서서 매달리는 몸통 견인술, 다리를 묶고 거꾸로 매달리는 견인술, 그리고 버테트랙(vertetrack)이란 기구를 이용하는 상체 견인술이 있다. 나는 이스라엘 그로버 박사를 만났고 그의 장인이 제2차 세계대전 때 이 상체 견인기를 만든 것을 알게 되었다. 버테트랙을 차고 30분간 걸어 다니는 상체 견인술은 탈출된 디스크 수핵이 디스크 내로 다시 돌아가는 효과가 있다. 버테트랙을 차고 있으면 척추가 벌어짐으로써 디스크 내의 압력이 음압이 되기 때문에 척수 신경근이나 섬유테나 인대에 분포돼 있는 뒤신경가지들이 눌러지지 않아 통증이 사라질 수 있다.

골반 견인술은 일부에서 디스크 수핵의 탈출을 악화시키는 경향이 있으므로 조심해야 한다. 거꾸로 매달리기는 시신경 장애나 안구의 압력이 증가되는 녹내장의 위험이 있어 조심해야 하며, 시력 저하를 초래할 수 있으므로 5분 이상 거꾸로 매달리지 않아야 한다. 가장 안전하고 효과적인 근본 치료는 2,500년 전부터 히포크라테스가 사용했던 상체 견인술이다.

히포크라테스의 상체 견인을 현대적으로 편리하며 편안하게 생리적으로 걸으면서 하게 한 것이 버테트랙이다. 이 방법은 디스크 병을 수술하지 않고 근치시키는 최고의 보존 치료법이다. 디스크 병이 생긴 경우에는 하루라도 빨리 상체를 위로 당기면 거의 근본 치료율이 85%에 달한다. 이 기계의 창안자인 이스라엘의 척추 의사 스탑 홀츠는 초기 디스크 병은 1주 만에 좋아진다고 말한다. 버테트랙을 이용한 상체 견인술은 하루에 한 번 정도 하는데 30분 정도면 충분하다. 첫 1주간은 연속으로 당기는 것이 좋다. 그 후에는 1주에 세 번 정도 견인하고 총 4주간 시행한다. 시간이 있으면 물론 더 자주(세 번 이상) 버테트랙을 하면 대부분 수술하지 않고 완치된다.

버테트랙은 척추 관절과 관절 사이, 그리고 피부의 신장을 통해 동통 완화와 비정상적인 해부학적 상태를 바로잡아 주는 보존적 치료법의 하나이다. 이 기구는 환자가 견인하는 동안 힘이 수평으로 가해질 수 있고 추가적인 패드, 즉 통증 감소를 위한 또는 압력을 좀 더 가할 수 있는 패드로 구성돼 있다.

환자는 하루에 약 30분 정도 이 기구로 치료하는 동안 편안한 위치에서 걷거나 서 있을 수 있으며 앉을 수도 있다. 또한 스포츠 활동도 할 수 있으며 스스로 치료할 수 있도록 자그마하게 제작되었다.

똑바로 누운 상태에서 몸에 추를 달고 견인시키는 종전의 치료와는 달리 디스크에 중력이 가해지는 서 있는 자세에서 수직 방향으로 견인시킨 후 가벼운 보행으로 관절에 움직임을 주어 정상적인 디스크 형태를 유도하게 된다. 일정량의 힘이 척추에 가해지면 관절면의 분리가 일어나고 디스크 수핵 탈출 시 돌출된 수핵에 의해 신경근이 압박돼오는 동통을 감소시켜준다.

주의할 점은 버테트랙을 착용하기 전에 가능하면 음식물을 삼가야 한다는 점과 통증이 심하면 치료사에게 문의해 치료를 중단하도록 해야 한다는 것이다. 또한 가슴 압박을 특별히 호소하는 심폐 환자나 염증, 횡돌기 염증성 병변 환자나 4개월 이상의 임신부, 요추부 좌상 또는 상처가 늘어나 있는 환자는 버테트랙을 할 수 없다.

# 디스크 섬유륜에 구멍을 내면 안 된다
# 자동차 바퀴 타이어에 펑크를 내는 것과 같다

1991년 나는 미국 휴스턴 레이저 연구소에서 주최한 관혈적 미세 현미경 레이저 수술(Open Laser Lumbar Microdiscectomy) 코스에 참석했다. 미국 하버드 의대 출신인 플로리다 척추 병원의 신경외과 전문의 이그나시오 마가냐는 돼지와 사체를 이용해 미세 현미경 레이저 수술을 강의하고 실습을 시켰다. 나는 탄산가스 레이저를 현미경에 부착해 정밀한 수술을 시행하는 원래의 미국식 방법에 대해 미국척추신경외과학회에서(AANS와 CNS 조인트 척추 미팅) 마가냐가 구두 발표를 하고, 또 많은 의사가 그에 동조하는 것을 그때 보았다.

이후 나는 다른 몇 명의 한국 신경외과 전문의와 함께 플로리다 척추 병원을 다시 방문해 라이브 서저리를 보았다. 이비인후과용 탄산가스 레이저가 현미경에 조이스틱으로 부착된 것이었다. 정말 거대한 몸집을 한 미국인의 허리에 생긴 절개 부위는 손톱 크기보다 약간 큰 1인치

정도의 것이었다. 그 작은 구멍으로 넣을 수 있는 기구는 오직 0.3mm의 빛인 레이저, 즉 허공을 날아가는 빛의 칼밖에 없었다. 우리가 그동안 사용해온 피튜이터리 포셉이란 수술용 집게 또는 큐렛이란 끌은 사용할 수 없었다. 척추 관절, 후종 인대, 섬유테 손상이 모두 극소했다. 수술 후 마가냐와 함께 그 환자를 방문했을 때 나는 놀라지 않을 수 없었다. 그는 벌써 일어나 걸어 다녔고, 앉아서 텔레비전을 시청할 정도로 좋은 수술 경과를 보였던 것이다.

작은 상처 레이저 추간판 절제술은 미세 현미경을 이용해 정밀하게 레이저를 쏘기 때문에 주변을 건드리지 않아 수술 후유증이 발생할 확률이 적다.

표준 수술이라고 불리는 수술용 집게를 사용하는 전통적 절개수술은 부피가 큰 수술용 집게인 피튜이터리 포셉을 사용하기 때문에 섬유륜에 큰 구멍이 약 직경 10mm 정도로 조직을 손상시킬 위험이 높고 섬유륜에 구멍이 뻥 뚫리므로 디스크 조직을 가능한 한 많이 제거하지 않으면 다시 재발하고 만다. 수술용 집게를 디스크 내부에 집어넣기만 하면 정상 디스크 조직을 보존하기 어렵다. 이렇게 디스크 조직이 없어져 텅 비어버리면 디스크 높이가 수술 후에 점차 내려앉아 다시 척추 불안정증으로 이어져 이로 인한 척추뼈 융합술(나사못 고정술)의 가능성을 증가시킨다.

그러나 관혈적 레이저 추간판 절제술은 정밀한 레이저와 작고 가는 특수 수술 도구를 사용하기 때문에 섬유륜에 직경 3mm 이하의 둥근 형태 작은 구멍만 낸 후 다시 레이저열로 수축시키기 때문에 주변 정상 조직과 디스크를 최대한 보존할 수 있어 척추 불안정으로 인한 2차 척추 고정술의 가능성을 최대한 낮출 수 있다. 섬유륜이 도로 막혀서 재발이 안 된다.

디스크는 잘라내도 특별한 이상이 없는 편도선이나 맹장과는 다르다. 디스크는 인체의 척추 기둥으로 우리 몸 안에 반드시 존재해야 하는 조직이므로 맹장처럼 한꺼번에 잘라내 버릴 경우 체중과 중력을 정상적으로 견뎌내지 못하게 되어 디스크 병인성 요통이 발생하게 된다. 따라서 정상 디스크를 최대한 보존하는 수술법이 환자의 예후를 좋게 하며, 아울러 재수술(뼈 융합술, 인공 디스크 치환술, 나사못 고정술)의 가능성을 낮추는 최선의 치료라 할 수 있다.

신경 압박 상태를 3개월 이상 제대로 치료하지 않으면 신경막 속의 신경 다발이 뭉치고 유착되어 지속적인 다리 저림과 요통의 원인이 된다. 남아 있는 망가진 부분이 언젠가 다시 터질 확률은 높아지게 된다. 이를 막으려면 자동차 바퀴의 타이어와 같은 섬유륜의 손상을 최대한 줄여야 한다.

맹장은 잘라내 버려도 괜찮지만 디스크는 아니다. 맹장이 아니기 때문이다. 맹장과 달리 쿠션 역할을 하고 키의 높이를 유지시키는 디스크 수핵은 반드시 보존되어야 한다. 만약 다 제거하면 디스크 속이 비어버려 척추의 기능이 떨어져 그에 따른 나쁜 증상들이 문제가 된다. 따라서 재발이 안 될 만큼, 남아 있는 디스크가 제 기능을 할 만큼 적절히 선택적으로 병적인 부분만 일부 제거하는 것이 이상적인 방법이다.

디스크 조직은 맹장과 달라 잘라내게 되면 고유의 기능을 유지하기 어렵다. 전통 디스크 수술을 하면 디스크 조직이 너무 많이 제거되어 약 15%의 환자에게서 심한 요통이나 하지 방사통이 다시 나타나며, 섬유륜의 절개창이 너무 크고 넓어서 그 큰 구멍으로 다시 디스크 조각이 빠져나가 재발 가능성이 높아진다. 10년간 장기 추적한 일본의 문헌에 따르면 전통적 디스크 수술 후 무려 75%에서 디스크 높이가 낮아져 다시 만성 요통을 호소했다. 이 중 59%에서는 다시 인공 디스크 치환

수술, 추체간 뼈 융합술, 나사못 고정술 등 2차적 수술로 이어지기도 한다.

미국의 안소니 영은 2,000여 명의 환자를 수술한 결과 나쁜 디스크만 3g 이하로 선택 제거할 경우에는 수술 후 디스크가 거의 변화가 없거나 최소한의 변화만 보이는 데 반해 6g 이상의 디스크를 제거할 경우 수술 후 통증이 발생하고 퇴행적인 디스크 높이 감소가 초래되어 미래에 인공 디스크 삽입이 요구된다고 밝혔다. 디스크 수술할 때 섬유륜에 큰 구멍을 내면 내부의 디스크 수핵을 가능한 많이 긁어내야 한다. 구멍이 안 막히므로 또 재발 안 하도록 미리 디스크 내부를 샅샅이 비워버리는 행위다. 피튜이터리 포셉이란 수술용 집게로 디스크를 많이 제거하면 쿠션 역할이 없어져서 과반수 환자에서 요통이 발생한다. 폴하워 박사와 모치다 박사는 디스크 수핵을 많이 제거하면 척추 불안정이 생겨 경과가 나빠진다는 것을 이미 보고한 바 있다. 따라서 디스크 수핵은 신경통이 좋아질 정도의 최소량만을 없애야 하며 정상적 디스크 수핵은 보존되어야 수술 후 요통과 신경통을 줄일 수 있다.

한국의 큰 병원과 미국, 일본, 유럽에서 시행하는 디스크 수술은 섬유륜에 거의 직경 10mm 가까운 구멍을 메스로 낸 다음에 그 구멍으로 큰 수술용 집게 피튜이터리 포셉을 집어넣기 때문에 혈관 손상으로 인한 과다 출혈의 위험이 있으며 드물게는 사망에까지 이를 수 있다. 지난 8월 군 병원에서 허리 디스크 수술 도중 과다출혈로 사망한 박 모 이병 사건은 표준 디스크 수술법의 가장 심각한 합병증을 보여주는 사례이다. 그런데 이런 수술용 집게 대신에 굵기가 3.5mm 이하로 가늘고 끝이 날카롭지 않고 측면에서 자동 흡입이 이뤄지는 뉴클레오톰을 사용하면 복부 혈관 손상의 가능성을 원천적으로 배제하고 디스크를 제거하는 과정의 출력을 객관적으로 조절할 수 있다. 뉴클레오톰이 없을 때는 탄산가스 레이저로 섬세히 지름 2mm 크기로 섬유테에 원형 틈을 낸다.

큰 수술용 집게인 피튜이터리 포셉은 쓰지 않는다. 왜냐하면 섬유륜에 10mm 정도의 큰 절개창을 내어야 사용할 수 있기 때문이다. 뉴클레오톰을 이용한 관혈적 척추 디스크 수술에 시행되는 장비 자체는 현미경 척추수술에 쓰이도록 특수하게 제작된 것이다. 굵기가 3.5mm에 불과하며 실제로 절제하는 구멍은 2mm에 불과해 섬유륜에 2mm의 틈만 내도 사용 가능하다. 섬유륜 손상이 적으면 섬유륜이 도로 막히게 되어 디스크 내부에 수핵들은 보존할 수 있어 정상적 디스크 역할이 수술 후에도 가능해진다.

뉴클레오톰, 아스로케어 완드, 스파인 제트 그 외 여러 새로운 자동 절제 흡입기로 탈출된 뒤쪽에서만 사용하고 중앙과 전방의 디스크 조직은 그대로 보존한다. 깊이가 기구에 적혀 있어 깊이를 1cm만 삽입할 수 있게 돼 있다. 식염수를 뿌려 투과 범위가 0.3cm 레이저를 뒤쪽에만 사용하므로 앞쪽 혈관은 전혀 위험하지 않다.

선택적인 감압이 가능해 디스크 제거술 후 척추 사이의 높이가 낮아지는 것을 방지한다. 지속적인 쿠션 기능을 유지시켜 척추 분절의 불안정이나 추간판성 통증을 방지할 수 있다. 최소침습적 수술이므로 회복이 빨라 학교생활, 직장생활 등 사회로의 복귀가 빠르며, 스포츠, 성생활도 조기에 시작할 수 있다. 흉터도 최소화할 수 있다. 휴직이나 휴학이 필요 없다.

뉴클레오톰은 끝이 둔하고 측면에만 절삭기가 있어 앞쪽 섬유테, 복부 혈관, 디스크의 후방벽, 후종인대, 뼈에 대한 손상을 원천적으로 막을 수 있다. 탈출 파편만 제거하고 피튜이터리 포셉이란 스테인리스 기구를 사용하지 않아야 한다. 이는 복부 혈관을 손상시킬 수도 있기 때문이다.

디스크 조직을 보존하고 병적 압박만 감압하려면 뉴클레오톰이나 레이저로 섬유륜에 2mm의 조그만 틈만 내면 막하게 된다. 고속 다이아몬드 드릴을 이용해 비후한 뼈를 일부 제거할 수 있고 극돌기 사이 인대, 황색 인대도 절제할 수 있기 때문에 정상 디스크 조직, 척추 관절, 인대, 섬유륜을 거의 손상시키지 않으면서도 좋은 결과를 얻을 수 있다.

# 복부 내시경
# 앞쪽 요추체 사이 골 융합술

복강경을 이용한 앞쪽 요추뼈 융합술은 배의 근육을 다치지 않고 흉터를 크게 내지 않음으로써 안전하고 효과적이다.

허리를 절개하지 않으므로 허리쪽의 뼈, 신경, 근육들이 다치지 않는다. 이 수술에서 가장 어려운 점은 복부 안의 혈관들을 다치지 않도록 하는 것이다. 그러므로 이 수술은 반드시 충분한 훈련과 동물 실험을 한 의사만이 시행해야 한다.

복부를 통해 맹장 수술 같은 작은 절개로 하는 앞쪽 척추수술의 가장 큰 장점은 뒤쪽 허리의 뼈와 근육을 상처 주지 않는다는 점이다. 그리고 디스크 사이가 넓혀질 수 있다는 점이다.

뒤쪽 금속 나사못 고정술 및 허리 뒷가쪽 수술보다 앞쪽 요추뼈 융합술의 성적이 더 좋다. 또한 나중에 인근 척추에 척추관 협착증이나 요추 디스크 탈출증 또는 변성증이 뒤쪽 융합술보다 덜 생긴다.

호주의 프레이저는 앞쪽 요추 몸통 사이 뼈 융합술을 요추 제4번과 제5번 사이와 요추 제5번과 천추 제1번 사이의 두 곳을 시행받은 환자가 11년이 지나서도 인근의 디스크가 정상임을 보여주는 논문을 발표했다. 척추 변형이 심할 때, 병이 심해서 뒤쪽의 허리 관절, 허리 디스크, 고리판 등을 광범위하게 제거해야 할 경우에도 이 앞뒤 병용 요추 뼈 융합술(Combined Ante-rior Posterior Fusion)을 쓰는 것이 좋다.

앞뒤 수술은 1~2주 후에 나누어 시행할 수도 있지만 같은 날 시행하는 경우도 있다. 내부 고정술은 나사못 고정술을 대부분 사용하나 경우에 따라 극돌기 사이 고정술을 사용할 수도 있다.

요사이는 척추수술을 보다 정확하고 섬세하게 하기 위해 컴퓨터를 이용한 목표지점 찾기(내비게이션)를 사용한다. 일종의 자동 항해술에 비교할 수 있다. 척추 고리뿌리 속에 나사못을 넣을 때, 탈출된 디스크 수핵 파편이나 척추 종양이 있는 부위를 찾아낼 때, 경추, 흉추, 요추의 뼈 융합술을 할 때 수술할 곳을 한 치의 오차도 없이 정확하게 컴퓨터로 찾아내는 방법(CASS: Computer Assisted Spinal Surgery)이다. 제거해야 될 디스크 수핵 탈출 파편이나 나쁜 뼈 또는 척추 종양이나 암 덩어리를 이 컴퓨터 자동 지표술을 통해 쉽게 찾을 수 있다.

수술 전에 환자의 척추를 컴퓨터 단층 촬영을 한 뒤에 그 정보를 워크스테이션으로 옮겨서 수술할 지점을 현미경의 초점 또는 기구의 한 점으로 찾아가 보면 모니터 화면에 그 부위가 3차원적으로 정확하게 나타난다.

컴퓨터를 이용한 척추수술은 수술 시간과 방사선에 노출되는 시간이 짧아지고, 절개하는 부위가 좁아지는 장점이 있다. 또한 이 방법은 요추 불안정증을 고치기 위한 뼈 융합술을 시행할 때 나사못의 정확도가 높아진다. 나사못을 사용해 뼈 융합을 하면 성공률은 95%로 우수하다. 컴퓨터 자동 지표술을 사용하면 17.8%의 합병증을 예방할 수 있다. 나사못 위치가 잘못되면 2.8%에서는 신경 손상이 온다.

측만증연구학회의 공식적 보고에 의하면 평균 3.2%에서 신경 손상 (0~12%)이 생긴다. 7.3%에서는 나사못의 위치가 잘못되어 다리에 신경통을 일으킬 수 있다.

이러한 합병증을 예방하기 위해 가벼운 요추 불안정증에서는 나사못 고정술 대신에 인대 재건술을 시행한다. 그러나 인대 재건술을 할 수 없을 정도로 심한 요추 불안정증이어서 나사못 고정술이 꼭 필요하면 컴퓨터를 이용한 자동 지표술을 사용해 정확하고 안전하게 나사못 고정술을 시행할 수 있다. 복강경 앞쪽 수술 증례를 보자.

## 복강경 디스크 절제술 및 요추뼈 융합술을 받고

저는 50세 주부입니다. 27년 전 남편과 혼인해 세 자매를 양육하며 가사일을 하느라 허리를 많이 사용했죠. 40세 되던 해부터 허리가 뻐근하고 묵직하면서 허리를 사용하기가 매우 불편하면서 온몸이 나른하고 무기력하며 매사에 의욕이 없고 움직이기도 싫은 증세로 인해 집 부근의 목욕탕에서 매일 목욕하는 등으로 목욕요법을 시도했으나 증세는 호전되지 않고 악화되었습니다.

병원에 가니 디스크 병이 조금뿐이므로 수술을 하지 않고 나을 수 있다고 했습니다. 그래서 병원에 가서 물리치료, 주사, 약물 복용을 했으나 계속 아팠습니다. 수술할 수 없느냐고 다시 물었으나 디스크 탈출이 조금밖에 안 되므로 수술 적응증이 안 된다고 했습니다. 잘한다고 소문난 모 한방 의료원에 가서 진맥을 받으니 허리 디스크 병으로, 한약과 봉침 및 침술 등 물리치료를 계속 받으면 완치가 가능하다고 했습니다. 한의사의 처방에 따라 그날부터 한약을 복용하면서 봉침 및 침술과 물리치료 등을 병행하며 치료를 받았으나 증세는 여전했습니다.

민간요법으로 전해 내려오는 나무뿌리 등을 구해 술을 담가 복용해봤으나 앉아 있거나 서 있거나 움직이면 허리가 그래도 아팠습니다. 온갖 민간요법으로 치료를 시도했으나 2년 전부터 증세가 악화되어 100~150m만 보행해도, 주방에서 5~6분 정도만 서서 일을 해도 왼쪽 다리의 장단지 부분이 뻣뻣하게 굳어지면서 왼발 전체가 마비되고 동시에 허리 부분에서부터 왼발까지 말로 표현할 수 없는 통증이 왔습니다. 아무 일도 할 수 없을 정도로 허리가 무너져 내려 그 자리에 앉아 약 5분 정도 휴식을 취하면 나아져 다시 걷거나 일을 계속하곤 했습니다.

일의 능률도 없었으며, 걸음 걷기가 무서워 가능한 한 집에 머물면서 주로 전화를 이용하는 등 외출을 기피하면서 집안일도 하지 않고 가만히 누워 지내는 시간이 많아졌습니다. 운동 부족으로 체중이 불어나면서 그에 비례해 통증도 점차 심해 고통의 연속으로 실의에 빠져 있을 때 평소 여러모로 고마운 교우님의 소개로 척추 전문 우리들병원을 찾게 되었습니다. 검진 결과 요추 간판 수핵 탈출증은 조금밖에 없어 세상에서 말하는 허리 디스크 수술을 받아도 그대로 아플 것이라고 이상호 박사님은 말했습니다. 디스크가 말라붙으면서 물렁뼈까지 상한 디스크 부종증이라고 말했습니다. 제가 보아도 MRI에서 허리뼈의 골수가 허옇게 색깔이 변해 있었고 디스크는 까맣게 상해 있었습니다. 만성 디스크 변성증으로 인한 요추 불안정증이라는 진단에 의해 1996년 10월 27일 복강경 디스크 수술과 복강경 허리뼈 융합술을 받았습니다. 허리가 아픈데 허리를 수술하지 않고 배를 수술한다니, 처음에는 이상했습니다. 아픈 허리와 다리는 손도 안 대고 배꼽을 통해 내시경으로 병을 고친다고 했습니다.

수술 결과가 양호해 수술 4일 만에 퇴원했습니다. 1개월분의 약을 받아 통원 가료도 없이 병원 약을 복용하다 중단했습니다. 현재는 여러 시간의 보행이나 가사일 등에 통증이나 고통을 느끼지 않는 상태 등을 보아 앞으로 약간의 척추 건강 운동치료만 받으면 허리가 완치될 것을 믿어 의심치 않게 되었습니다. 목욕탕에 가면 사람들이 척추수술을 했다는데 흉터가 하나도 없으니 이상하다고 합니다.

복강경 척추수술은 저를 새사람으로 만들었습니다. 10년 만에 허리가 아프지 않게 되었으니까요.

우리들병원 이상호 박사님을 소개해준 고마운 교우님과 수술을 집도한 여러 선생님께 깊이 감사드리며, 또한 병원의 종사자 여러분들에게도 무한한 감사를 드립니다.

# 환자는 내 몸이며 내 가족

1판 1쇄 발행 2019년 9월 7일

지은이 이상호
펴낸이 이상호

펴낸곳 ㈜우리들척추건강
주소 서울시 강남구 삼성로 707
전화 02-513-8000   팩스 02-513-8154

ISBN 978-89-952369-6-3  03510
값 28,000원

이 도서의 국립중앙도서관 출판예정도서목록(CIP)은 서지정보유통지원시스템 홈페이지(http://seoji.nl.go.kr)와 국가자료종합목록 구축시스템(http://kolis-net.nl.go.kr)에서 이용하실 수 있습니다.
(CIP제어번호 : CIP2019033816)